孕产育全程细节同步指南

产后保健细节同步指南

编著 王 琪

天津出版传媒集团
天津科技翻译出版有限公司

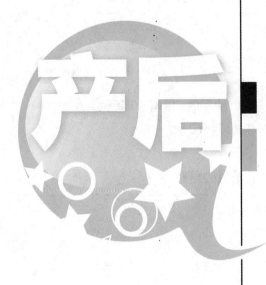

图书在版编目(CIP)数据

产后保健细节同步指南/王琪编著.—天津：天津科技翻译出版有限公司，2012.10

（孕产育全程细节同步指南）

ISBN 978-7-5433-3113-6

Ⅰ.①产… Ⅱ.①王… Ⅲ.①产褥期-妇幼保健-指南 ②新生儿-妇幼保健-指南 Ⅳ.①R714.6-62 ②R174-62

中国版本图书馆CIP数据核字（2012）第216213号

出　　版：天津科技翻译出版有限公司
出 版 人：刘 庆
地　　址：天津市南开区白堤路244号
邮政编码：300192
电　　话：022-87894896
传　　真：022-87895650
网　　址：www.tsttpc.com
印　　刷：天津泰宇印务有限公司
发　　行：全国新华书店
版本记录：700×960　16开本　21.5印张　410千字
2012年10月第1版　2012年10月第1次印刷
定价：29.80元

（如发现印装问题，可与出版社调换）

CONTENTS 目录

第一章 安全分娩

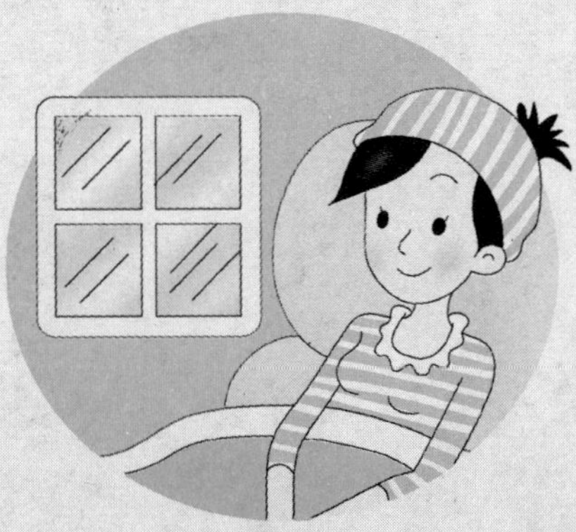

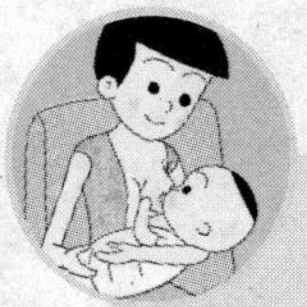

第二章 新妈妈产后护理

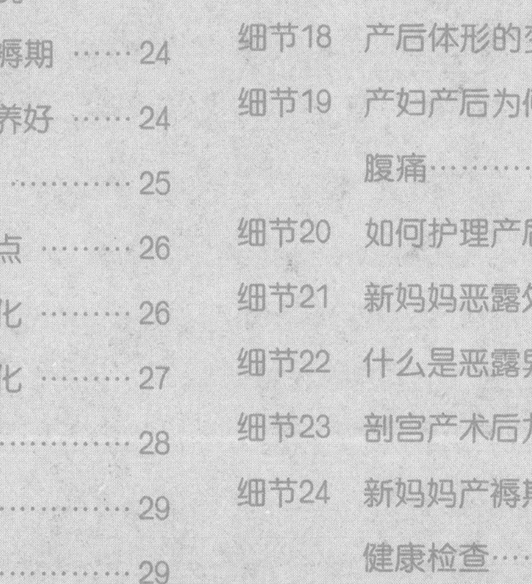

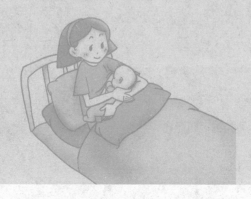

CONTENTS 目录

第三章 新妈妈产后疾病处理

CONTENTS 目录

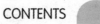

第四章 新妈妈居家健康

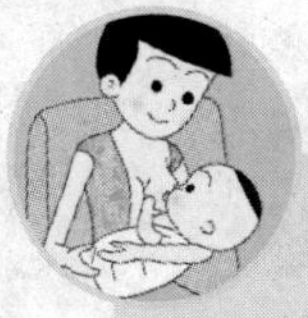

第五章 新妈妈健康饮食

CONTENTS 目录

第六章 新妈妈哺乳指导

CONTENTS 目录

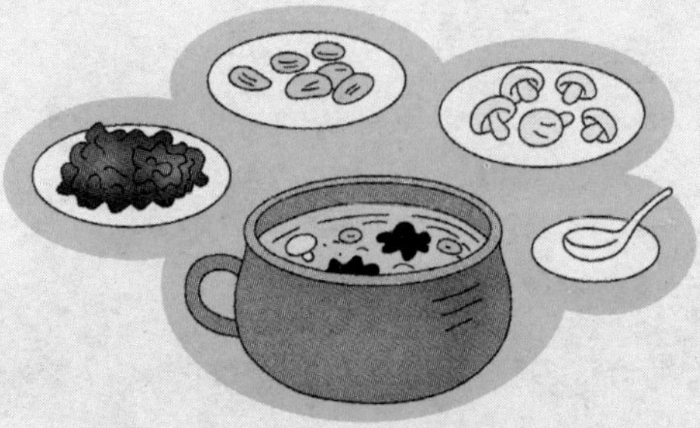

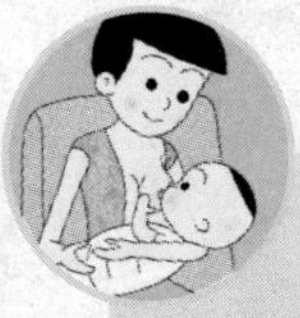

第七章 新妈妈心理健康

第八章 新妈妈锻炼保养方案

CONTENTS 目录

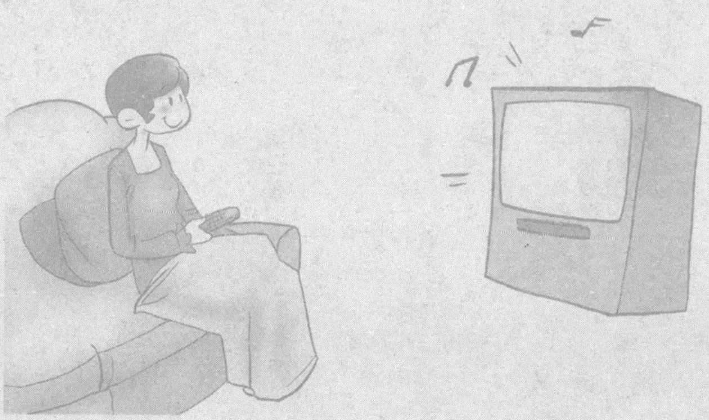

第九章 新生儿的照料

CONTENTS 目录

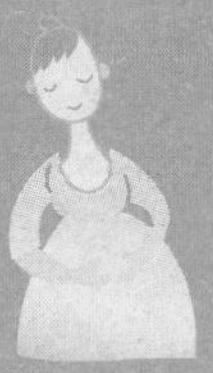

产后保健细节同步指南

第一章　安全分娩

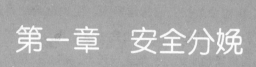

细节1 分娩前准妈妈的心理准备

分娩时产道被撑开以便让婴儿通过，所以痛是不可避免的。人感受到痛是大脑皮层中枢神经的作用，如果自我感觉不安，中枢神经会有非常敏感的反应，痛就会更厉害。很多准妈妈每每想到自己即将临产，心中就忐忑不安，充满恐惧。所以，必须从思想上消除对分娩恐惧不安的心理障碍，保持平静的心情，分娩时也就不会感觉太痛了。

对于人体来说，心情舒畅，肌肉也会放松；心情越紧张，肌肉就会绷得越紧。如果产妇这时精神极度紧张，心理负担很重，肌肉也会绷得很紧，产道不容易撑开，婴儿就不能顺利出来，不但疼痛加剧，还可能造成难产、滞产，更严重的还会造成产后大出血，甚至还会因此致使婴儿突然窒息死亡，酿成更大的痛苦。

产妇产前的精神状况和产痛有很大的关系，所以，产妇要对分娩的过程进行详细的了解，才能有效地克服对分娩的恐惧心理。

要学会将注意力和情绪转移到其他方面，而不是专注于分娩这一件事上。轻松地度过孕期的最后几天，相信分娩的时刻一定没有想象的那么可怕。

细节2 分娩前的身体准备

在预产期的前两周都有可能分娩，准妈妈每天都会感到几次不规则的子宫收缩，休息过后，宫缩又会很快消失。这个阶段，准妈妈要做的就是积蓄充足的体力，保证睡眠，多吃些好消化、有营养的食品，为分娩做准备。

睡眠：分娩时体力消耗较大，因此分娩前必须保证充分的睡眠时间，午睡可以缓解身体疲劳，对分娩也非常有利。

生活安排：接近预产期的准妈妈应尽量不要外出和旅行，但也不要整天卧床休息，做一些力所能及的轻微运动还是有好处的。

洗澡：准妈妈必须注意身体的清洁，由于产后不能马上洗澡，因此，住院之前应洗澡，以保持身体的清洁。临产前要保证会阴清洁，每天应洗一次澡，至少要清洗一次会阴。若要到公共浴池洗澡，必须有人陪伴，以防止湿热的蒸汽引起准妈妈昏厥。

学习相关知识：在孕前、孕期准妈妈要做好相关方面的学习，了解分娩的相关知识，如看一些生育方面的科普书籍、参加孕妇学校课程、向分娩过的新妈妈们学习经验、与医护人员交流等。

细节3 分娩前的准备

在预产期前后两周准妈妈随时都可能临产，所以在预产期前两周准爸妈应做好充分的准备，以免到时手忙脚乱。

确定分娩医院

最好在进行产前检查的医院进行分娩，因为这样的医院最了解准妈妈的孕期情况。准爸妈应提前预定产科病床床位，以便随时入院待产。

准备产妇入院时的用品

产妇证件包括医疗证、孕妇保健手册、孕妇联系卡、挂号证、劳保或公费医疗证等。产妇的用品包括洗脸盆、洗脚盆、牙膏、牙刷、浴巾、小毛巾、卫生巾、卫生纸、内衣、内裤等。分娩时需要的点心、饮料也应准备好。

准备婴儿的用品

婴儿的用品包括内衣、外套、包布、尿布、小毛巾、围嘴、垫被、夹被、小棉被、婴儿香皂、温度计、扑粉等，均应准备齐全。

细节4 何时入院待产最合适

产妇在接近预产期时应适时入院。入院太早，距离分娩时间过长，就会精神紧张，也容易疲劳，往往引起滞产；入院太晚，又容易产生意外，危及大人和孩子生命。

准妈妈出现以下征兆时应入院待产

临近预产期：如果平时月经正常的话，基本上是在预产期前后分娩。所以，临近预产期时就要准备入院。

子宫收缩增强：当子宫收缩间歇时间逐渐缩短，并且持续的时间逐渐增长，且宫缩强度不断增加时，应尽快入院。

尿频：孕妇在临产前会突然感到尿频，这说明胎儿头部已经入盆，即将临产，应立即入院。

见红：分娩前24小时内，50%的产妇常有一些带血的黏液性分泌物从阴道排出，称“见红”。这是分娩即将开始的一个可靠征兆，应立即入院。

高危孕妇：高危孕妇应早些入院，以便医生检查和采取措施。

孕妇出现以下病理情况时应及早入院

妊娠合并内科疾病，如心脏病、肝病、肾病等。

有不良生育史，如流产3次以上、早产、死胎、死产、新生儿死亡或畸形儿史等。

本次妊娠出现某些异常现象，如妊娠期高血压、羊水过多、羊水过少、前置胎盘、胎位不正等。

存在其他特殊情况，如高龄产妇、身材矮小、骨盆狭窄等。

细节5 准爸爸上阵助产的准备功课

功课1：调节环境

准妈妈在家待产时，准爸爸可以根据妻子的喜好，把家布置得温馨舒适些。准妈妈在医院分娩时，准爸爸要为准妈妈带去日常生活用品、各种衣物等，让准妈妈即使在医院里，也能感觉到丈夫的支持。

功课2：帮妻子缓解疼痛

每个待产妇都要经历宫缩，时断时续的宫缩疼痛要持续8~10个小时。丈夫要帮助妻子完全放松下来。如果妻子因疼痛而感觉很紧张，丈夫可让妻子深呼吸，还可为妻子按摩，缓解妻子临产前的紧张与不安。

功课3：学会放松自己

准妈妈临产时，作为准妈妈的精神支柱，准爸爸要先学会放松自己，给予妻子安慰与支持，这样才能让临产的妻子放松。准爸爸要多了解孕产育儿知识，平时多与妻子所在医院的医生交流、沟通，做到胸有成竹，心中不慌。

功课4：给妻子积极的暗示

丈夫要经常给待产的妻子积极的心理暗示，多给妻子讲一些科学实用的生育知识，让妻子乐观面对这个自然的生理过程。平时可以向那些有顺利分娩经验的人请教，并把好的经验教给妻子。准爸爸还可以常和准妈妈一起想象宝宝有多可爱，有了宝宝以后，家庭是多么幸福。

功课5：情感投入

抚摸、拥抱、亲吻、赞美，这些都是丈夫对妻子的最好鼓励。不要吝啬你的情感表达，经历这样一个人生关口，你和她才真正融合为一家人。提醒妻子临产时多喝水，注意排尿，适当走动，不要总躺着。

细节6 了解临产征兆

盆底下降

胎头入盆，子宫开始下降，减轻了对横膈膜的压迫，孕妇会感到呼吸困难有所缓解，胃的压迫感消失。

腹坠腰酸

胎头下降使骨盆受到的压力增加，腹坠腰酸的感觉会越来越明显。

大小便次数增多

胎头下降会压迫膀胱和直肠，会使产妇在小便之后仍感有尿意，大便之后也不觉舒畅痛快。

分泌物增多

自子宫颈口及阴道排出的分泌物增多。

胎动减少

这是由于胎位已经相对固定的缘故。但如持续12小时仍感觉不到胎动，应马上接受医生诊断。

体重增加停止

准妈妈体重增加停止，有时还有体重减轻的现象，这标志着胎儿已发育成熟。

假宫缩

从孕28周开始，时常会出现假宫缩。如果孕妇较长时间用同一个姿势站立或坐下，就会感到腹部一阵阵变硬，这就是假宫缩。其特点是出现的时间无规律，程度也时强时弱。临产前，由于子宫下段受胎头下降所致的牵拉刺激，假宫缩会越来越频繁。

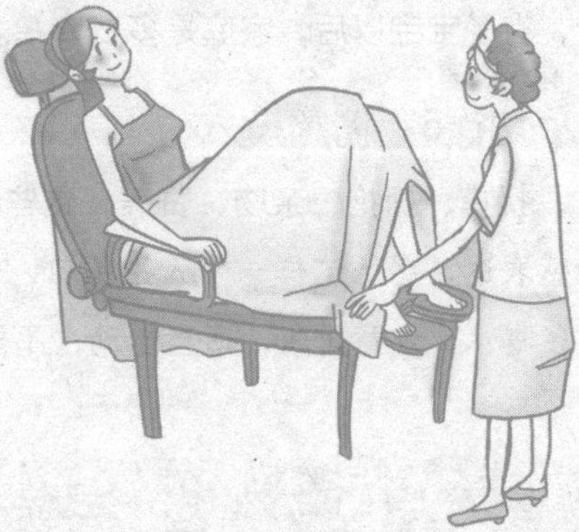

见红

从阴道排出含有血液的黏稠白带，称为见红。一般在见红几小时内应去医院检查，但有时见红后仍要等数天才开始出现有规律的子宫收缩。

细节7 分娩方式的选择

目前医院所采取的三种分娩方式——自然分娩、无痛分娩与剖宫产，到底哪一种对妈妈和婴儿最好？三种分娩方式有什么区别？

三种分娩方式的区别

自然分娩：自然分娩是指胎儿通过阴道自然娩出，不用施行药物或助产手术。

剖宫产：剖宫产是指不通过产道将胎儿取出。剖宫产的方法有几种，最多采用的是子宫下段横切口，即切开产妇的下腹部和子宫下段的方法。

无痛分娩：无痛分娩其实是自然分娩的一种方式，是指在自然分娩的过程中，对孕妇施以药物麻醉，使其感觉不到太多疼痛，婴儿从产道自然娩出。

产妇选择哪种分娩方式由什么来决定呢？首先，医生会对产妇做详细的全身检查和产科检查，检查胎位是否正常，估计分娩时胎儿大小，测量骨盆大小是否正常等。如果一切正常，就采取自然分娩的方式；如果有问题，则采取剖宫产。无痛分娩通常由患者自身来决定，不想忍受产程剧痛又能自然分娩的人可选择无痛分娩。

医生决定剖宫产的情况

什么情况下医生会建议采取剖宫产？医生决定剖宫产的情况有两种：

一是产前就清楚地知道不能自然分娩，能够预测到自然分娩会对胎儿和产妇产生危险。这种情况有很多，例如胎儿过大而产妇骨盆过窄，胎儿宫内缺氧，孕妇有心脏病、高血压、慢性肾炎等。

另一种是在自然分娩过程中发生异常情况，必须紧急取出胎儿。例如，胎儿发生脐带缠绕，在产程中出现急性宫内缺氧，那时就必须施行剖宫产了。

细节8 三种分娩方式的安全系数

自然分娩的安全系数

在正常情况下，当然是自然分娩对产妇的伤害最小。自然分娩中，孕妇的每次宫缩就是对胎儿的按摩，对日后孩子皮肤感官系统的形成很有帮助。而且，通过正常产道的挤压，可以使胎儿把吸入肺里的羊水吐出，可降低发生娩出后窒息的概率。

剖宫产的安全系数

剖宫产原本是为了将母子从危险中抢救出来不得不采用的方法。然而，现在不少产妇在临产前即使能自然分娩也要求施行剖宫产，她们认为阴道分娩太痛苦、产程长，而且会使阴道松弛。其实，剖宫产毕竟是手术，有手术就会有风险，对于母子来说，都会有不利的影响。

无痛分娩的安全系数

无痛分娩相对来说比较安全，对母亲和胎儿几乎没有什么影响。

细节9 阴道产的优缺点

阴道产的优点

胎儿在分娩过程中受到产力和产道的挤压，发生了一系列形态变化，特别是适应功能方面的变化。

胎头出现一定程度的充血、淤血，使血中二氧化碳分压上升，处于一时性缺氧状态，因此呼吸中枢兴奋性增高；胎儿胸廓受到反复的宫缩挤压，使吸入呼吸道中的羊水、胎粪等异物被排出；同时血液中的促肾上腺激素和肾上腺皮质激素以及生长激素水平提高，这对于胎儿适应外界环境是十分有益的。以上因素均有利于产后新生儿迅速建立自主呼吸。

另外，阴道产母亲身体恢复得比较快，也比较好。

阴道产的缺点

- 产程较长。
- 产后阵痛、阴道松弛、子宫膀胱脱垂后遗症、会阴损伤或感染、外阴血肿等。
- 产后会因子宫收缩欠佳而出血，若产后出血无法控制，需紧急剖腹处理，严重者需切除子宫，甚至危及生命。
- 产后感染或发生产褥热，尤其是早期破水、产程延长者。
- 胎儿在子宫内发生意外，如脐绕颈、打结或脱垂等现象。
- 胎儿难产或母体精力耗尽，需以产钳或真空吸引协助生产时，会引起胎儿头部血肿。
- 胎儿过重，已造成肩难产，导致新生儿锁骨骨折或臂神经丛损伤。羊水中产生胎粪，导致新生儿胎粪吸入症候群。
- 毫无预警地发生羊水栓塞。
- 产妇可能会发生急产（产程不到3小时），尤其是经产妇及子宫颈松弛的患者。

细节10 剖宫产的手术指征

剖宫产母体方面的手术指征

- 孕妇骨盆狭窄或畸形，阻碍产道。
- 高龄初产。
- 孕妇生殖道受到感染。
- 孕妇有两次以上不良产科病史。
- 孕妇以前因子宫颈闭锁不全接受永久性缝合手术，适宜剖宫产。

■ 孕妇曾做过剖宫产、子宫肌瘤切除手术、子宫切开术或子宫成形术等，若自然分娩，子宫刀疤处可能裂开引起阵痛，造成生命危险，所以适合剖宫产。

■ 孕妇患有高血压，经催生不成时，宜剖宫产。

■ 产程迟滞。

■ 前置胎盘、胎盘早期剥离、子宫破裂、前置血管等引起的出血会危及母子生命，宜尽快施行剖宫产。

■ 孕妇外伤，可能伤及胎儿，需紧急剖宫产来抢救胎儿。

■ 孕妇有严重的心脏病等内科疾病。

剖宫产胎儿方面的手术指征

■ 胎位不正，如臀位、横位等。

■ 胎儿过大，母亲的骨盆无法容纳胎头。

■ 胎儿窘迫，胎心音发生变化，或胎儿缺氧，出现胎粪。

■ 胎儿过重：胎儿预估体重超过4000克时，如经阴道分娩常会发生难产、胎儿外伤，宜采取剖宫产。

■ 胎儿过小：胎儿预估体重小于1500克时，剖宫产较安全。

■ 多胞胎。

■ 胎儿畸形。

■ 子宫颈未全开而有脐带脱出。

细节11 剖宫产的优缺点

剖宫产的优点

■ 产程较短，且胎儿娩出不需要经过骨盆。当胎儿宫内缺氧、巨大儿或产妇骨盆狭窄时，剖宫产更能显示出它的优越性。

■ 由于某种原因，胎儿绝对不可能从阴道分娩时，施行剖宫产可以挽救母婴的生命。剖宫产的手术指征明确，麻醉和手术一般都很顺利。

■ 如果施行选择性剖宫产，于宫缩尚未开始前就已施行手术，可以免去母亲遭受阵痛之苦。

■ 腹腔内如有其他疾病时，也可一并处理，如合并卵巢肿瘤或浆膜下子宫肌瘤，均可同时切除。

■ 做结扎手术较方便。

■ 对已有不宜保留子宫的情况，如严重感染、不全子宫破裂、多发性子宫肌瘤等，亦可同时切除子宫。

■ 由于近年剖宫产术安全性的提高，临床医生可选择剖宫产术减少并发症对母婴的影响。

剖宫产的缺点

■ 剖腹手术对母体的精神和肉体都是一种创伤。

■ 手术时麻醉意外虽然极少发生，但也有可能发生。

■ 手术时可能发生大出血，损伤腹内其他器官，术后也可能发生泌尿、心血管、呼吸等系统的并发症。

■ 术后子宫及全身的恢复都比自然分娩慢。

■ 术后可能出现发烧、腹胀、伤口疼痛、腹壁切口愈合不良甚至裂开、血栓性静脉炎、产后子宫弛缓性出血等。

■ 两年内再孕有子宫破裂的危险，避孕失败做人流时易发生子宫穿孔。

■ 婴儿因未经产道挤压，不易适应外界环境的骤变，易发生新生儿窒息、吸入性肺炎及剖宫产儿综合征，包括呼吸困难、发绀、肺透明膜病等。

细节12 什么是无痛分娩

我们通常所说的"无痛分娩"，在医学上其实叫做"分娩镇痛"，是用各种方法使分娩时的疼痛减轻甚至使之消失。目前通常使用的分娩镇痛方法有两种：一种是药物性的，应用麻醉药或镇痛药来达到镇痛效果，就是我们现在所说的无痛分娩。另一种是非药物性的，通过产前训练、指导子宫收缩时的呼吸等来减轻产痛；分娩时按摩疼痛部位或利用中医针灸等方法，从而在不同程度上缓解分娩时的疼痛，这些都属于非药物性分娩镇痛。

精神无痛分娩法

给产妇及家属讲解有关妊娠和分娩的知识，使他们对分娩中所发生的阵痛有所理解，对分娩的安全性产生信心，这可使产妇消除恐惧、焦虑心理，分娩时产生强有力的宫缩，有助于产程顺利进展。指导产妇在宫缩增强以后做缓慢的深呼吸，以减轻宫缩时的疼痛感。目前医院开始提倡家属陪伴待产与分娩。痛苦之时有亲人在旁守护，产妇会感到无限安慰，增强对疼痛的耐受性。

药物镇痛

药物镇痛可起到镇静、安眠、减轻惧怕及焦急心理的作用。临床中常用的镇痛药物有安定、杜冷丁等药物，但不可大量使用，尤其是胎儿临近娩出3~4小时内，以免影响宫缩和抑制新生儿呼吸。

硬膜外腔阻滞镇痛

镇痛效果较为理想的是硬膜外阻滞镇痛，通过硬膜外阻断支配子宫的感觉神经，减少疼痛。由于麻醉剂用量很小，产妇仍然能感觉到宫缩的存在。产程可能会因为使用了麻醉剂有所延长，但是可以通过注射催产素加强宫缩，加快产程。硬膜外阻滞镇痛有一定的危险性，如麻醉剂过敏、麻醉意外等。由于在操作时程序比较繁琐，在整个分娩过程中需要妇产科医生与麻醉科医生共同监督、监测产妇情况。

其他镇痛方法

孕期应加强对肌肉、韧带和关节的锻炼，放松思想，创造良好的分娩环境。产程中也可以使用镇痛分娩仪，临床中已收到很好的效果。

细节13 什么是导乐分娩

导乐分娩亦称舒适分娩，指医护人员和导乐人员为产妇提供专业化、人性化的服务，并使用非药物、无创伤的导乐仪，阻断来自子宫底、子宫体和产道的痛感神经传导通路，达到持续、显著的分娩镇痛效果，让产妇在舒适、无痛苦、母婴安全的状态下顺利自然分娩。

“导乐”是希腊语“Doula”的音译，原意为“女性照顾女性”。在产妇分娩的全程中，由一位富有爱心、态度和蔼、善解人意、精通妇产科知识的女性始终陪伴在产妇身边，这位陪伴女性即为“导乐”。

导乐分娩的全过程由专职医生、护士、助产士及导乐人员，以产妇为中心，从待产到产后2小时，为其提供专业、全面、周到、细致、人性化的医疗服务。

医护人员在产程中密切观察产程及母婴状况，选择适宜的助产技术，保障产妇生产过程中母子安全。导乐人员在产前、产时及产后陪伴产妇，给予产妇生理上、心理上、感情上的支持，帮助和鼓励产妇建立自然分娩的信心，同时根据分娩镇痛的需要，使用非药物、无创伤的导乐仪为产妇进行镇痛，达到显著的镇痛效果。由于采用非药物镇痛，不抑制运动神经，避免了对腹肌、提肛肌的抑制，使产妇全身放松、充满信心、产力充足，能正确屏气用力，全力配合分娩，使整个自然分娩过程更短、更健康、更安全、更舒适。

细节14 舒适的水中分娩法

1985年，美国建立了首家水中分娩中心，受到许多产妇的欢迎。水中分娩中心有两种设备：一种是装有可调节水温的圆形分娩池；一种是装在卧室里的大浴盆，水温都控制在37℃。

孕妇从进入第一产程开始，可在水池或浴盆里自由活动，也可在卧室的产床上听音乐，接生的产科大夫利用超声听诊器监测胎心音。在这种轻松悠闲的环境中，产妇宫口在1~2小时完全扩展，胎儿分娩后，母子离开水池，在产床等待胎盘娩出。

水中分娩的设备（水池及浴盆中的水）都经过严格消毒。在水中分娩的产妇产程明显缩短，阵痛减轻，分娩十分顺利。

在水中分娩，由于水的浮力及水温变化能改变人体神经、血管和肌肉反应，使产妇处于放松状态，消除和缓解由于宫口扩张不良、宫缩无力以及情绪紧张引起的肌肉痉挛等症状，使产程明显缩短。

水中分娩不仅对产妇有好处，而且对新生儿也十分有益。宝宝在母亲腹中时就生活在水中世界，出生时由羊水转换到温水中，环境变化不大，因此更容易适应环境。

细节15 坐姿分娩法

坐姿分娩具备地心引力效应及产妇垂直用力的有效性，被认为更合乎人体生理学要求。坐姿分娩能调节胎儿重力，促进子宫肌肉收缩，利于胎儿娩出。坐姿分娩具有以下优缺点：

生产时间缩短：产妇采取坐姿生产和采取卧姿生产在时间上并没有太大差异，但在子宫口全开后，坐姿生产的初产妇有33%生产时间缩短，而经产妇仅有25%生产时间缩短。

会阴肿胀恢复快：坐姿生产产后会阴肿胀较为明显，但产后2~3天即可消除，不会留下后遗症。

产后失血较多：坐姿生产较卧姿生产发生产后出血多。

子宫内压增强：坐姿生产者阵痛时间比卧姿生产者短，子宫收缩压较卧姿生产者强。坐姿生产使产妇肌肉收缩更有力，采用腹压助产时，坐姿生产更可缩短娩出时间。

婴儿更健康：比较产后1分钟及5分钟的阿普伽评分，坐姿生产的婴儿分数较高。婴儿的外观、黄疸发生、产瘤等参数两组无差别。

母亲更感舒适：采用坐姿生产，方便母亲用力，更感舒适。

细节16 了解分娩四要素

近年来研究发现，精神因素与分娩关系密切，故将分娩要素归为四点：产道、产力、胎儿及精神因素。

产道

产道由骨产道和软产道组成，是胎儿娩出的通道。软产道指子宫下段、子宫颈、阴道、会阴；骨产道指骨盆。骨盆大小与体形有一定关系，但不是绝对的，应通过骨盆测量了解骨盆情况。

胎儿

胎儿大小、胎位对于分娩十分重要。胎儿过大会给分娩增加困难。胎位是指胎儿在母体内所处的位置。头位是正常胎位，臀位及横位是异常胎

专家提示

产道、产力、胎儿及精神因素等四大要素互相联系、互相影响。准妈妈一定要用足够的信心、勇气和乐观心态来面对十月怀胎，积极与医生配合，分娩就一定能顺利，成功地生下健康可爱的宝宝。

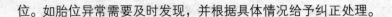

位。如胎位异常需要及时发现，并根据具体情况给予纠正处理。

产力

产力主要是指宫缩力和腹部肌肉的收缩力。产力在分娩过程中起着重要的作用，依靠宫缩力可以使子宫口逐渐扩张，胎头下降。宫口开全后，由于胎头压迫，产生向下用力、屏气的感觉，使腹部肌肉收缩用力，腹部肌肉的收缩力是可以控制的。

精神因素

产妇在分娩过程中的不良精神状态，如过于紧张、害怕、担心等，都有可能增加难产的机会。

细节17 分娩三产程

为了更好地观察分娩过程，医学上将整个分娩过程分为三个产程，即第一产程、第二产程和第三产程。

临产是分娩的起点，通常也是产妇需要住院的重要标志之一。临产宫缩的特点为子宫收缩逐渐增强，孕妇表现为下腹部疼痛越来越强，疼痛的间歇越来越短，如每4~5分钟痛一次，疼痛持续的时间越来越长。

第一产程

第一产程是从临产到子宫颈口开全的一段时间，初产妇平均为11~12小时，而经产妇只需6~8小时。

第二产程

第二产程是从宫口开全到胎儿生出的一段时间，初产妇需1~2小时，经产妇一般在数分钟即可完成。

第三产程

第三产程是从胎儿生出到胎盘排出的一段时间，初产妇与经产妇相似，一般需要5~15分钟。

细节18 第一产程产妇如何配合

第一产程从有规律的子宫收缩起，至宫颈口完全扩张达10厘米，能使胎头娩出为止。这一过程中产妇应做到以下几点：

思想放松，精神愉快：紧张情绪会使食欲减退，引起疲劳乏力，影响子宫收缩和产程进展。

注意休息，适当活动：利用宫缩间隙休息，节省体力，切忌烦躁不安、消耗精力。如果胎膜未破，可以下床活动，适当的活动能促进宫缩，有利于胎头下降。

采取最佳体位：除非是医生认为有必要，不要采取特定的体位，只要能使你感觉阵痛减轻，就是最佳体位。

补充营养和水分：尽量吃些高热量的食物，如粥、牛奶、鸡蛋等，多饮汤水，以保证有足够的精力来承担分娩重任。

勤排小便：膨胀的膀胱有碍胎头下降和子宫收缩。应在保证水分充分摄入的情况下，每2~4小时主动排尿1次。

细节19 第二产程产妇如何配合

第二产程从宫颈口完全扩张到胎儿娩出为止。胎头移动到接近阴道口时，外阴和肛门部位由于胎头压迫骨盆底而显得膨出。不久就会看见胎头，胎头随着每次宫缩向前移动，当宫缩消失时，可能又会稍向后滑进少许。当胎头扩张阴道口时，产妇会有刺痛感，随之而来的是麻木感，这是因为阴道组织扩张得很薄时，阻滞了神经的传导所造成的。

调整呼吸

第二产程的呼吸特点为屏气呼吸。未宫缩前吸气，宫缩高峰时屏气用力，切莫呼喊。宫缩间隙要注意休息，喝点水，准备下一次宫缩用力。呼吸频率不宜过快，以10~15次/分钟为宜。

分娩呼吸法

分娩呼吸法是临产及分娩过程中所采用的呼吸法。练习分娩呼吸法，可以缓解分娩疼痛，使分娩顺利进行，同时能增加血液中的氧气，使产妇和胎儿都感到舒服。产妇可将注意力集中到呼吸上，可避免浪费力气，而且有助于宫颈口扩张。

正确用力

胎儿娩出前，胎头压迫盆底肌肉，产妇有排便感，不由自主地向下用力。正确用力增加腹压对分娩至关重要，一定要在宫缩时用力。

待宫口开全以后，产妇要在宫缩时用力。胎儿头部即将娩出，胎头顶部可见时，产妇千万不要用力屏气。如果胎儿娩出太快，会阴处就有可能会撕裂。若有严重撕裂的危险或胎儿处于危急状况，则需行会阴切开术。

产妇有时因会阴部撕裂的疼痛影响用力，这时要放松精神，适度用力，以便宝宝顺利娩出。

细节20 第三产程产妇如何配合

第三产程是从胎儿娩出后到胎盘娩出为止。胎儿娩出后，仍会有宫缩促使胎盘娩出，只是这时的宫缩相对来说是无疼痛的。随后医生会进行清理消毒，若外阴有裂伤，则进行局部缝合。

分娩结束后两小时内，产妇应保持情绪平稳，卧床休息，进食半流质食物。一般产后不会马上排便，如果产妇感觉肛门坠胀，有排大便感，就要告诉医生，医生要排除软产道血肿的可能。如果感到头晕、眼花或胸闷，也要让医生及早处理。

细节21 产妇在分娩时不宜大声喊叫

产妇在分娩时大喊大叫既消耗体力，又会使肠管胀气，不利于宫口扩张和胎头下降。

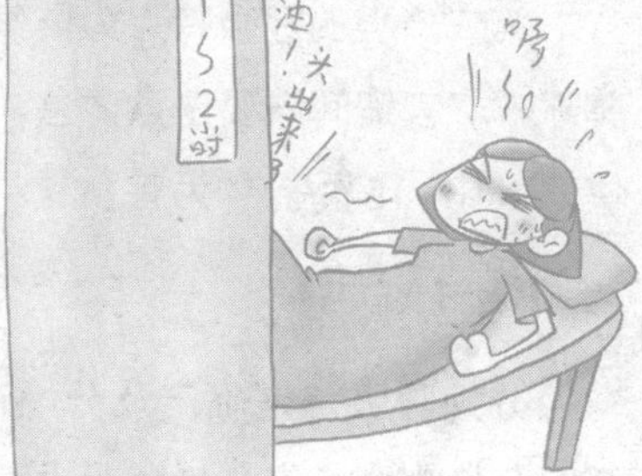

正确的做法应该是，产妇要对分娩有正确的认识，消除精神紧张，按时进食、喝水，使身体有足够的体力贮备。这样不但能促进分娩，而且还能增强对疼痛的耐受力。如果确实疼痛难忍，也可以做如下工作，以进一步减轻疼痛。

产妇减轻疼痛的方法

深呼吸：子宫收缩时，先用鼻子深深地吸一口气，然后慢慢用口呼出。每分钟做10次，宫缩间歇时暂停，产妇休息片刻，下次宫缩时重复上述动作。

按摩：深呼吸的同时，配合按摩效果更好。吸气时，两手从两侧下腹部向腹中央轻轻按摩；呼气时，从腹中央向两侧按摩。每分钟按摩次数与呼吸相同，也可用手轻轻按摩不舒服处，如腰部、耻骨联合处。

压迫止痛：在深呼吸的同时，用拳头压迫腰部或耻骨联合处。

适当走动：如果产妇一切正常，经医生同意后，可适当走动，或靠在椅子上休息一会，或站立一会儿，都可以缓解疼痛。

细节22 分娩期的营养补充

第一产程的营养补充

阵痛会使产妇的正常饮食受到干扰，频繁阵痛还会引起呕吐，因疼痛而大声喊叫会造成肠胀气，体力消耗较大，再加上对分娩的恐惧及焦虑，产妇往往食欲较差，或只想吃平时喜欢的食物。无论如何，产妇都要坚持定时进食，避免胃中排空时间过长，胃酸过多。

第二产程的营养补充

通过腹肌用力、腹压上升、四肢肌肉用力收缩和子宫收缩的力量，才能将胎儿娩出。这是一项体力消耗巨大的工作。产妇会出很多汗，感到口渴，十分疲劳。产妇可在宫缩间歇喝点水，吃点高热量的食物，如巧克力。

第三产程的营养补充

第三产程相对来说比较轻松。产妇要经过长时间剧烈的“体力活动”才能将宝宝娩出，必须要有足够的饮食支持才能完成。所以在产程中应尽量多吃些自己喜欢的易消化的高热量食品，如挂面、米粥、果汁、鸡蛋、巧克力等。

细节23 发生急产怎么办

急产表现为：孕28周以上的孕妇，突然感到腰腹坠痛，很短的时间内就会有排便感；短时间内就出现有规律的下腹疼痛，间隔时间极短；破水、出血，或阴道口可看见胎头露出，甚至有孕妇如厕用力排便，而将胎儿娩出的情况。

急产的急救要点

如果急产发生在家中或路上，在医护人员赶来之前，产妇家属应先进行急救，需掌握以下急救要点：

（1）嘱咐产妇不要用力屏气，要张口呼吸。

（2）因地制宜准备接生用具。干净的布、用打火机烧过消毒的剪刀、酒精（如没有可用白酒）等。

（3）婴儿头部露出时，用双手托住头部，注意千万不能硬拉或扭动。当婴儿肩部露出时，用两手托着头和身体，慢慢地向外取出。等待胎盘自然娩出。

急产的医护措施

送往医院后，医院将要对其采取必要医护措施，具体如下：

（1）接受医护人员的常规检查，包括产道是否有裂伤、胎盘胎膜是否完整排出等。必要时进行相应的补救手术。

（2）产妇及新生儿注射破伤风抗毒素，并给予抗菌药物，预防感染。

（3）新生儿注射维生素K，预防颅内出血。

（4）在医院住院观察一段时间后，进行常规新生儿预防接种及新生儿足跟血筛查。

细节24 导致难产的原因

分娩的过程主要分为三个阶段，在这三个阶段中，任何一个阶段不顺利导致生产时间过长，都可称为难产。

胎儿过大易导致难产

难产的原因和胎儿、产道和子宫收缩三者的互动息息相关。胎儿本身造成的问题是难产的主要原因，最常见的情形是婴儿的头部太大，从超声波测量胎儿间顶距（BPD）可知头部大小。若BPD超过10厘米，生产是比较困难的；超过10.5厘米，阴道生产就几乎不可能。

胎儿的平均体重为3.3~3.4千克，胎儿太大易造成产道破裂，增加难产的概率。因此，准妈妈千万不要以提供胎儿营养为理由而对饮食毫无节制。怀孕期间，孕妇的体重增加应控制在10~12千克的合理范围内。

胎位不正易导致难产

正常的生产胎位应为头位，这样才能顺利生产。胎位不正，如臀部向下、前额向下、后枕位、横位等，也会导致分娩困难。不过，现代医学发达，B超检查已经普及，胎位不正的状况都能在产前精确了解，大大降低了难产的发生率。

骨产道异常易导致难产

骨盆是产道的主要构成部分，其大小和形状与分娩的难易有直接关系。骨盆结构形态异常，或径线较短，称为骨盆狭窄。骨盆狭窄以骨盆入口前后径较多见。盆腔（中段）及骨盆出口狭窄较少见。产道正常而胎儿过大，因相对头盆不称而引起的难产，其临床表现及处理与骨盆狭窄相同。

软产道异常易导致难产

软产道异常亦可引起难产，包括会阴僵硬、阴道狭窄、宫颈僵硬、盆腔肿瘤等。故在孕早期要进行阴道检查，以了解外阴、阴道及宫颈情况，以及有无盆腔其他异常等。

细节25 难产的预防措施

及早发现不良因素

难产的原因一般比较明确，如较明显的骨盆异常和胎位异常等，在产前检查或临产时即可发现，可以得到及时处理。

在整个妊娠期间，准妈妈一般要进行8~10次产前检查。通过仔细的产前检查，医生能够及时发现准妈妈自身是否存在异常情况，从而对其采取有效的措施。

孕期营养要适当

现代营养学认为，营养过剩也是一种营养不良。因此，要摒弃一个错误的观念，那就是怀孕期间吃得越多越好，宝宝长得越胖越好。如果孕妇营养摄入过多，造成胎儿体重过高，那么在分娩时难产的危险性就会大大增加。

细节26 个子小的妈妈一定难产吗

不少身材矮小的妇女怀孕后总是担心自己会难产，其实这种担心是多余的。一个人身材的高矮与骨盆的大小不一定成正比，况且胎儿能否顺利娩出还与骨盆的形态有关。有些身高超过1.70米的女性，有着男子型的骨盆，盆腔呈漏斗状，骨质厚，内径小而深，胎儿不易通过。而许多身高不足1.60米的女性，臀部宽，呈典型的女性骨盆，盆腔呈桶状，宽而浅，骨质薄，内径大，胎儿很容易通过。

此外，胎儿的大小与骨盆是否相称也是衡量可否顺产的因素。因此，身材矮小的孕妇大可不必忧心忡忡。骨盆的形态是否正常，通过骨盆外测量可以得出初步估计。现代化的超声检查手段可以准确测量出胎儿的大小，因此，临产时，医生完全可以预测生产过程是顺产还是难产。即使真的难产，也可采取剖宫产。个子矮小的女性，尽可放下心来，只管安心孕育自己的宝宝。

细节27 分娩时为什么要做会阴侧切

会阴是指阴道到肛门之间长2~3厘米的软组织。在分娩过程中，由于阴道口相对较紧，影响胎儿顺利娩出，需要做会阴侧切手术，扩大婴儿出生的通道。会阴切开术是产科常见的一种手术。

对于会阴侧切，不少产妇都会感到恐惧。其实，进行会阴侧切对产妇和胎儿有时是必须的。胎儿出生时要经过子宫口、阴道和会阴等，会阴是产道的最后一关。子宫口与阴道需胎儿先露部分慢慢将其扩展，会阴也需要一定时间才能扩松。胎儿通过产道时间越长，缺氧的机会越多。所以，做侧切可扩大会阴，保护胎儿，使其尽快出生。

在做侧切时一般要用少量麻醉药，产妇可无痛觉。胎儿娩出后，将侧切部分缝好，5天后拆线，便可恢复原样。

细节28 什么情况下医生会做会阴侧切

高龄产妇：35岁以上的高龄产妇，或者合并有心脏病、妊娠高血压综合征等高危妊娠时。在这种情况下，医生为了减少产妇的体力消耗，缩短产程，减少分娩对母婴的威胁，当胎头下降到会阴部时，就要做侧切了。

会阴部问题：产妇的会阴弹性差、阴道口狭小或会阴部有炎症、水肿等情况，估计胎儿娩出时难免会发生会阴部严重撕裂状况。

胎儿头大：胎儿较大，胎头位置不正，再加上产力不强，胎头被阻于会阴。

胎儿问题：子宫口已开全，胎头较低，但是胎儿有明显的缺氧现象；胎儿的心率发生异常变化，或心跳节律不均，并且羊水浑浊或混有胎粪。

借助产钳助产时：当产妇临产中出现异常需要实施产钳助产或胎头吸引器助产时，必须行会阴侧切手术。

如果出现以上这几种情况，千万不要迟疑，应该尽量配合医生，尽早实行侧切。

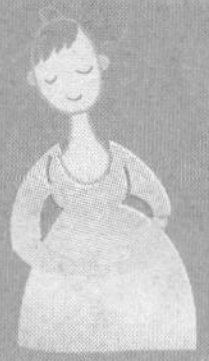

产后保健细节同步指南

第二章　新妈妈产后护理

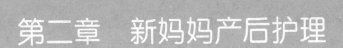

细节1 新妈妈产后两小时要留在产房内观察

产房分娩后两小时内，产妇要留在产房内观察。医生要观察产妇阴道流血情况、子宫收缩情况，以及血压、心率和一般情况，鼓励产妇及时小便，帮助产妇进行母婴皮肤接触，产后30分钟内开奶。

细节2 新妈妈产后要在医院住多久

如果是顺产，母婴均无异常情况，一般产后24小时后就可以出院。如果产妇分娩时会阴破裂或行侧切手术，产后4~5天拆线后，伤口愈合良好即可出院。剖宫产的产妇拆线时间为6~8天，拆线后即可出院。如果有其他异常情况，需要根据病情来决定。

细节3 建立良好的休息环境

从产房转至病房后，产褥期房间要注意卫生，室内温度应适宜（一般控制在20℃），保持空气新鲜，通风良好。即使在冬季也要在一定时间开窗通风，以保持空气新鲜，但要避免直接吹风。居室内要清洁舒适，在房间内不要吸烟。由于刚分娩后的产妇需要静养以恢复体力，亲友最好不要在此时探望。有慢性病或感冒的亲友更不要来探望产妇和新生儿，以免引起交叉感染。

细节4 产后多长时间为产褥期

分娩过后，产妇的身体需要经过一段时间才能复原。从胎盘娩出到全身器官（除乳房外）恢复或接近未孕状态的时间需要6～8周，这一时期称为产褥期，俗称“月子”。这段时间是产妇向正常生活的过渡期，也是产后恢复健康的关键时期，所以，每一位新妈妈都应特别注意自身的保健和营养。

细节5 产褥期要把身体调养好

产妇坐月子既关系到自身康复，又关系到新生儿的健康成长，家庭、社会都应予以关怀，为产妇创造良好的休养环境，营造欢乐和谐的气氛，使产妇顺利地度过产褥期，早日康复。

产褥期的特点

全身状况：产后体温在一般情况下都在正常范围内，产后第一天略升高，与分娩过程有关，但一般不超过38℃。在产后的3～4天，乳房开始充盈，血管扩张，产妇会感觉胀痛，局部皮肤发热，也会引起体温短时间内升高，但不会持续时间太长。产后脉搏比平时稍慢些，呼吸略深。产后血压变化不大，较稳定。

子宫：子宫在分娩结束时就收缩到脐部以下，腹部可触摸到子宫体，又圆又硬，然后逐渐恢复到非妊娠期的大小。宫底平均每天下降1～2厘米，产后10天子宫降入骨盆腔内，真正恢复到正常大小需要6周时间。这个过程中子宫不断收缩，最明显的感觉就是阵发性腹痛。经产妇腹痛比较明显。

恶露：恶露是指产后从阴道流出的排泄物，主要由血液、脱落的子宫蜕膜组织、黏液等组成。正常情况下，在产后1周内，恶露为鲜红色，量比较多。到了第二周，血量逐渐减少，恶露为淡红色。以后逐渐为淡黄色，黏稠的，量更少。产后3～4周基本干净。恶露有血腥味，但不应有臭味。

出汗多：产妇出汗多属生理现象，出汗是排出体内水分的主要方式。妊娠期母体内增加了很多水分，产后主要通过出汗排出。

便秘和小便困难：产妇产后活动较少，容易发生便秘。分娩时胎儿头部压迫膀胱时间较长，产后腹腔压力有所改变，使膀胱收缩力差，容易造成排尿困难。

细节6 产褥期的注意事项

产后10日内，应每天观察产妇的体温、脉搏、呼吸和血压。

产后24小时内，应卧床休息，及早下地。保证充分的睡眠时间。但不要做重体力劳动，以免发生子宫脱垂。

产后第一天可吃些易消化的清淡食物，第二天可多吃高蛋白和汤汁食物，适当补充维生素和铁剂。

产后尿量增多，应及时排小便，以免胀大的膀胱妨碍子宫收缩。产后两日内应排大便。如有便秘，可用开塞露、肥皂水灌肠等进行处理。每日可用温开水或消毒液冲洗阴部2～3次，保持会阴部清洁干燥。

一般在产后4～5日拆除会阴缝线。

宫底高度逐日复原，产后10日应在腹部摸不到子宫，剖宫产产妇复原较慢，应适当用宫缩剂，恶露如有臭味，应进行抗炎治疗。

细节7 产褥期五大保养要点

身体保养

产妇要注意休息，以恢复妊娠和分娩对体力的消耗，保养和恢复元气。

饮食保养

产妇因产后脾胃虚弱，必须注意饮食调理，要多进食富含高蛋白质的营养食物和新鲜蔬菜、水果；身体虚弱者，还应适当搭配一些药膳，忌食过咸、过硬、生冷及辛辣刺激性食物。

精神调养

产妇为了早日康复，应保持精神愉快，避免各种不良情绪刺激，不要生气、发怒、郁闷，不要受到惊吓。

环境调适

要注意保持室内温度适宜，预防寒湿热的侵袭，并保持通风朝阳，空气清新。

讲究个人卫生

产妇必须注意个人卫生，保证身体清洁，勤换洗衣服，防止感染疾病。

细节8 生殖器官的主要变化

产后产妇身体变化最大的是生殖系统。

子宫

分娩结束后6～8周，子宫逐渐恢复至未孕状态，此过程称为子宫复旧。子宫复旧的过程包括子宫肌纤维的缩复、子宫颈的复原、子宫内膜的再生等。除了子宫体由大变小以外，子宫内膜也需要一定的时间恢复正常。子宫颈在分娩时发生最大限度的扩张，宫颈口可扩大至直径10厘米。大约在产后4周，子宫颈可完全恢复正常。

阴道与外阴

阴道壁和阴道口在分娩时也发生极度扩张，黏膜皱褶消失。分娩后阴道变为松弛的管道，阴道周围组织和阴道壁出现水肿，淤血呈紫红色。在产褥期，阴道壁张力逐渐恢复，产后3周阴道皱褶重新出现，阴道逐渐缩小，但不能恢复到原有的程度。处女膜在分娩时撕裂成为残缺不全的痕迹，产后无法恢复。

盆底

分娩过程中，由于长时间的压迫和扩张，使盆底肌肉的筋膜过度伸展，弹性降低，并有可能伴有部分肌纤维断裂。如果没有严重的损伤，产后1周内，水肿和淤血就可迅速消失，组织的张力逐渐恢复。最好能结合产后锻炼，否则难以恢复到孕前水平。如果产后过早劳动，特别是体力劳动，就可能引起阴道壁膨出及子宫脱垂，应特别注意。

专家提示

许多人担心阴道分娩会使阴道扩大、松弛，无法再进行性交，这种担心是不必要的。分娩后阴道扩大，阴道壁肌肉松弛、张力减低，阴道黏膜皱襞因分娩时过度伸张而消失，这些情况是必然发生的。但产褥期内，阴道肌壁张力逐渐恢复，黏膜皱襞在3周左右开始重现，直至与孕前基本相同。所以，不必担心会影响性交而采取剖宫产。阴道不仅是性交的场所，而且也是胎儿正常娩出的通道。剖宫产只有万不得已时才能由医生决定施行。

细节9 产后乳房发生的变化

受大脑分泌的催乳激素的影响，妊娠晚期孕妇就开始分泌初乳，产后1～2天逐渐增多，乳汁的分泌量随婴儿的需要逐渐增多，最高每天可达1000～3000毫升，产后6个月逐渐减少。

产妇在产后24小时左右开始感觉乳房发胀、变硬，最初几天的初乳颜色发黄，含免疫性物质和胡萝卜素，非常有营养，易于吸收，并且可以增加新生儿的抵抗力。

产后1周乳汁颜色变白，变为成熟乳。宝宝对乳头的吸吮可促进母亲分泌乳汁，还可促进子宫收缩复旧。

细节10 产后腹部的变化

腹部从“膨大如球”的扩张到产后突然松弛，这是产后腹部变化的特点，若要恢复到孕前的状态是需要一些时间的。

人体腹部有四层纵横交错的肌肉，由内到外分别是腹横肌、腹内斜肌、腹外斜肌和腹直肌。

人体腹部的肌肉具有很多功能：

（1）保护腹部脏器，如肝、脾、肠、子宫、输卵管、卵巢等。

（2）支撑脊椎，使骨盆维持在正常位置。

（3）可使人体逐步向各个方向运动。

（4）有助于身体的排出运动，如分娩、咳嗽、打喷嚏、大小便等都离不开腹部肌肉的作用。

腹直肌位于腹部肌肉的最外层，左右各一，起自耻骨联合，止于肋骨，上宽下窄。两个腹直肌之间的空隙叫腹白线，由两侧腹直肌鞘与腹正中线相互交织而成。

怀孕期间，腹白线开始变软、扩张，使腹直肌两层肌肉分开，以适应胎儿逐渐长大，这种肌肉的分开，称为腹直肌分离。分娩后3～4天，由这种分离形成的空间有2～4个手指宽。当肌肉的力量开始增强时，这个空间会缩减至1个手指的宽度。

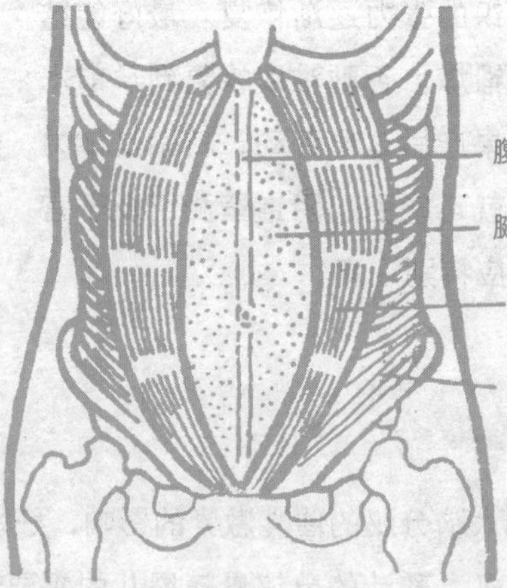

妊娠时腹部肌群图

通过一些简单的运动，可有效地使肌肉恢复到原来的形状。运动前可做些检查，看其是否已恢复正常。检查时，需要用力地运动这些肌肉。方法：仰卧，屈膝，足底贴于床上，并将头与肩膀离开床面，用力牵拉腹部肌肉。同时，伸出一只手，朝脚掌方向平伸，另一只手的手指置于肚脐下方，此时应感到两条有力的腹直肌正在用力。

细节11 循环系统的变化

妊娠期间，胎儿的血液是由母体供应的，因此，母亲的血容量随着胎儿的长大而增加，产后一般需要3～6周才能完全恢复到孕前水平。但是产后2～3天内，大量血液由子宫进入体循环，以及在孕期过多的组织间的血液重吸收，使血容量上升。特别是在产后24小时内，心脏负担加重，这对原来患有心脏疾病的产妇不利，一定要多加关照，加强护理和监测，以防意外。

细节12 消化系统的变化

产后腹腔压力降低，横膈肌恢复原来状态。孕期主要为胸式呼吸，产后转为腹胸式呼吸。产褥期内，胃、小肠、大肠从被挤压状态恢复至正常位置和功能；胆囊容易向十二指肠排出胆汁，消化功能逐渐正常，但由于腹部压力降低，常有便秘现象。

细节13 泌尿系统的变化

怀孕时增大的子宫压迫了盆腔内的脏器，导致输尿管、肾盂积水，一般在产后4～6周才能恢复。这是产褥期容易发生泌尿道感染的重要内在因素。临产时胎儿先露部位对膀胱形成压迫，所以在临产前一定要将尿排除干净。但产程较长，造成膀胱三角区充血、水肿及黏膜出血，严重者可阻塞尿道而形成尿潴留，虽然这种情况少见，但应引起重视。常见的是产后腹壁松弛，膀胱肌张力减低，对内部张力增加不敏感；再加上分娩时胎头先露部分的压迫，膀胱肌肉收缩功能产生障碍，或尿道、尿道外口、阴道、会阴创伤疼痛，会反射性地使膀胱括约肌痉挛等。这一切都增加了排尿困难，甚至不能自解，需要导尿。但是，导尿又增加了泌尿系统感染的机会。

妊娠期体内潴留的大量水分，均在产后数天内经肾脏、汗腺排出体外，因此产后会尿多、汗多。这都是正常的生理现象，不必担心。

细节14 内分泌系统的变化

分娩后产妇内分泌系统发生了相应变化，主要表现为体内雌激素、孕激素迅速下降，到第七天时甚至可降到低于正常月经期水平。哺乳期女性可在4～6个月内恢复排卵；未哺乳的产妇平均10周左右即可恢复排卵，比哺乳产妇大大提前；恢复月经较晚者，在首次月经到来前多已有排卵。所以，在产后性生活时要注意产妇的生理变化。产后内分泌系统的变化是微妙的，它直接受到中枢神经和精神因素的影响。所以，每个产妇都应当做到精神愉快，加强营养和充足睡眠，顺利地度过产褥期，从而使内分泌系统尽快地正常运转。

细节15 产后骨盆肌肉的变化

顾名思义，骨盆是由骨骼构成的盆状物，位于脊椎的下方，与骶髂关节相连接。骨盆骨有两大块，前方连接处称耻骨连合。在脊椎骶骨下方有4块小骨骼构成尾骨。骨盆的主要功能是支撑身体结构，保护子宫、膀胱，怀孕初期保护成长的胚胎。构成盆状底部的是一层肌肉——骨盆肌，分为内部层和外表层，由耻骨连至尾骨，并穿过两边的髋骨。

骨盆肌肉群中有3个出口：

（1）由膀胱延伸出来的尿道出口。

（2）由子宫延伸出来的阴道出口。

（3）由大肠延伸出来的肛门通道。

怀孕期间，骨盆支撑胎儿、胎盘、宫内额外液体的重量；分娩时这些肌肉极度扩张，产后非常脆弱。因此，要尽量运动这些肌肉，使其恢复正常。运动这些肌肉群的最好方法是收缩、放松，反复操练，这样做可增强局部血液循环，有利于愈合和康复。

细节16 子宫的变化

未怀孕的子宫大小为7厘米×5厘米×3厘米，如同一个鸡蛋大小，有人形容似一个倒挂的小梨。但当妊娠足月时，它能装下一个3000～3500克重的胎儿，还能容纳胎盘、羊水等，这说明子宫的变化是相当大的。子宫壁有三层，即子宫浆膜层、子宫肌层和子宫内膜层。其中以子宫肌层最厚，张力最大，能扩张到一个西瓜那么大。从重量上来说，孕前子宫约为60克，到产前可增大至1000克左右。

产妇分娩后，胎儿、胎盘、羊水都已排出，子宫开始缩小，需要6周的时间才能恢复至原来大小，这个宫缩过程称为复旧。子宫复旧期间，子宫内不需要的东西便会排出体外，此时的排泄物叫恶露，要持续3～4周才能排干净。最初的恶露为红色，后为褐色，再为黄色。最常见的是小的血凝块，一般不会有恶臭。如果发现血凝块很大，且持续性流出，或有恶臭，必须立即报告医护人员进行处理。这种情况多数意味着宫内受到感染，应及时接受治疗。

细节17 产后身体姿势的变化

孕期身体的重心改变，体形必然随之改变。这是由于体重增加、肌力减弱、韧带柔软所致。产后这些改变则逐渐恢复正常。由于腹部肌肉变弱、骨盆可能前倾而引起背、肩胛骨与背部下方肌肉疼痛。

产后姿势主要受神经控制，疲劳、肌肉衰弱、心情不好也会影响产后姿势。一定要认识到自己的姿态是由怀孕期间造成的，现在有必要进行调适，使其恢复到孕前水平；如果没有掌握正确方法，就有可能被肌肉酸痛所困扰。长期受到肌肉酸痛与紧张的困扰，将会引起关节磨损与撕裂。如在站立时，体重均匀地分配在双脚上，维持膝盖的柔软度，使双膝关节不会因站立而僵硬；收缩腹部，将臀部向内、向下收缩，有助于恢复骨盆的正确姿势；肩膀往下并向后压，伸长颈部、背部，收缩下巴，这些都是可以做到的。由此可见，良好的姿势意味着身体各部位的平衡；只有体形均衡，肌肉的消耗力量最小，人体才最美。

细节18 产后体形的变化

人的体形左右对称，上下均衡，高低适度，是一个很美的形象。产后恢复体形的主要措施是控制营养与增加运动。有的产妇产后出现肥胖，长时间瘦不下来；而有的产妇产后骨瘦如柴，体弱多病。这都与饮食、调节、科学健身有关。孕妇进行适当的运动有益无害，可开展一些不增加腹压或挤压腹部的运动。例如，散步、太极拳、徒手操，既有利于增进食欲、减少难产、促进胎儿发育，又可防止产前体内脂肪积聚，产后应作保健操，以恢复和保持体形美。

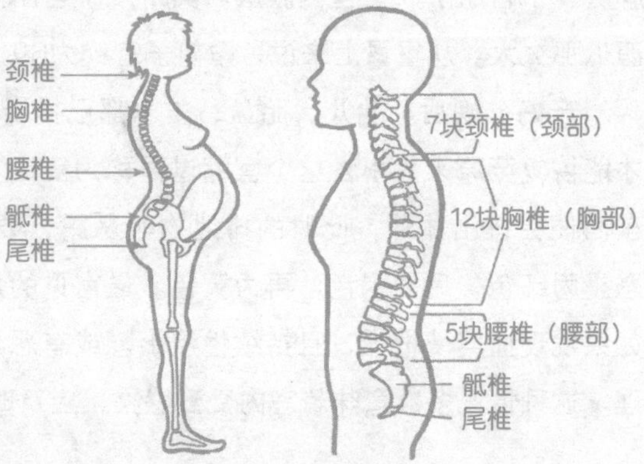

细节19 产妇产后为何还会出现阵阵腹痛

产后1周内，有些产妇常出现阵发性下腹痛，尤其是最初的3～4天内更为明显，这种疼痛称为产后宫缩痛。多见于经产妇，特别是急产后，并随妊娠分娩次数的增多而疼痛逐渐加重，哺乳时尤为显著。初产妇的宫缩痛相对较轻，这是生理现象。

腹痛的主要原因是由于在产后子宫复原的过程中，子宫发生阵发性宫缩，引起局部血管缺血，组织缺氧，神经纤维受到强烈挤压所致。随着生育胎次的增加，子宫肌肉内含弹性纤维的平滑肌逐渐减少，而弹性差的结缔组织逐渐增加，使子宫肌层的弹性降低，子宫肌肉的收缩力不正常，恢复受到影响，容易出现痉挛性收缩，因此经产妇宫缩痛较重，而且哺乳时疼痛加重。

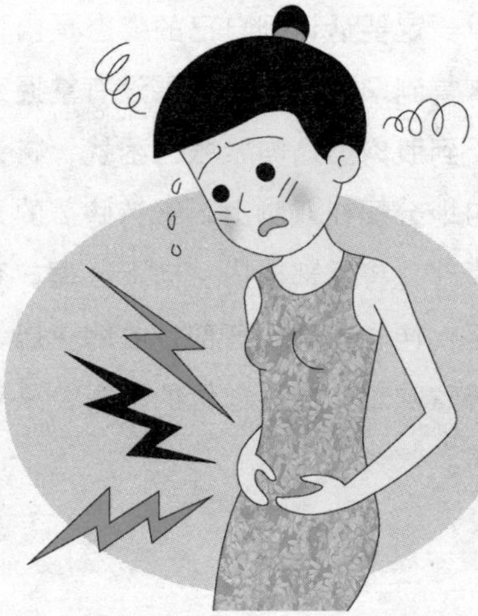

产后宫缩是子宫复原的表现，具有止血和排出宫腔内积血和胎膜的作用。在宫缩时，于下腹部可摸到隆起变硬的子宫。哺乳时婴儿吸吮乳头可引起反射性子宫收缩，疼痛会加剧。

宫缩产生的腹痛，一般持续3～4天，然后自然消失，不需做特殊护理。重者可做下腹部热敷、按摩，也可应用适量的镇静止痛药物。另外，服用益母草膏、红糖水、黄酒、山楂等，也可见效。

但是，这个腹痛如持续过久，而且到了不能忍耐的程度时，则必须考虑有无产后阵痛以外的原因。因膀胱炎等原因引起腹痛的病例也不少，如对疼痛有怀疑时，应立即去就诊。

细节20 如何护理产后腹痛

分娩后有的产妇下腹疼痛剧烈，而且拒绝触按、按之有结块、恶露不下，这是由于子宫内积血所致；有的产妇疼痛伴随发冷，得热痛感减轻，恶露量少、色紫、有块，此是寒气入宫、气血阻塞所致。本病大多由淤和寒引起，但也有失血过多子宫失于滋养而表现隐痛空窄、恶露色淡的，此当以补养法治疗。如果腹痛较重并伴高热（39℃以上），恶露秽臭色暗的，不宜自疗，应速去医院诊治。

产妇饮食宜清淡，少吃生冷食物。山芋、黄豆、蚕豆、豌豆、零食、牛奶、白糖等容易引起胀气的食物，也应少食为宜。产妇不要卧床不动，应及早起床活动，并按照体力渐渐增加活动量。禁止性交。

腹痛时忌滥服西药四环素等抗生素以及去痛片等。一则不利于恢复子宫、排出恶露淤血，二则药物会通过乳汁给宝宝带来不良反应。产后应加强保暖，以免寒气入子宫。

患者可用生姜30克、当归60克、肥羊肉120克，先将前两味药水煎、过滤、取汁，再用其药汁炖羊肉，每早空腹食之（用量酌定）。或用干姜粉1.5克、红糖25克，开水冲服，连服数次，具有温中散寒、活血化淤的功效。也可用陈生姜250克、熟地500克，同炒为末，每服10克，温酒调下，生姜温经散寒，熟地滋阴养血，妇女产后因淤血及失血过多而致腹痛者均可用之。

腹部每日按揉数次，轻重自己掌握，一则可以帮助胃肠消化排气，二则有利于子宫复旧，及时排清恶露。

细节21 新妈妈恶露处置方法

恶露的处置应加以重视，如不注意卫生，会使阴道、子宫感染炎症。恶露处置前应先洗手，然后用消毒纸或药棉由阴道向肛门方向擦拭消毒，同一张纸或药棉不可使用两次，务必每次使用过后更换新的消毒纸或药棉。如果阴道或会阴有伤口，应特别注意避免从伤口处擦拭。要勤换卫生巾和内衣内裤，按医嘱服用子宫收缩剂和坐浴等，保持会阴的清洁。

正常情况下，恶露持续4~6周，总量约500克，有血腥味，但不臭。根据产后时间的不同，恶露的量和成分也随之发生变化。

一般在产后3~7天内为血性恶露，量多色红，含有大量血液，有时有小血块、黏液及坏死的蜕膜组织，有血腥味。随着子宫内膜的修复，出血量逐渐减少。3~4天后变为淡红色，形成浆液性恶露，量少色淡，内含少量血液，宫颈黏液相对增多，含坏死蜕膜组织及阴道分泌物和细菌。2~4周后变为白色或淡黄色，形成白色恶露，含大量白细胞、坏死蜕膜组织、表皮细胞及细菌，量更少，不再有血，一般持续3周。

通过观察恶露的性质、气味、量及持续时间，可以了解子宫复原情况，判断子宫有无感染。如果血性恶露持续两周以上，量多，常提示胎盘附着处复原不良或有胎盘胎膜残留。如果恶露持续时间长且为脓性，或有臭味，表示有宫腔内感染。如果伴有大量出血，子宫大而软，常提示子宫复旧不良。

细节22 什么是恶露异常

产后经过1周左右，产妇的恶露就从红色变为褐色，这是正常的。如果不变为褐色，或褐色持续3周以上，就属于恶露异常了。

恶露异常的原因有二，其一是子宫收缩缓慢，其二则是还有一部分胎盘和羊膜残存在宫内。

如果子宫收缩缓慢，血液不能向外排出而潴留在宫内，其结果是造成子宫收缩更加不良，形成恶性循环。如果这样，就可致恶露滞留热，出现37℃~38℃的热度。这种情况应尽早就医，用些促使子宫收缩和恢复的药物。

产后在子宫内仍残留一部分胎盘和羊膜，所以子宫收缩不完全，血液潴留，恶露长时间持续存在。

恶露时间过长，务必请医师检查一下，弄清原因，必要时须接受治疗。

细节23 剖宫产术后九大护理要点

要少用止痛药物

剖宫产术后麻醉药的作用逐渐消失，腹部伤口的痛觉开始恢复，一般在术后数小时，伤口开始剧烈疼痛。为了能够很好休息，使身体尽快复原，可请医生在手术当天或当夜给予一些止痛药物。在此之后，最好不要再使用药物止痛，以免影响肠蠕动功能的恢复。一般来讲，伤口的疼痛在3天后便会自行消失。

术后应该多翻身

麻醉药物可抑制肠蠕动，引起不同程度的肠胀气，因而发生腹胀。因此，产后宜多做翻身动作，促进麻痹的肠肌蠕动功能及早恢复，使肠道内的气体尽快排出。术后12小时，可泡一些番泻叶水喝，以帮助减轻腹胀。

卧床宜取半卧位

剖宫产术后的产妇身体恢复较慢，不能与阴道自然分娩者一样，在产后24小时后就起床活动。因此，剖宫产者容易发生恶露不易排出的情况，但如果采取半卧位，配合多翻身，就会促使恶露排出，避免恶露淤积在子宫腔内，引起感染而影响子宫复位，也利于子宫切口的愈合。

产后注意排尿

为了手术方便，通常在剖宫产术前要放置导尿管。术后24～48小时，麻醉药物的影响消失，膀胱肌肉才又恢复排尿功能，这时可以拔掉导尿管，只要一有尿意，就要努力自行解尿，降低导尿管保留时间过长而引起尿路细菌感染的危险性。

保持阴部及腹部切口清洁

术后2周内，避免腹部切口沾湿，全身的清洁宜采用擦浴，在此之后可以淋浴，但恶露未排干净之前一定要禁止盆浴；每天冲洗外阴1～2次，注意不要让脏水进入阴道；如果伤口发生红、肿、热、痛，不可自己随意挤压敷贴，应该及时就医，以免伤口感染迁延不愈。

尽量早下床活动

只要体力允许，产后应该尽量早下床活动，并逐渐增加活动量。这样，不仅可增加肠蠕动的功能，促进子宫复位，而且还可避免发生肠粘连、血栓性静脉炎。

不要进食胀气食物

剖宫产术后约24小时，胃肠功能才可恢复，待胃肠功能恢复后，给予流食1天，如蛋汤、米汤，忌食牛奶、豆浆、大量蔗糖等胀气食物。肠道气体排通后，改用半流质食物1～2天，如稀粥、汤面、馄饨等，然后再转为普通饮食。

产褥期绝对禁止性生活

剖宫产术后100天，如果阴道不再出血，经医生检查伤口愈合情况良好，可以恢复性生活。但是，一定要采取严格的避孕措施，避免怀孕。否则，有疤痕的子宫容易在做刮宫术时而发生穿孔，甚至破裂。

注意锻炼身体

剖宫产术后10天左右，如果身体恢复良好，可开始进行健身锻炼。

方法为：

（1）仰卧，两腿交替抬起，先与身体垂直，后慢慢放下来，分别做5次；

（2）仰卧，两臂自然放在身体两侧，屈曲抬起右腿，并使其大腿尽力靠近腹部，脚跟尽力靠近臀部，左右腿交替做，各做5次；

（3）仰卧，两膝屈曲，两臂交叉合抱在胸前，后慢慢坐起成半坐位，再恢复仰卧位；

（4）仰卧，两膝屈曲，两臂上举伸直，做仰卧起坐；

（5）俯卧，两腿屈向胸部，大腿与床垂直并抬起臀，胸部与床贴紧，早晚各做1次，每次做时，从2～3分钟逐渐延长到10分钟。

细节24 新妈妈产褥期结束莫忘做健康检查

产妇的体重、生理、心理在妊娠期皆发生了重大变化，产后都要逐渐恢复到孕前水平。

为了了解产后身体变化的恢复状况，保证产妇身心健康和劳动能力，必须认真观察产褥期的各种变化，以便进行保健指导。因此，要求产后6～8周时到医院

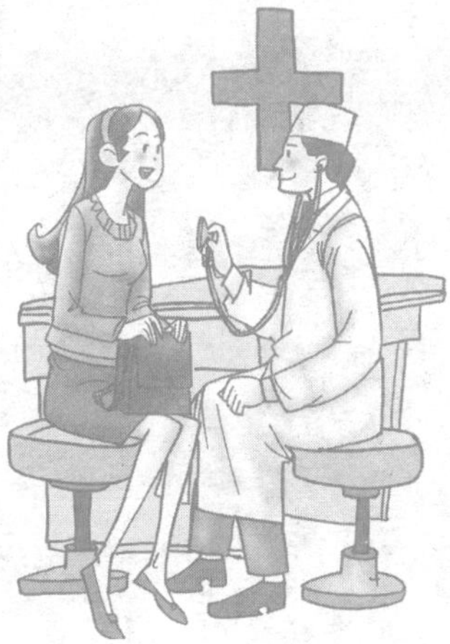

进行一次全面检查，以发现产妇全身及生殖器官有无异常。如有特殊不适，应提前到医院检查。检查内容包括测量血压、检查子宫复旧及两侧附件情况、腹部及会阴部伤口愈合状况、盆底托力、乳房等。

凡属异常妊娠者，除上述检查外，还要根据具体情况，进行必要的检查。如妊娠高血压综合征要查尿蛋白；贫血要查血红蛋白和红细胞计数；泌尿系统感染者需做尿常规检查，必要时做尿培养；糖尿病患者要做尿糖、血糖检查，必要时做糖耐量试验，以保证产妇的康复。

产后检查的项目

体重：如果产褥期体重过度增加，就应该坚持锻炼，多吃有丰富蛋白质和维生素的食物，减少糖类（包括主食）的摄入量。

血压：无论妊娠期的血压正常与否，产后检查都应该测量血压。如果血压尚未恢复到正常水平，则应进一步治疗。

尿常规与血常规：患妊娠期高血压疾病的产妇，要做尿常规检查。妊娠期合并贫血及产后出血的产妇要查血常规，如有贫血应及时治疗。患有心脏病、肝炎、泌尿系统感染或其他并发症的产妇，则应到内科或产科进一步检查和治疗。

盆腔器官检查：检查会阴及产道的裂伤愈合情况，骨盆底、组织紧张力恢复情况，以及阴道壁有无膨出。检查子宫颈有无糜烂，如有可于3～4个月后再复查及治疗。检查子宫大小是否正常和有无脱垂，如子宫位置靠后，则应采取侧卧睡眠，并且要每天以膝胸卧位来纠正。检查子宫的附件及周围组织有无炎症及包块。行剖宫产术的产妇应注意检查腹部伤口愈合情况以及子宫与腹部伤口有无粘连。

内科检查：患有并发症的产妇，如患有肝病、心脏病、肾炎等，应到内科检查病情变化。怀孕期间患有妊娠高血压病的产妇要检查血和尿是否异常；患有妊娠高血压病的产妇还要检查血压是否仍在继续升高，如有异常，应及时治疗，以防转为慢性高血压病。另外，对于无奶或奶少的产妇，医生要进行饮食指导或给予药物治疗。

产后保健细节同步指南

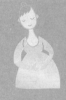

第三章　新妈妈产后疾病处理

细节1 什么是产后会阴伤口痛

会阴部指阴道与肛门之间的区域，它是胎儿从妈妈腹中娩出的出口部。会阴伤口是指会阴在分娩中造成的损伤，主要有两种：①产妇在分娩中，在宫口开全、胎头拨露时，产力过猛、产道紧、胎儿太大、胎儿娩出过快或助产技术不良等因素，都可造成会阴撕裂伤，严重时还可造成子宫颈、阴道撕裂。轻度仅为皮肤、黏膜擦伤或撕裂伤；中度伤及肛门括约肌，但没有断裂；重度会使肛门括约肌断裂。损伤较轻时，产妇虽然感觉到会阴部有烧灼痛，但一般出血很少；较重的撕裂伤则可能伴有明显地出血，医师必须进行缝合修补，才能保证愈合。否则，就会引起大便失禁，给生活带来很大的麻烦。②施行会阴切开术造成的伤口。这种伤口很整齐，待胎儿和胎盘娩出后，也很方便缝合，一般4～5天即可拆线。对产妇来讲，这样做比勉强保护而又难以保证会阴完好更为有利，现已是产科非常普通的一个助产小手术了。

不少产妇，分娩时需做会阴切开，由于会阴区神经较丰富，敏感性高，术后伤口疼痛严重者达36%。产生伤口疼痛的原因有多种，常见的有：

伤口痛：这是正常现象。手术当天疼痛较重，次日减轻。疼痛严重时可口服去痛片，以减轻疼痛。

水肿性痛：伤口水肿，缝线绷紧，以致疼痛。可用95%乙醇纱布湿敷伤口，同时抬高臀部，以利水肿减退。

血肿性痛：切口周围淤血，呈紫色、肿硬，痛不可碰。应拆开伤口，清除积血，缝扎出血点，重新缝合伤口后，疼痛便可减轻。

感染性痛：伤口感染，有红、肿、痛、热和全身发热症状，疼痛呈搏动性。应使用抗生素进行消炎。若伤口有脓液，应抽取脓液，或切开排脓。

肠线未吸收痛：由于缝合的羊肠线未吸收，瘢痕口略隆起，起泡，溃破流脓，有肠线穿出，引起疼痛。肠线排出后，裂口便能自行愈合。也可用1：5000的高锰酸钾溶液湿敷，每次10分钟，然后涂少许四环素眼药膏，每日2次，促使伤口愈合。

细节2 如何自我护理产后会阴伤口

正常情况下，会阴侧切伤口一般需2～3周才能完全愈合，恢复正常感觉。在产后10天左右，阴道会掉出带结的肠线头，此属正常现象，不必惊慌。如果在产后出现异常情况，则需及时处理，以免后患。

保持会阴部清洁：不论是自然撕裂，还是切开的伤口，一般都可在3～5天开始愈合，每天要用温开水冲洗2次；为防止伤口污染，每次便后用苯扎溴胺消毒棉擦拭冲洗外阴，大便后切忌由后向前擦，应该由前向后，还须再次冲洗；注意勤换卫生护垫，避免浸湿伤口。

防止会阴切口裂开：发生便秘时，不可迸气用力扩张会阴部，可用开塞露或液体石蜡润滑，尤其是拆线后最初2～3天，避免做下蹲、用力动作。解便时宜先收敛会阴部和臀部，然后坐在马桶上，可有效地避免会阴伤口裂开。坐立时身体重心偏向右侧，既可减轻伤口受压而引起的疼痛，也可防止表皮错开；避免摔倒或大腿过度外展而使伤口裂开；不宜在拆线当日出院，伤口裂开多发生在伤口拆线的当天，回家后伤口裂开会给处理带来麻烦。

避免伤口发生血肿：产后最初几天，产妇宜采取右侧卧位，促使伤口内的积血流出，不致形成血肿，影响愈合，也可防止恶露中的子宫内膜碎片流入伤口，日后形成子宫内膜异位症；待4～5天后伤口长得较为牢固，并恶露难以流入时，便可采取左、右卧位轮换；注意会阴切口的情况，术后1～2小时内伤口出现疼痛，如疼痛加剧，应马上与医师联系，及时处理。

避免会阴切口感染：当伤口出现肿胀、疼痛、硬结，挤压时有脓性分泌物时，应在医师的指导下服用抗生素，拆除缝线，以利脓液流出；局部采用1：5000高锰酸钾温水坐浴，每天2次，每次10～15分钟，或用清热、解毒、散结中药煎液清洗伤口；使用台灯进行局部理疗，也可促进伤口愈合。

护理水肿伤口：伤口水肿时，由于缝合线勒得很紧，疼痛持续不减。可用95%的乙醇纱布或50%硫酸镁溶液进行局部热敷、湿敷，每天2次；卧位时，尽量将臀部抬高一些，利于体液回流，减轻伤口水肿和疼痛。

细节3 新妈妈及时处理产后会阴胀痛

造成会阴胀痛的原因很多，在处理之前应首先明确原因，然后根据不同的原因分别进行处理。分娩时，如果会阴保护不当，或胎儿较大，或会阴体较长、较紧，就可造成会阴裂伤；做会阴切开缝合术也可使会阴部形成伤口，并可继发感染；先露部压迫会阴时间过久可造成会阴水肿；会阴伤口缝合时血管结扎不彻底，会形成会阴血肿；痔核脱出、肿胀等，都是导致会阴胀痛的常见原因。

会阴胀痛可不同程度地影响产妇的饮食、休息以及全身的康复，故应及时处理。如发现会阴血肿较大或逐渐增大，应该及时将血肿切开，取出血块，然后找出出血点，结扎止血，缝合血肿腔。

会阴有伤口者，应加强会阴护理，保持会阴清洁，用1:1000新洁尔灭溶液或1:5000高锰酸钾液进行会阴擦洗，每天2次，并使用消过毒的会阴垫。

如发现伤口感染，应及时将缝线拆除，有脓肿者应切开排出脓液，用1:5000高锰酸钾坐浴，并给予抗生素抗感染治疗。对会阴严重血肿者，可给50%硫酸镁湿敷，每天2次，每次15~20分钟，以促进水肿消失。痔核脱出者可给予还纳，水肿明显者可局部涂抹痔疮膏，或1:5000高锰酸钾坐浴。

细节4 新妈妈小心产后常见并发症

贫血

新妈妈可多吃富含铁质的食物，如肉类、黑糯米粥、红豆汤等。

涨奶

若是涨奶，可用50克麦芽糖、3钱蒲公英、3钱王不留行，共同炖煮食物吃，可促进排乳。

便秘

新妈妈如果便秘，可吃香蕉、芝麻糊（煮开加蜂蜜调味），可以促进排便。

发烧

新妈妈若因乳腺炎、妇科炎症而有发烧现象，或有极度不适症状，必须立即就医治疗。

细节5 新妈妈多活动以防静脉栓塞

静脉栓塞是孕产妇最容易发生的一种疾病，而且以下肢发生静脉栓塞为最常见，还可发于门腔静脉、肠系膜静脉、肾静脉、卵巢静脉及肺静脉等。深静脉栓塞是围产期的一种并发症，应引起警惕。

孕产妇容易发生静脉栓塞的主要原因有两方面：一是血液的凝血因素多了，而溶解血块的因素少了；二是静脉血管血流速度变慢，深部静脉受压，血流淤滞，再加上活动少，静脉中处于高凝状态的血液容易凝结成块（即血栓）而阻塞血管（即栓塞）。

对孕产妇来说，预防深静脉栓塞的最好办法是活动。在妊娠末期，不要因为行动不便而停止活动，应坚持散步或做适量家务。产后第一周是静脉栓塞的多发期，产妇应早下床，并做适量动作，即使是手术后，也应尽量在床上做翻身、伸屈肢体等运动。只要深部静脉血管内的血能不停地流动，血栓就难以形成了。

当然，产前、产后还要严密观察，一旦出现发热，必须警惕是否发生静脉炎。如果是，就要用抗菌素进行治疗。如果发现下肢肿胀、疼痛、发凉、青紫等情况，要及时就医，如早期采用抗凝药物治疗，则无需开刀。如果延误了诊治，就需手术取出血块。因此，对孕产妇来说，及早注意预防静脉栓塞为上策。

细节6 新妈妈细心预防产褥中暑

产褥中暑是指产妇在高温、闷热的环境中，体内余热不能及时散发，导致中枢性体温调节功能障碍而发生的急性病，重者可致死亡。在温度高、通风不良的环境，产妇更容易中暑。产妇中暑时，首先出现心悸、恶心、四肢无力、头痛、头晕、口渴多汗、胸闷等症状；继之体温升高，皮肤干燥无汗，脉搏和呼吸增快，胸闷烦躁，口渴，体温可达40℃~42℃；再发展还会出现尿少、神志不清、谵妄、狂躁、昏睡、昏迷、抽搐等现象，严重时可引起死亡。检查可发现颜面潮红，脉细数，瞳孔缩小，呼吸短促，皮肤灼热，干燥无汗。

事实上，产妇的生活环境应该与普通人是一样的。选择朝向好、通风好的房间，炎热的季节注意室内空气流通，让室内温度维持在28℃左右。空调要间断开启，不要连续运转，而且要经常开窗通风。产妇应每天用温水洗澡，经常洗头。夏季产妇衣服要宽大、凉爽、舒适、透气，易于散热。多喝开水，可以吃生津解暑的食物，如西瓜、西红柿、黄瓜等，少吃过于油腻的食品。产妇还要注意休息，保证足够的睡眠，以加快恢复、增强体质，提高对环境的适应能力。做到以上这些，就可以预防产褥中暑。

产妇一旦出现中暑症状，轻者可以立即将其移到通风良好的地方休息，用冷水、酒精擦浴，尽快降低患者的体温，按摩四肢促进血液循环，多喝些盐水，可口服仁丹、十滴水或藿香正气丸。中暑严重者应立即送医院治疗。

细节7 新妈妈出汗多谨防感冒

产妇分娩10天内，一般出汗较多，这是因为通过排汗协助排出体内积蓄的废物和过多的水分，属于正常生理现象。但是，产妇出汗过多，毛孔张开，如受风寒，极易感冒。产妇感冒不但对产后恢复健康不利，还会感染婴儿发病。

因此，产妇应十分注意抵御风寒，防止感冒。产妇的室内温度要适宜，不可有冷风吹进。产妇的穿衣也要冷暖适度，不要穿得过少，也不要穿得过多，更不能一会儿穿，一会儿脱，冷热不均。被子厚薄也要适当，如果盖的被子很厚，夜间踢开被子，也会造成产后受寒。

细节8 新妈妈应细心观察子宫复旧情况

怀孕期间，母体进行着一系列生理变化，子宫腔的容积由非孕时的5毫升增大到足月时的5000毫升，子宫的重量由非孕时的50克增加到足月时的1000~1200克。

分娩后，由于子宫肌肉的收缩、缩复作用，迫使肌层内血管管腔闭锁或狭窄，子宫肌细胞缺血并发生自溶，子宫体积明显缩小，胎盘剥离面随着子宫的缩小和新生内膜的生长得以修复。一般在产后5~6周可恢复到非孕状态，这个过程称为子宫复旧。当复旧功能受到阻碍时，即引起子宫复旧不全。

子宫复旧情况可以通过产后宫底下降的情况以及恶露的量来观察。

正常情况下，当胎盘娩出后，子宫底降至脐下；12小时后由于盆底肌肉的恢复，子宫底上升与脐平；以后每天下降1~2厘米，大约在产后1周子宫缩小至12周妊娠大小，可在耻骨联合上方扪及；在产后20天降至骨盆腔内，腹部检查摸不到宫底；产后42天完全恢复至正常大小。可根据上述标准每天观察产妇产后子宫复旧的情况，检查前产妇要先排尿。

子宫复旧不全时，血性恶露持续的时间延长，可达7~10天或更长时间，有时可出现大量流血，恶露浑浊或伴有臭味。在血性恶露停止后还会有脓性分泌物排出。产妇多感觉腰痛及下腹坠胀，偶尔也有恶露量少而腹痛剧烈者。

如子宫复旧不全未能及时纠正，因伴有慢性炎症，会使子宫壁内纤维组织增多，从而形成子宫纤维化。纤维化子宫可引起月经期的延长和月经量的增多。

产后保健小百科：为什么会出现子宫复旧不全

子宫复旧不全的临床表现有腰痛，下腹坠胀，血性恶露经久不断，有时有大量脓性恶露，子宫大而软，有压痛。

出现子宫复旧不全的原因

- 在分娩过程中子宫蜕膜剥离不完全，有胎盘或胎膜残留。
- 子宫内膜有炎症或有盆腔炎。
- 孕前患子宫肌壁肌瘤、子宫腺肌病，影响子宫收缩；膀胱过度膨胀或常处于膨胀状态，影响子宫收缩，以产后尿潴留引起的最为常见。
- 子宫过度后倾、后屈，影响恶露排出。
- 多胎妊娠或羊水过多，使子宫过度胀大，肌纤维被过度拉长，分娩后肌纤维收缩无力，子宫不能正常复旧；多产妇由于多次分娩引起子宫肌纤维相对薄弱，收缩无力。
- 胎盘过大，胎盘附着部位的肌层较薄，收缩力弱，也影响子宫复旧。
- 产后过度劳累、休息不足、情绪不好等对子宫复旧也会产生影响。

细节9 小心应对子宫复旧不全

产妇子宫复旧不全应给予子宫收缩剂，以促进子宫收缩，如麦角流浸膏1毫升，每日3次，共2日；亦可用催产素10单位，肌肉注射，每日1~2次，连续3日；肌注麦角新硷0.2~0.4毫克，1~2次，共1~2天。

伴有炎症现象时，应给予广谱抗生素消炎治疗。

中药活血化淤，促进子宫收缩，如益母草膏2~3毫升，每日3次。

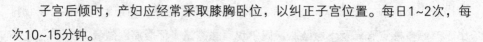

子宫后倾时，产妇应经常采取膝胸卧位，以纠正子宫位置。每日1~2次，每次10~15分钟。

如果怀疑有胎盘或大块胎膜残留，就应该行刮宫疗法。

子宫肌瘤合并子宫复旧不全者，应该采用保守治疗。如果长期流血不止，亦可考虑切除子宫。

产妇应该注意休息，保持良好的情绪，加强营养，大小便要保持通畅。

细节10 产妇如何保健防病

产褥期，母体各系统的解剖和生理变化很大。机体抵抗力也大为降低，尤其是子宫内壁在胎盘娩出后留有巨大的创面，极易感染疾病，加之产妇还要辛勤哺育婴儿，因此，产妇在产褥期必须加强保健防病。

孕妇分娩后，体内激素发生变化，会导致关节囊及其附近的韧带出现张力下降，引起关节松弛。此时若过多从事家务劳动，或过多抱孩子，接触冷水，就会使关节、肌腱、韧带负担过重，引起手关节痛，且经久不愈。防止手关节痛的方法是：在产褥期，产妇要注意休息，不要过多做家务；要减少手指和手腕的负担，少抱孩子；避免过早接触冷水。

产妇在产褥期抗病能力差，加上阴道、子宫因分娩而造成的创伤还没有愈合，细菌极易由此侵入，再有分娩后阴道外口有不同程度的充血、水肿，易引起撕裂伤，因此，产褥期的妇女在性交后容易发生外阴炎、阴道炎、子宫内膜炎、盆腔炎、子宫出血、会阴部撕裂伤等，严重者还会引起败血症、失血性休克而危及生命。防止生殖器官感染的方法是：在产褥期切忌性交，在分娩前3个月至分娩后2个月要避免性交，平素要保持全身尤其是下身的清洁卫生；产前要加强营养，注意休息，增强抵抗力。

细节11 新妈妈小心产褥感染

产褥感染是由于致病细菌侵入产道而引发的感染，这是产妇在产褥期易患的比较严重的疾病。

正常妇女的阴道、宫颈内存在着大量的细菌，但多数不致病。产后由于机体抵抗力下降，而且子宫腔内胎盘附着部位遗留下一个很大的创伤面，子宫颈、阴道和外阴筋膜可能遭到不同程度的损伤，这些创伤都给致病细菌提供了侵入的机会。

细菌侵入后，轻者会阴、阴道、宫颈伤口感染，局部出现红肿、化脓，压痛明显；重者会引起子宫内膜炎、子宫肌炎、盆腔炎、腹膜炎、败血症等。患产褥期感染的产妇在产后48小时会出现寒战、发热，伴有下腹痛，恶露有臭味，量多，腹部压痛，反跳痛。

家人护理的要点包括：

（1）注意伤口清洁，清洗会阴部时，可以在水中加碘。

（2）常下床行走可帮助肠胃蠕动，促进排便。

（3）产后24小时后即可以用热水坐浴，帮助血液循环。方法是准备一个洗澡盆，放半盆水，坐泡在水中，每天3～4次，一次10～15分钟，泡至伤口愈合为止。浸泡前后要先清洗会阴。

（4）如果有感染的话，要以淋浴的方式洗澡。

细节12 为什么会出现产褥感染

致病菌可能是在妊娠期就已经存在于产妇体内，也可能是在临产前、临产时或产后从外界侵入的。

产褥感染致病菌的来源

- 妊娠末期有阴道炎，分泌大量带有刺激性的白带，临床前不久曾有过性生活或洗过盆浴。
- 胎膜早破，阴道和宫颈内的细菌可经过胎膜破口处侵入盆腔引起感染。
- 接生人员未经正规训练，双手或接生器械消毒不严格。
- 产程过长，肛门检查或阴道检查次数过多。
- 产妇的衣服被褥不卫生，或用未经消毒的纸或布做会阴垫。
- 产妇的呼吸道、胃肠道、泌尿系统或皮肤上的细菌，可通过血液或双手的散播侵入阴道。
- 同产妇接触的人，上呼吸道内有细菌，通过谈话、咳嗽、喷嚏传播给产妇。

■ 产妇产后出血过多，抵抗力下降，如果休息不好，营养跟不上，极易发生感染。

细节13 及时辨别产褥感染的症状

产褥感染的病情轻重根据致病菌的强弱和机体抵抗力的不同而不同，发病前可有倦怠、无力、食欲缺乏、寒战等症状。

轻微的产褥感染，常常在会阴、阴道伤口处发生感染，局部出现红肿、化脓、压痛明显等症状，拆线后刀口裂开。

如果感染发生在子宫，则可形成子宫内膜炎、子宫肌炎、脓肿。腹痛、体温升高是产褥感染的一个重要症状。

大部分产妇发病于产后3~7天，体温常超过38℃，热度持续24小时不退。子宫复旧差，恶露量多，有臭味，子宫有压痛。

如果感染继续扩散，可引起盆腔结缔组织炎，炎症蔓延到腹膜，则可引起腹膜炎。这时除寒战、高烧外，还会出现脉搏增快、腹痛加剧、腹胀、肠麻痹等症状。若细菌侵入血液，则可发生菌血症、败血症，这时体温的变化很大，而且出现全身中毒症状，情况比较严重，如不及时治疗，则可危及生命。

细节14 新妈妈应重视预防产褥感染

由于轻度产褥感染会影响产妇健康，延长产后恢复时间，而重度产褥感染则会危及生命，因此必须重视预防。

预防工作应从妊娠期开始，加强孕期卫生，保持全身清洁，妊娠晚期避免盆浴及性生活。做好产前检查，加强孕妇营养，增强孕妇体质，防止贫血。临产前，应多进食和饮水，抓紧时间休息，避免过度疲劳，以免机体抵抗力降低。积极治疗急性外阴炎、阴道炎及宫颈炎，避免胎膜早破、滞产、产道损伤及产后出血。有胎膜早破或产前出血等感染因素存在时，必须住院治疗，用抗生素预防。接生时避免不必要的阴道检查及肛诊。产后要注意卫生，保持外阴清洁，尽量早期下床活动，以使恶露尽早排除。

专家提示

如果已经发生产褥感染，应加强营养，及时补充足够的热量，尽快纠正贫血等。取半卧位，这样有利于恶露排出，将炎症局限于盆腔，减少炎症扩散。由医生根据情况使用消炎药。如果盆腔脓肿形成，需手术切开引流。

产后妇女体温大多正常，如果产程延长，产妇过度疲劳，可出现低热，大都在24小时后恢复正常。产后3~4天，由于乳房血管淋巴充盈、乳房胀痛，亦可引起低热，但也不会超过38℃，乳汁分泌畅通后即恢复正常。如果产后体温超过38℃或持续升高，多由感染引起。

细节15 产后发热应考虑哪些疾病

产褥期发热，一要看发热出现的时间，如果产后1～10天内发热，应多考虑产褥感染。二要看其他疾病，如乳腺炎、泌尿系统感染、上呼吸道感染、产褥期中暑等，均可引起发热。一旦发热，就要查明原因，针对病因治疗才是上策。

急性乳腺炎

产褥期如果处理不当，常易发生乳腺炎。急性乳腺炎多发生在产后2～6周，可引起产妇发热，重者伴有寒战；患侧乳房红、肿、热、痛，并有硬结，触痛明显；血常规白细胞数增多，以中性粒细胞为主。早期用青霉素治疗，炎症即可消退，体温也随之下降。

泌尿系统感染

泌尿系统感染引起的发热常伴发冷，同时有尿频、尿急、尿痛和腰痛症状。根据症状及尿化验检查不难诊断。经过合理治疗，卧床休息，3～5天后体温可降至正常，其他症状也可逐渐减轻。

上呼吸道感染

产妇分娩后过度疲劳，身体抵抗力下降；产后着凉，易患上呼吸道感染。

除了发热外，常伴有鼻塞、咽喉肿痛、咳嗽、呼吸困难等症状，严重者可发生肺炎，应到医院检查治疗。

急性肾盂肾炎

持续发热，肾区有叩击痛，腰痛。导尿镜检有大量脓球。

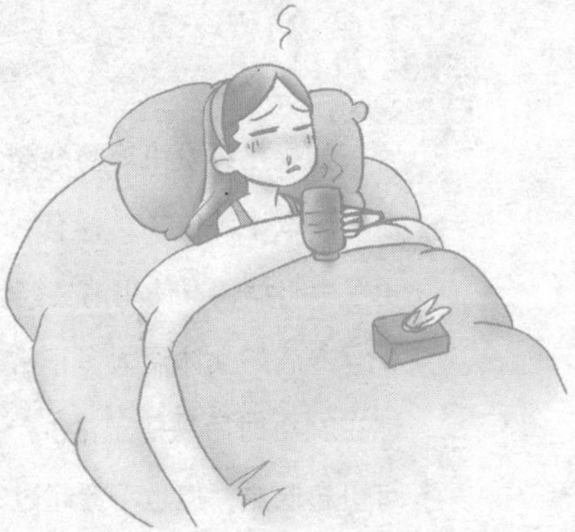

产褥感染

由生殖道感染引起，畏寒，发热持续不降，腹部疼痛，子宫压痛，恶露增多，混浊有臭味。

细节16 新妈妈小心急性乳腺炎

不少初产妇往往在哺乳时未让婴儿将乳汁吸尽，致使乳汁淤积在乳腺小叶中。特别是一旦乳头发生皲裂，哺乳时会引起剧烈疼痛，更加影响产妇的充分哺乳。此外，有些产妇的乳头发育不良（如乳头内陷），也有碍于哺乳的进行。同时初产妇的乳汁中含有比较多的脱落上皮细胞，更容易引起乳管的阻塞，使乳汁淤积加重。乳汁中的淤积又往往使乳腺组织的活力降低，为入侵细菌的生长繁殖创造了有利的条件。

细节17 急性乳腺炎病菌侵入的途径

由于哺乳不当引起乳头皲裂，产妇双手不清洁，使细菌污染乳房，然后细菌从裂口侵入，再沿淋巴管蔓延至皮下和腺叶间的脂肪和结缔组织，引起蜂窝组织炎。

另有一种在医院内流行的乳腺炎，多由耐青霉素的菌株引起，病菌通过婴儿的鼻咽部，在哺乳时直接沿乳腺管逆行侵入乳腺小叶，在淤积的乳汁中生长繁殖，引起乳腺小叶的感染。

产妇呼吸道感染或生殖道感染，细菌经血液循环到乳腺，造成感染。

细节18 细心辨别乳腺炎的症状

乳腺炎病程早期，乳房疼痛伴发热，体温在38℃左右，乳腺肿胀疼痛，出现界限不清的肿块，伴有明显的触痛，表面皮肤微红或颜色未变。乳房肿块主要是乳汁淤积和淋巴、静脉回流不畅所致，如能积极治疗，多能消散。

炎症继续发展，症状更为严重，多有寒战、高热。乳腺的疼痛加剧，常常呈搏动性；表面皮肤红肿发热，伴有静脉扩张；腋下可扪及肿大并有压痛的淋巴结；血白细胞计数明显增高。如系溶血性链球菌感染，则浸润更为广泛。感染严重的，可以引起败血症。

炎症逐渐局限而形成脓肿，脓肿的部位有深有浅。表浅的脓肿波动明显，可向体表溃破，或穿破乳管从乳头排出脓液。深部的脓肿早期不易出现波动感，如未经及早切块引流，则慢慢向体表溃破，可引起广泛的组织坏死，也可向乳腺后的疏松结缔组织间隙穿破，在乳腺和胸肌之间形成乳腺后脓肿。

产后保健小百科：早期发现乳腺炎

当哺乳妇女感到发冷、发热、全身不适、乳房局部红肿疼痛时，就应该及时就诊。检查乳腺炎时，室内应光线明亮，病人端坐，两侧乳房充分暴露。

1.视诊

观察两侧乳房的大小、形态是否对称，有无局限性隆起或凹陷，乳房皮肤有无红肿及“橘皮样”改变，浅表静脉是否扩张，乳头、乳晕有无糜烂。

2.扪诊

检查者用手指掌面而不是指尖进行扪诊，不要用手指抓捏乳腺组织。检查顺序为乳房外上、外下、内上、内下各象限以及中央区，先查健康的一侧，后查患病的一侧。

如果确诊为乳腺炎，应在医生的指导下服用抗生素及通乳药物。

细节19 新妈妈应重视预防乳腺炎

乳腺炎是初产妇常见的一种病症，轻者不能给婴儿正常喂奶，重者则要手术治疗。如果及早预防或发现后及时治疗，可避免或减轻病症。

预防急性乳腺炎的关键在于防止乳汁淤积和保持乳头清洁，避免损伤。

产前每月在乳头及乳晕上擦一次花生油，妊娠8个月后每日用酒精或温水洗擦乳头、乳晕，使乳头皮肤变韧耐磨，预防产后婴儿吸吮而皲裂。产后应定时哺乳，每次喂奶前后用3%硼酸溶液或温水洗净乳头及乳晕。

掌握正确的哺乳姿势，要让婴儿含住大部分乳晕，而不是只含乳头。如婴儿吸吮力不够，不能吸空乳汁，发生乳汁淤积，可局部热敷，每次20~30分钟，每天3~4次；然后用手从乳房四周向乳头方向轻轻按摩后，用吸奶器将乳汁吸出或用手挤出，每天7~8次。

哺乳时间不宜过长，防止乳头破损或皲裂。若乳头皲裂，可涂鱼肝油或蓖麻油铋剂，喂奶前则要将药剂擦净；也可在哺乳后挤出少量乳汁涂在乳头上。皲裂严重时需暂停喂奶，用手将乳汁挤出或用吸奶器将奶吸出，伤口愈合后再喂奶。

细节20 新妈妈应及时治疗乳腺炎

治疗乳腺炎可选用青霉素、氨基苄青霉素、红霉素、先锋霉素等抗生素。处在乳汁淤积期的产妇，可以继续哺乳。在局部硬结处可敷上中药如意黄金散，或仙人掌捣碎后外敷，2~3天即可见效。

早期乳腺炎如果得到及时治疗，就可以治愈。炎症早期可继续哺乳，排空乳汁，防止乳汁淤积。感染严重时可用健侧乳房哺乳，喂完奶后用吸奶器吸尽残余乳汁。患侧乳房应等脓肿切开，排出脓液后才可哺乳。如已经形成脓肿，要及时请外科医生切开引流。

细节21 小心危险的产后出血

在胎儿娩出后24小时内，阴道出血量达到或超过500毫升者，称为产后出血。产后出血是产科常见而又严重的并发症之一，是我国产妇死亡的主要原因。产后出血的发病率约占分娩总数的2%，严重者可发生休克，如果抢救不及时，可造成死亡。产后出血还会使产妇抵抗力下降，易发生产褥感染，产生后遗症，所以必须积极防治产后出血。

产后出血的原因有子宫收缩乏力、胎盘滞留、软产道裂伤、凝血功能障碍等，其中常见的原因是子宫收缩乏力，多由于产程过长、胎儿过大、产妇思想紧张、过度疲劳引起。

因此，在分娩过程中产妇要听从医生的指导，精神不要紧张，不要大声喊叫而浪费体力，要积极进食，注意休息，保持体力。对有可能出现子宫收缩乏力的，在胎儿娩出后立即注射缩宫素，促进子宫收缩。

有的产妇，特别是多次流产的产妇，可能会出现胎盘娩出困难，或有部分胎盘滞留于宫腔内，这样也可能造成出血不止。这样的患者可能需要医生协助剥离胎盘或刮宫。

细节22 为什么会出现晚期产后出血

一般产后2小时内阴道流血量较多，2小时后流血逐渐减少。如果分娩24小时后阴道大量出血，且出血量超过400毫升者，称为晚期产后出血。晚期产后出血是严重的病症，多见于产后1~2周，也有产妇在6~8周才发病。阴道流血可持续或间断，也可表现为急剧大量出血，可伴有低热，患者常常因失血过多导致严重贫血和失血性休克。

晚期产后出血的发病原因：

- 产后子宫收缩乏力，多在产后最初几天。
- 胎盘或胎膜未完全排出，体内有残留，多在产后10天开始出血。
- 胎盘附着部位恢复不全，局部创伤不能及时修复，多在产后1~4周开始出血。
- 剖宫产术后，子宫切口部位血管内血栓脱落出血，多在手术后2~6周阴道开始出血，出血量比较多。
- 黏膜下子宫肌瘤、绒癌出血。
- 凝血功能障碍。

细节23 冷静应对晚期产后出血

晚期产后出血的治疗因病因和病情的不同而不同。小量或中量阴道出血，应使用足量广谱抗生素、子宫收缩剂，一般会有明显的效果，阴道流血会逐渐减少和停止。若疑有胎盘、胎膜残留或胎盘附着部位复旧不全，在给予抗生素的同时或控制感染后，应做清宫术，刮出物送病理检查，以明确诊断，单纯药物治疗效果不佳。

专家指导

发生急性大量出血的产妇，应及时入院输液、输血治疗，以避免发生休克。剖宫产后子宫切口感染出血，治疗无效时需做子宫次全切除术。

细节24 新妈妈产后贫血巧防治

产后贫血是由于妊娠期贫血未得到纠正和分娩时出血过多造成的。贫血会使人乏力、食欲缺乏、抵抗力下降，容易引起产后感染，严重的还可引起心肌损害和内分泌失调，所以应及时治疗。

血色素90克/升以上者属轻度贫血，可通过食疗纠正，应多吃动物内脏、瘦肉、鱼虾、蛋、奶以及绿色蔬菜等。血色素60~90克/升者属中度贫血，除改善饮食外，需药物治疗，常口服硫酸亚铁、叶酸等。低于60克/升者属重度贫血，单靠食疗效果缓慢，应多次输新鲜血，尽量恢复血色素，减少后遗症的发生。

细节25 新妈妈产后为什么容易便秘

产妇分娩后最初几天，往往发生便秘，有时3～5天不解大便，或者大便困难，引起腹胀、食欲缺乏，严重者还会导致脱肛、痔疮、子宫下垂等疾病。

发生便秘的原因有以下几点：

- 产后卧床时间较长，活动量少，胃液中盐酸量减少，胃肠功能减退，蠕动缓慢，肠内容物停留过久，水分被过度吸收。
- 怀孕期间腹壁和骨盆底的肌肉松弛，收缩力量不足，大便时无力。
- 分娩晚期会阴和骨盆或多或少受到损伤，通过神经反射，抑制排便动作。
- 产后饮食过于讲究高营养，缺乏纤维素，食物残渣较少。
- 下床活动不便，许多产妇不习惯在床上用便盆排便。
- 有的产妇3~5天或更长时间不解大便，结果造成排便欲加困难，引起肛裂、痔疮、腹胀等多种不良后果。

细节26 新妈妈产后便秘巧处理

黑芝麻、核桃仁、蜂蜜各60克，先将芝麻、核桃仁捣成碎末，再磨成糊，煮熟后冲入蜂蜜，分2次1日服完，能润滑肠道，通利大便。

中药番泻叶6克，加红糖适量，开水浸泡代茶饮。

用上述方法效果不明显者，可服用养血润燥通便的“四物五仁汤”：当归、熟地各15克，白芍10克，川芎5克，桃仁、杏仁、火麻仁、郁李仁、瓜蒌仁各10克，水煎，2次分服。

严重者，可在医生指导下，应用一些缓泻药，如果导、开塞露等，还可以请护士进行肥皂水灌肠。不要盲目用力，以防子宫脱垂及直肠脱出。

细节27 新妈妈产后便秘重在预防

产后头两天，产妇应勤翻身，吃饭时应坐起来。健康、顺产的产妇在产后第二天即可开始下床活动，逐日增加起床时间和活动范围。

在床上做产后体操，进行缩肛运动，锻炼骨盆底部肌肉，促使肛门部血液回流。方法是：做忍大便的动作，将肛门向上提，然后放松。早晚各做一次，每次10~30回。

产妇饮食要合理搭配，荤素结合，多吃一些含纤维素多的食物，如新鲜的蔬菜、水果等，苹果就有较好的通便作用。

少吃辣椒、胡椒、芥末等刺激性食物，尤其是不可饮酒。要多喝汤、饮水。

每日进餐时，应适当吃一些粗粮，做到粗细粮搭配，力求主食多样化。麻油和蜂蜜有润肠通便作用，产后宜适当多食。

平时应保持心情舒畅，避免不良的精神刺激，因为不良情绪可使胃酸分泌量下降，肠胃蠕动减慢。

注意保持每日定时排便的习惯，以便形成条件反射。

每天绕脐顺时针进行腹部按摩2~3次，每次10~15分钟，可以帮助排便。

细节28 新妈妈谨防产后痔疮

产妇产后由于子宫收缩，直肠承受胎儿的压迫突然消失，使肠腔舒张扩大，粪便在直肠滞留的时间较长，容易形成便秘。加之在分娩过程中撕裂会阴，造成肛门水肿疼痛等。因此，产后注意肛门保健和预防便秘是预防痔疮发生的关键。

产后痔疮的预防措施

勤喝水，早活动：由于产后失血，肠道津液水分不足，以致造成便秘，而勤喝水、早活动可增加肠道水分，增强肠道蠕动，预防便秘。

多吃富含粗纤维食物：少吃辛辣、精细的食物，多吃富含粗纤维食物，搭配芹菜、白菜等，这样消化后的食物残渣就比较多，大便容易排出。

勤换内裤，勤洗浴：这样不但保持了肛门清洁，避免恶露刺激，还能促进肛门周围的血液循环，消除水肿，预防外痔。

产后应尽快恢复排便习惯：一般3日内一定要排一次大便，以防便秘。产后妇女不论大便是否干燥，第一次排便一定要用开塞露润滑，以免撕伤肛管黏膜而发生肛裂。

细节29 产后脱肛和痔疮的处理

孕产妇在怀孕过程中患有痔疮，经过分娩后往往加重。因为分娩时产妇要向下用力，盆腔充血，胎头下降，娩出时肛门部血管扩张、充血，因而导致痔疮恶化。

孕期患有痔疮的女性，当胎头拨露和着冠时，接生医护人员应用手保护会阴，同时用力压迫肛门，以防止脱肛（肛管脱出）。如果已经发生脱肛，在胎儿娩出后，即要将脱出的部分立刻整复回去。然后将药棉团搓成鸡蛋大小的硬球，压于肛门处，并用会阴垫紧压，以防再度脱出。如果大便后再度脱出，在清洁外阴及肛门后，将脱出的肛管送回，再用同法压迫，便会逐渐好转。

痔疮出现在分娩后2～3周内，表现为红、肿、疼痛。若产妇因怕痛而不敢大便，出现便秘、排便困难的现象导致痔疮加重，就会形成恶性循环。因此，要注意饮食，多吃蔬菜、水果，吃些粗粮，防止便秘。产后痔疮在产褥期后可用坐浴药或软膏治疗。痔翻出过大而发生水肿时，应将其纳回。方法是在痔的表面涂些油膏，用手指将充血水肿部分慢慢推送入肛门内，待水肿消失后，病情就会减轻。30天左右，红肿、疼痛便会完全消退。

细节30 怎样预防产后肛裂

肛裂是一种很常见的疾病，而分娩后的妇女尤为多见。产妇容易发生肛裂的原因，除了因分娩时阴道扩张、撕裂累及肛门外，更主要是由于便秘所伤。调查表明，产后便秘者达76.4%，而肛裂者中70.6%有便秘。

肛裂主要症状：便后疼痛，严重者便后疼痛持续可达数小时之久，致使患者惧怕大便，结果粪便停留肠腔内时间更久、更干燥，从而形成恶性循环。

预防措施：产后尽早起床活动。自然分娩者产后1～2天即可起床活动，初起床时可先进行轻微的活动，如抬腿、仰卧起坐、缩肛等，这对增强腹直肌能力、锻炼骨盆肌肉、帮助排便、恢复健康很有益处。产妇食谱中除营养丰富的荤食外，应多吃些新鲜蔬菜、水果等，以增加大便容量；少吃或不吃热性、辛辣食物，多吃鱼汤、猪蹄汤，帮助润滑肠道和补充足够的水分，以防便秘。

便秘的治疗方法：

（1）液状石蜡30毫升，1次服，早晨服后，下午可排便。

（2）酚酞100毫克，服后6～8小时可排便。

（3）开塞露1支，插入肛门将药物挤入直肠，10～20分钟即可排便。

总之，防止产后便秘，是预防产后肛裂的关键所在。一旦发生便秘，应及时治疗，切忌强行排便。

细节31 新妈妈为什么会出现排尿困难

许多产妇，尤其是初产妇，在分娩后会出现小便困难，有的产妇膀胱里充满了尿，但尿不出来；有的产妇即使能尿，也是点点滴滴地尿不干净，这是怎么引起的？

这是因为产后腹压下降，腹壁松弛，加上妊娠期膀胱紧张度减低，膀胱容积大，对内部的张力增加不敏感，无法产生尿意。还由于分娩时产程过长，胎儿头部在产道内的位置不正常，胎儿的头部长时间压迫膀胱，使膀胱黏膜充血水肿，尤其尿道内口水肿，膀胱张力下降，收缩力差，尿意迟钝和逼尿肌无力，无力将尿液排出，造成排尿困难。产后膀胱失去子宫的承托作用，膀胱和尿道之间形成一定角度，增加了排尿阻力，产妇对尿胀不敏感，增加了排尿的困难。

另外，如果会阴有伤口的产妇，因害怕疼痛而主动抑制了排尿，而小便时尿液刺激伤口引起疼痛，会导致尿道括约肌痉挛，也是产后小便困难的原因。

有些产妇不习惯在床上小便；个别患者因精神紧张、怕人、不能下床或对自己排尿缺乏信心，造成了产后小便困难。等到膀胱胀大到一定程度，就会出现麻痹，造成尿潴留。

细节32 产后排尿困难巧应对

在产后6~8小时主动排尿，不要等到感到有尿意再排尿。解除产妇对小便引起疼痛的顾忌，并鼓励和帮助产妇下床排尿。排尿时要放松精神，平静自然地排尿，要把注意力集中在小便上。

如不能排出尿液，可在下腹部用热水袋热敷或用温水熏洗外阴和尿道口周围，也可用滴水声诱导排尿。

为促进膀胱肌肉收缩，可用针刺关元、气海、三阴交等穴位。

可肌注新斯的明0.5毫克，也可取重要沉香、琥珀、肉桂各0.6克，用开水冲服。

如果以上方法都没有效果，就应该在严密消毒下导尿，并将尿管留置24~48小时，先持续开放24小时，使膀胱充分休息，然后夹住导尿管每4小时开放1次，待其水肿、充血消失后，张力自然恢复，48小时拔除，一般都能恢复排尿功能。在留置导尿管期间应多次饮水，使尿量增加，以减少尿路感染。每天冲洗会阴2次，保持外阴清洁。

细节33 新妈妈产后为什么容易小便失禁

一些产妇在咳嗽、打喷嚏、大笑、走路急或跑步时不能控制小便而出现尿失禁。这可能只是一时尿道括约肌功能失调，但如果时间较久，就属于病态，叫做产后尿失禁。这是因为产妇在分娩过程中，胎儿通过产道时压迫盆底组织和韧带，造成损伤，致使盆底肌肉韧带松弛，膀胱和尿道括约肌功能不良，不能承受腹压向下的压力而造成张力性尿失禁。

专家提示

出现尿失禁不必害怕，不要经常下蹲，尽量避免重体力劳动，不要提重物，以免增加腹压。多吃蔬菜和水果，保持大便通畅，减少腹压。每天进行盆底肌肉功能锻炼，有节奏地收缩肛门和阴道，每次5分钟，每天2~3次，一个月后会有明显效果。

细节34 产后膀胱炎的防治

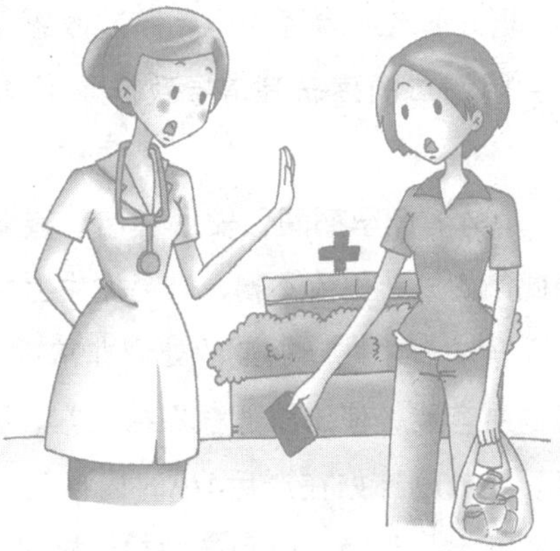

产后膀胱的肌肉比较松弛，容易积存尿液；妊娠后期体内积聚水分，产后主要通过肾脏排泄，从而增加了膀胱的负担，降低了膀胱的防病能力。此时，细菌最容易侵入膀胱引起膀胱炎。

引起膀胱炎有上行性感染（由尿道传入的感染）和下行性感染（由肾脏而来的细菌性感染）。女性多于男性，多见于新婚、妊娠期和产褥期。特征是起病突然，尿频、（严重者10分钟排尿1次）、尿急、尿痛，排尿后出现烧灼感，可有终末血尿。急性膀胱炎时可出现全程血尿，感染严重者可出现脓尿，但全身症状多不明显。女性要注意阴部卫生，性交后排尿，可减少本病发生。

急性膀胱炎治疗原则：适当休息；多饮水；服用碳酸氢钠（小苏打），碱化尿液；膀胱热敷，热水坐浴；服用解痉药以缓解膀胱刺激征（尿频、尿急、尿痛等）；口服或注射抗菌药；也可口服清热利湿中药，以控制感染。待症状消失后持续用药7～14天，以防复发。

预防膀胱炎发生的主要方法：产后多排尿，不要让尿在膀胱里贮存过久，以免细菌繁殖；要经常清洗外阴部，保持其清洁卫生；不洗盆浴；防止脏水流入阴道；产褥期不性交，待身体完全恢复后再同房，以免感染。

细节35 如何防治泌尿系感染

无论从胚胎时期的发育，还是从解剖和生理的功能，泌尿系统和生殖系统都有着非常密切的关系。怀孕以后，孕妇的泌尿器官不但会在分娩过程中受到损伤，而且在产褥期还容易发生感染，造成急性或慢性尿道炎、膀胱炎以及肾盂肾炎。

产褥期发生泌尿系感染的高危因素包括以下几点：

（1）产妇经过分娩以后，劳累疲乏，食欲缺乏，体力下降，全身抵抗力减弱。

（2）尿道口和阴道口很近，阴道排出的恶露是病菌繁殖的温床，容易沿尿道口上行感染。

（3）产后腹壁松弛，膀胱收缩无力，膀胱三角区受先露压迫而充血水肿以及会阴伤口的疼痛等常导致排尿困难或尿潴留，加上导尿等操作，容易发生感染。

（4）怀孕期间，输尿管蠕动减弱，肾盂扩张，产后2～3周才能恢复正常。因此产妇尿液引流不畅，容易发生上段泌尿系感染——肾盂肾炎。

预防：早期产褥期的处理非常重要。产时和产后应鼓励产妇勤饮水，维持足够的血容量，使泌尿过程保持正常，并应尽可能早期下床适当活动，促进体力恢复。要鼓励产妇在产后4小时内自己排尿，如有困难，要解除产妇怕排尿引起疼痛的顾虑，帮助并鼓励产妇起床排尿。如果膀胱胀大且缺乏尿意，可嘱其听水流声或用温开水冲洗尿道口以诱导排尿；或用新斯的明穴位封闭，增加膀胱肌肉的张力来促进排尿。以上方法若无效，产后超过6小时仍不能自行排尿者应行导尿术。

对于尿潴留需要反复导尿或留置尿管者，或既往有泌尿系感染的患者，应予抗生素预防和治疗，并定期复查尿常规，监测尿的变化。如果有尿痛、尿急、发热、腹痛、肾区叩击痛及尿化验异常，则有肾盂肾炎的可能，应进一步积极治疗，以免遗留慢性炎症，对妇女的健康造成终身的危害。

细节36 新妈妈产后为什么容易手脚疼痛

有些女性在产后出现手脚疼痛，很多人认为是因为在“月子”里受风所致，其实，这种认识是错误的。

妇女产后手痛经常发生在手腕和手指关节等处。现代医学认为，女性在产后和哺乳期间，由于身体内部内分泌激素的变化，常使肌肉、肌腱的弹性和力量有不同程度的下降，关节囊和关节附近的韧带也会出现张力下降，因而导致关节松弛。在这种情况下，如果产妇不注意休息而从事较多的家务劳动，将会使原本已经薄弱的关节、肌腱、韧带负担过重而出现疼痛。如果产妇在家务劳动时使用冷水或受到寒冷的刺激，便会出现手痛症状。

妇女产后脚痛常常发生在脚跟部，这是由于脚跟脂肪垫退化所引起的。产后产妇在月子里如果不注意适当下地活动，脚跟脂肪垫也会出现退化现象。一旦下地行走，则由于退化的脂肪垫承担不了体重的压力和行走时的震动，便会出现脂肪垫水肿、充血等炎症，从而引起疼痛。

细节37 产后手脚疼痛巧预防

应注意充分休息，不宜做过多的家务劳动，特别要注意减少手指和手腕的负担。给孩子洗澡时，夫妻两人应相互配合。洗尿布时一定要用温水，避免寒冷的刺激。

在休养的同时应适当进行下床活动，特别是在坐月子后期和出满月后，要经常下地走动，这样不仅能防止脚跟脂肪垫退化，避免产后脚痛的发生，而且能防止产后体重过分增加，调节神经功能，对改善睡眠、增进食欲十分有利。

如果不慎患上产后手脚痛，可以进行热敷和按摩。热敷用热毛巾即可，如能加上一些补气养血、通经活络、祛风除湿的中草药，则效果更佳。若采用按摩手法，一般是在痛点处轻压后重压，压30秒，放开15秒，交替进行，注意按压时不要揉捏，否则会使疼痛加重。

细节38 引起产后颈背酸痛的原因

一些产妇在给小孩喂奶后，常感到颈背有些酸痛，随着喂奶时间的延长，症状愈加明显，这种情况称为哺乳性颈背酸痛症，主要是因为产妇不正确的哺乳姿势造成的。一般产妇在给小孩喂奶时，都喜欢低头看着小孩吮奶，由于每次喂奶的时间较长，且每天数次，长期如此，就容易使颈、背部的肌肉紧张而疲劳，产生酸痛不适感；此外，为了夜间能照顾好小孩，或为哺乳时方便，产妇多固定一个姿势睡觉，造成颈椎侧弯，引起单侧的颈背肌肉紧张，导致颈背酸痛。

产妇自身疾病也引起产后颈背酸痛。一是产妇乳头内陷，宝宝吮奶时常含不稳乳头，这就迫使产妇要低头照看和随时调整宝宝的头部，从而使颈、背部肌肉出现劳损而感到疼痛或不适。此外，如果产妇患有颈椎病等，也会加剧神经受累的程度，导致颈背酸痛，以及肩、臂、手指的酸胀麻木，甚至还会出现头晕、心悸、恶心、呕吐、四肢无力等。

另外，颈背酸痛也与女性生理因素和职业因素有关。由于女性颈部的肌肉、韧带张力与男性相比显得较弱，尤其是那些在产前长期从事低头伏案工作的女性（会计、打字、编辑、缝纫），如果营养不足，休息不佳，加上平时身体素质较差，在哺乳时就更容易引起颈、背、肩的肌肉、韧带、结缔组织劳损，从而引发疼痛或酸胀不适。

细节39 预防产后颈背酸痛的措施

■ 及时纠正不良姿势和习惯，避免长时间低头哺乳。在给小孩喂奶的过程中，可以间断性地做头往后仰，颈向左、右转动的动作。

■ 夜间不要习惯于单侧睡觉和哺乳，以减少颈、背肌肉、韧带的紧张与疲劳，随时注意适当的锻炼或活动；另外，要防止乳头内陷、颈椎病等疾患，消除诱因。

■ 注意颈背部的保暖，夏天避免电风扇直吹头部。

■ 要加强营养，必要时可进行自我按摩，以改善颈背部血液循环。

细节40 产后背痛的预防

背痛是妊娠期、产褥期最常见的症状。孕期体内产生大量弛缓激素，使韧带变软而富于弹性，容易伸张。产后3～5个月，弛缓激素才能复原，这段时间要爱护背部，不干重活，以免受伤。

预防背痛要遵循以下措施：

■ 坐时应尽量靠在椅背上，最好用小枕头垫在背部，以维持背部下方良好的姿势。当婴儿还小时把他放在自己大腿的枕头上，可避免肩膀过于紧张。

■ 站立时无论时间长短，都会使背部感到疼痛。轻轻抬起一只脚可以减轻背部下方压力。

■ 购物时把所购物品分袋装，一手提一袋。推车购物，购买东西太多时，最好多带1个背袋。手推车位置应在腰下5～7厘米处。

■ 换尿布时最好有尿布工作台，高度适宜且方便。工作台的高度要与婴儿车把手高度相同，这样操作起来比较方便。

细节41 产后腰腿疼痛巧预防

很多产妇产后会觉得腰腿疼痛，这是因为耻骨联合分离、骶髂韧带劳损或骶髂关节损伤所致。产妇在分娩过程中，骨盆的各种韧带会受到损伤，如果分娩时产程过长、胎儿过大、产时用力不当、姿势不正确或者腰骶部受寒等，或产后过早劳动和负重，都会增加骶髂关节的损伤机会，引起关节囊周围组织粘连，阻碍骶髂关节的正常运动，造成耻骨联合分离或骶髂关节错位，从而产生疼痛。

产后腰腿痛以腰、臀和腰骶部疼痛为主，部分患者伴有一侧腿痛。疼痛部位多在下肢内侧或外侧，可伴有双下肢沉重、酸软等症状。

该病的预防措施主要是注意休息和增加营养，不要过早长时间站立和端坐，更不要负重，避风寒，慎起居，每天坚持做产后操。

一般来说，产后腰腿疼痛经过几个月甚至1年左右会自然缓解。如果长期不愈，可采用推拿、理疗等方法治疗，并可服消炎止痛药，既可减轻疼痛，又可促进局部炎症吸收。

细节42 预防产后腰痛

产后避免经常弯腰或久站久蹲

可准备一个专给宝宝换尿布或洗澡的台子，其高低要适宜，最好有多个不同功用的抽屉，把经常使用的尿布、纸尿裤、护臀油及其他常用物品放在里面，使妈妈不用弯腰即可伸手拿到。为宝宝准备的小床、童车不要过低或过高，最好购买可以升降的婴儿床。小童车的高度也要注意方便照料宝宝，避免每次从睡床或童车里往外抱或放宝宝时总是过于弯腰。在经常整理或叠衣物的

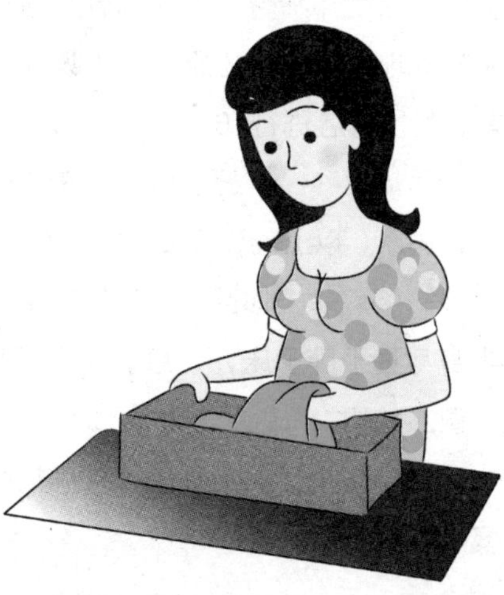

床旁边，放一把带靠背的椅子，在需要时可随手取过来坐下，避免采取不舒服的姿势整理衣物。

生活中注意防护腰部

产后应保持充分睡眠，经常更换卧床姿势，床垫不要过软。避免提过重或举过高的物体，不要过早跑步、走远路。要经常活动腰部，使腰肌得以舒展。如果感到腰部不适，可按摩、热敷疼痛处或洗热水澡，促进血液循环，改善腰部不适感。平时应注意腰部保暖，特别是天气变化时及时添加衣物，避免受冷风吹袭，因为受凉会加重疼痛。产后也不要过早穿高跟鞋，以免增加脊柱压力，以穿布鞋为好，鞋底要柔软。从产后2周开始，在保健医生的指导下做强健腰肌和腹肌的运动，增强腰椎的稳定性。

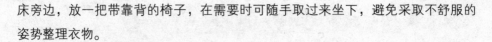

细节43 产后腰痛怎样进行功能锻炼

妇女在分娩时，机体的内分泌系统会发生一定程度的改变，使连接骨盆的韧带松弛。由于产后的这种内分泌的改变尚未得到调整，同时腹部肌肉也相对变得较为松弛，此时产妇稍微失去身体平衡或经常性的重复前屈弯腰动作，就极有可能发生腰痛。为了加强腰背及腹肌的力量，增强腰椎的稳定性，最好在产后1周左右就逐渐开始进行下列体操练习：

- 前屈后伸练习：两腿稍分开站立，一边呼气，一边将腰部慢慢向前弯曲，双手碰到地板、起身还原。一边吸气，一边将上肢慢慢向后伸展，还原。以上动作前、后交替各进行10次。做2～3组。
- 屈体运动：分开双膝，坐在椅子上，像要把头部夹在双膝里似的慢慢弯曲上身，还原。以上动作重复16次，做2～3组。
- 转腰运动：仰卧，双手按住床沿，左腿伸直摆向床的右侧，脸向左侧转。上半身尽量平卧于床，还原。再向相反方向重复上述动作。左、右交替各进行8次。做2～3组。
- 仰卧起坐运动：仰卧，双手抱膝，用反作用力收腹起身，还原。以上动作重复10次，做2～3组。

细节44　产后关节酸痛巧预防

产后关节酸痛的原因：

- 产后血虚，关节肌肉得不到足够的营养，以致肢体疼痛。
- 产后出汗较多，毛孔开张，容易感受风寒邪气，使血运不畅，肢体产生疼痛。

产后关节酸痛的治疗措施：

- 老母鸡1只，去毛及内脏，桑枝60克用布包好，加水适量共炖，至鸡烂汤浓，加适量调味品，吃鸡肉喝汤。
- 葱白100克，苏叶9克，桂枝6克，水煎后冲入红糖适量趁热服下。每天1次，连用3~5天。
- 消炎痛栓塞肛每晚1次，连用7天。

细节45　产后腰痛、足跟痛如何治

产后腰痛或足跟痛是妇女产后病中比较常见的病症。有的患者两种病症同时出现，有的只见其一。症状表现轻重不一，轻者劳累时加重，休息时减轻；重者长年累月疼痛不已，行动不便，往往影响工作和生活。

引起产后腰痛、足跟痛往往是因为平时体质虚弱，加上分娩用力过度，或产程延长，或产时出血过多，耗伤气血，使筋脉失养所致。中医认为：“肾主骨，腰为肾之腑。”因此，产后腰痛、足跟痛主要是由于肾气虚弱、气血不足所致。可采用以补益肾气和滋补气血为主的方法进行治疗。

常用方药：熟地15克，淮山药12克，山茱萸肉9克，枸杞子12克，杜仲12克，菟丝子12克，肉桂4.5克（后下），当归12克，制附子9克（先煎），鹿角胶9克（烊冲），怀牛膝12克。用水煎服，每日1剂。

也可以服用中成药：金匮肾气丸或右归丸，1天2次，每次6克，淡盐水送服。十全大补丸，1天2次，每次9克，开水送下。

核桃肉500克盐水炒，黑芝麻500克炒熟，共研末，加红糖适量，每天早、晚各服1次，每次1汤匙。坚持食用，可收良效。

针灸治疗也有较好的疗效。常针刺肾俞、命门、大肠俞、太溪等穴，针后可在腰部拔火罐或艾灸。红外线局部照射也有一定疗效。

产后腰痛者亦可反手叉腰，以拇指按压肾俞穴，左、右转动腰部，正、反各转36次，每日运动1次。足跟痛可用醋疗或足跟搓圆形木棍等足跟按摩法。

细节46 如何应对产后手腕痛

产后手腕痛也叫做桡骨茎突狭窄性腱鞘炎。日常生活中，频繁使用手腕，使肌腱在腱鞘内来回滑动，引起腱鞘的充血、水肿、增厚、粘连，导致狭窄性腱鞘炎。

产妇虽然不做重体力劳动，但长时间重复单一的劳动，如冷水洗尿布、洗衣服、抱孩子等均容易引起本病。另外，产妇体内的内分泌激素波动也与本病有关系。

产妇应该注意家务劳动的合理安排，尽量避免重复劳动的时间过长。当感觉到手腕部发酸发胀时，应注意休息，同时用两手交替按摩腕部，直至不适感消失。然后换一种劳动方式。

产妇一旦出现手腕痛，首先应避免腕部活动和冷水刺激，尤其是手腕部有肿胀时，更应注意。局部可用热敷或用红花油涂于患处，轻轻揉搽，每日4～6次。如果上述方法无效或症状加重者可采用封闭疗法，用泼尼松龙5毫克加1%普鲁卡因1～2毫升向鞘内注射，每周1次，共2～3次。治疗期间避免腕部过多活动。大多数患者经鞘内注射后可治愈。对少数病程较长，反复发作或局部封闭治疗无效者可行手术治疗。

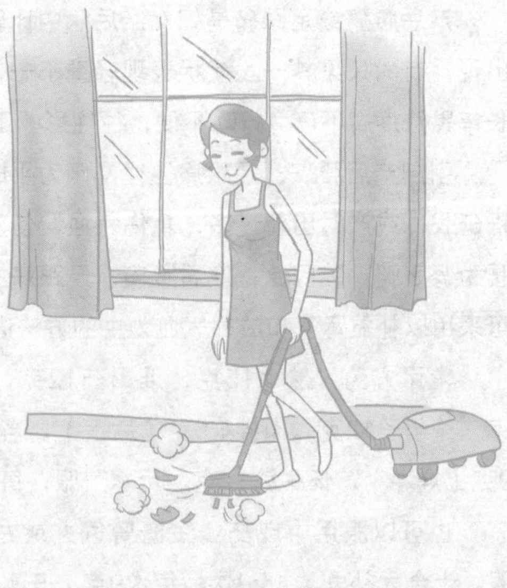

细节47　如何护理产后身痛

产褥期（分娩后6～8周）间出现肢体、腰膝、关节疼痛或全身酸痛，称为产后身痛或产后关节痛，主要原因为产褥期机体向脉空虚，气血运行不畅，稍有劳累或感受风寒外邪后极易发病。本病特点是产后肢体酸痛麻木，局部无红肿、灼热，应与风湿热鉴别。

产后疼痛加剧时，宜卧床休息，保证充足睡眠。恢复期可下床活动，但宜量力而行，以免损伤筋骨导致肌体酸痛。居室应保持干燥，温度适宜，阳光充足，空气流通，但应避免直接吹风，以免风寒入侵，病情加重。应注意局部保暖，夏季勿要贪凉，不要睡竹席、竹床，空调控温不宜过低。保持床铺及衣被的干燥、清洁，及时更换衣被。出汗多时，应勤用温水擦身。提倡洗澡，但宜选用擦浴，再逐渐过渡到淋浴，谨防着凉受寒。

产后身痛多由血虚或外感风寒所导致，血虚者宜多食营养丰富的食品，如猪肝、羊肉、鸡、桂圆、大枣、赤小豆等。外感风寒者宜多食辛温散寒之品，如生姜、葱白、红糖及一些易消化的鱼、肉类。

细节48　产后失眠的纠正

部分产妇产后会出现失眠现象，这是因为产妇的睡眠往往被婴儿不规律的生活扰乱，生物钟出现紊乱。产后失眠可通过改变生活习惯来纠正，比如减少甚至取消午睡，饭后散步，增加每天的活动量，使白天稍微疲劳一些，晚上稍晚入睡等。

专家提示

每晚睡前喝一杯热牛奶，既补钙又镇静安眠。

细节49　妊娠合并心脏病的新妈妈产后注意事项

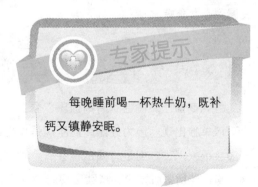

产妇如在产前已患有心脏病，心脏功能属于Ⅰ级的（即可以从事正常生活劳

动），产后一周后就会完全恢复正常。心脏功能属于Ⅱ级的（即心脏病在轻度劳动之后即有症状出现的），病情可能由轻变重，严重时甚至出现心力衰竭。

分娩是对心脏的考验。因为在临产时，每一次子宫收缩，可将400~500毫升的血液从子宫排出，进入血液循环，增加心脏负担。当产妇在用力屏气使胎儿娩出时，产妇的血压上升，肺部的循环压力加大，氧气的消耗量增加，但又得不到充分的补充，这时产妇就会出现青紫现象。

当胎儿娩出，胎盘排出，子宫骤然缩小，原来与胎盘建立起来的血液循环也一下子停止，这时子宫内的血液突然都进入母体的血液循环，增加了心脏的负担。

另外，分娩后，原来下腔静脉受到的子宫压力也骤然减轻，由下腔静脉回心的血液大大增加。横膈下移，心肺的位置也相应地回到孕前的位置。这一系列的变化，一颗正常的心脏尚可胜任，但对心脏病患者来说，就往往是使病情加重的直接原因。

患有风湿性心脏病、先天性心脏病的产妇产后往往使病情加重，甚至发展到心力衰竭。

专家提示

妊娠合并心脏病的产妇产后会感到心慌、胸闷、不能平卧、气急等，一般在产后24~48小时症状最为明显，需住院观察，直到心脏恢复正常后方可出院。

细节50 患妊娠高血压的新妈妈产后注意事项

妊娠高血压病的症状有高血压、蛋白尿、水肿等，这些症状可以同时出现，也可以单独出现。因为妊娠高血压病是由妊娠引起的疾病，一旦妊娠终止，症状一般会很快消失。但是，偶尔也会有个别病例仍有症状，特别是高度妊娠高血压病，可以遗留肾脏损害，持续出现蛋白尿很长时间，甚至造成慢性肾病。

因此，产后要注意休息和饮食，进行严密观察，如有症状应系统治疗，避免遗留永久性损害。另外，患有妊娠高血压病的产妇若再次怀孕，还有可能再次患此病，并且会加重，所以应避免再次妊娠，或注意观察，出现症状及早治疗。

细节51 新妈妈小心预防盆腔淤血综合征

妊娠期间，由于大量雄、孕激素的影响，再加上增大的子宫周围静脉的压迫，会引起子宫周围静脉扩张；另外便秘也会影响直肠的静脉回流，从而引起子宫阴道丛充血，导致盆腔淤血。

盆腔淤血综合征最主要的症状是下腹部疼痛、低位腰痛、性感不快、极度疲劳感、淤血性痛经和经前期乳房痛。不少患者在产后或流产后不久就出现以上症状，疼痛往往在月经前数天加重，来潮后第一或第二天减轻，亦有少数持续疼痛的病例。当患者长时间站立及跑、跳或突然坐下时疼痛会加重，性交后亦会加重。妇科检查时，宫颈、后穹窿、子宫体可有触痛，附件区有压痛，似有增厚感，后宫旁组织触痛亦多见。除疼痛外，白带多、便秘、膀胱痛、性情烦躁等也是盆腔淤血综合征的常见症状。

专家提示

症状轻微的盆腔淤血患者一般不需要用药物治疗，可针对其相关病因，给予卫生指导，使患者对本病及早进行防治。如每日中午或晚上休息时，改仰卧位为侧俯卧位；纠正便秘，节制房事；做适当的体育锻炼，以增进盆腔肌张力，改善盆腔血液循环。

细节52 产褥期常见问题的保健与用药

产妇分娩时，体力消耗较大，失血较多，身体比较虚弱。为了使产妇身体早日恢复，应及时给予保健护理或药物治疗，以减轻产妇身体上的痛苦或不适，缓解精神上的紧张或不安。

新妈妈产褥期用药原则

乳房胀痛：乳房胀痛多发生在产后2~3天，乳腺开始分泌乳汁时。此时乳汁充盈，乳房的静脉血管与淋巴管急剧扩张，进而淤积阻塞，引起疼痛。取皮硝约150克研细，用纱布包裹后，敷于肿胀的乳房上，可使乳管通畅，乳汁顺利排出。如果以上方法仍不能使症状得到缓解，产妇继发急性乳腺炎，并伴有发热，那就必须请医生诊治，应用抗菌消炎药物。

出血、腹痛、恶露：产妇产后会出现少量出血、腹痛、恶露等现象，这是因为子宫还未完全复原。若子宫收缩不佳，则恶露难尽，持续腹痛。常用药物有益母草流浸膏，每次5毫升，每日口服3次，可以减少恶露量，止血、止痛，帮助子宫复原。

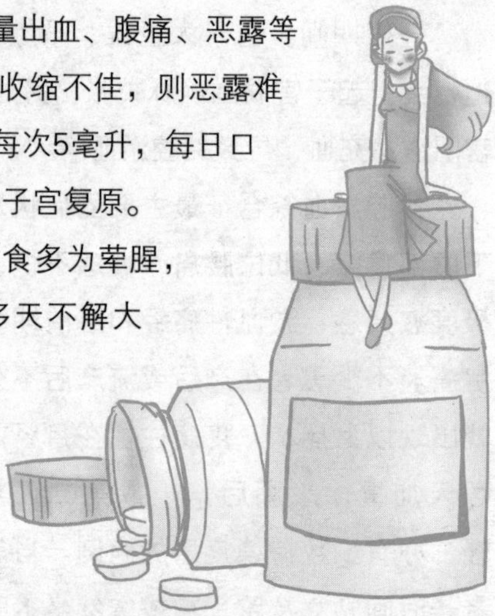

便秘：产妇在产褥期整日卧床，加上饮食多为荤腥，因此常会出现便秘。如遇严重大便秘结，多天不解大便，切忌应用重泻药，可选择作用和缓、刺激性小的药品，如中成药麻仁丸，每次服5~10克，每日口服2次。或于睡前服果导片0.1~0.2克，但此药不宜经常使用。

细节53 冬季要防“产后风”

什么是“产后风”？产后感染俗称“产后风”，是致病菌在产前、产时或产后进入产道而引起的疾病，也是产妇在产褥期易患的比较严重的疾病。

分娩后，产妇的子宫颈、阴道和外阴部可能遭受不同程度的损伤，特别是子宫腔内胎盘附着处不可避免地要留下一个较大的创面，这都给致病菌的进入提供了途径。另外，由于某些异常的妊娠和分娩情况，如贫血、早破膜、产后出血等，降低了身体的抵抗力，给致病菌的生长与繁殖提供了良好的条件。

由于产妇产后怕冷、怕风，所以传统上喜欢把产妇裹得严严实实的，而且不让洗澡。这样做不仅不能保暖，而且还会造成体表不洁而引起各种感染，如皮肤、乳腺、外阴、腹部伤口的感染，以及生殖器、泌尿系统的上行感染等。产妇感染又常会传给宝宝，造成更严重的后果。

要防范“产后风”应做到以下几点：

■ 室内空气要流通。可选择天气不太冷、无风、日光充足的时刻开窗换气，床不要靠近窗口或正对窗口，必要时产妇与婴儿可暂去其他房间休息或活动。

■ 多洗澡。由于产妇产后多汗、有恶露、喂奶等原因，应多洗澡、勤换衣，至少每周洗一次澡，但应将浴室温度保持在24℃左右，或用温热水淋浴。平时应每日清洗外阴，每次大便后也要清洗。外阴有未愈伤口或恶露多时，可用清洁的水进行冲洗，平时出汗后应及时擦干，内衣湿了要及时更换。

■ 多晒太阳。天气暖和而阳光好时，产妇可将婴儿穿暖包好，带其一同晒晒太阳，这对婴儿的健康也是有利的。

■ 多活动。顺产的产妇在产后第2天即可起床活动，如给婴儿换尿布等，做些力所能及的事可使身体很快得到恢复。但应注意，不要使用冰冷的水洗手或洗衣等。

细节54 产后子宫脱垂的预防

分娩时会阴部常发生裂伤，使阴道口扩大而松弛，阴道壁也失去了原有的紧张度，变得松弛而容易扩张。如果产后不加强锻炼，且过早地参加重体力劳动，不但盆底组织不能早日恢复，反而使其更加松弛和薄弱，就可能发生阴道壁膨出，甚至发生子宫脱垂。

预防子宫脱垂的措施是在产褥早期即做简单的康复体操，加强产后锻炼，并且逐渐增加运动量，以促进盆底组织早日恢复；在产褥期间不要总是仰卧，以避免子宫后倾，因为后倾的子宫更容易脱出；做家务时，最好是站着或坐着，避免蹲位，如蹲着洗尿布或择菜；产后尤其应防止便秘、咳嗽，因为这些都能增加腹腔内压力，使盆底组织承受更大的压力而导致子宫脱垂。产妇，尤其是初产妇，虽然容易发生子宫脱垂，但若按照上述方法做，再加上进行耻骨、尾骨肌锻炼，子宫脱垂是完全可以避免的。

细节55 如何防治子宫脱垂及阴道前、后壁膨出

子宫从正常位置沿阴道下降，子宫颈下部接近阴道口，甚至子宫全部脱出于阴道外，称为子宫脱垂，常伴阴道前、后壁膨出（即膀胱、直肠膨出）。

子宫脱垂主要有以下症状：

■ 肿物由阴道脱出。轻者在阴道口可以见到子宫颈和（或）膨出的阴道前

壁，休息、卧床后能自动回缩。随病情发展，肿物脱出越来越大且不能自行复位，严重时子宫颈因长期摩擦而糜烂、溃疡、感染。

- 下坠感、腰酸。
- 膀胱膨出可发生排尿困难、尿潴留，且易并发泌尿系感染。还常因咳嗽、用力等导致腹压增加，造成张力性尿失禁（尿溢出）。
- 直肠膨出时易有便秘或排便困难。

出现子宫脱垂及阴道前、后壁膨出时，应进行以下治疗：

- 轻者常采用一般支持疗法，要注意营养及适当休息，增强体质，保持大便通畅，避免增加腹压和重体力劳动。药物可以常服补中益气丸。
- 轻度阴道前壁或后壁膨出，可做提肛肌锻炼，即做缩肛运动，一缩一放，每次10分钟，每日2次，对恢复组织张力与功能有一定效果。
- 临床属于I度重、II度轻的子宫脱垂患者，采用子宫托并配合一般支持疗法会有较好的效果。子宫托置于阴道内阻止子宫颈下降，简便、安全、经济易行。但必须注意在医师指导下掌握放取方法，患者每晚需取出宫托，洗净，次晨放入。若日久不取出，阴道壁可被压迫、摩擦致损伤、感染，甚至形成尿瘘或粪瘘。
- 中度或重度患者非手术治疗无效者，应手术矫治。根据患者年龄、生育要求及本身状况选择不同的手术方式。年龄较大、不需要再育、脱垂及症状严重而健康情况允许者，选择经阴道全子宫切除及阴道前、后壁修补术为宜。

细节56 产妇为何气喘和心悸

产后1个多月，产妇一般即可注意到身体有无异常情况了，例如有无气喘、耳鸣、头沉等症状出现。

有气喘和心悸者，应认真检查是否从怀孕之前就有心瓣膜病等疾患，确认是否由于怀孕和分娩使疾病恶化。多数情况是稍稍活动心脏就扑通扑通地跳，气喘也更加严重。因为产妇从怀孕时就不断接受医师的检查，所以不是极严重的话，也不必担心。但是，如出现此症状，则必须保持绝对的冷静。

没有心瓣膜病和其他心脏病的产妇，也感到气喘和心悸时，大多数的原因是由于分娩时出血多，或产后营养不良引起的贫血所致。

细节57 预防产后骨盆疼痛

产妇分娩时产程过长，胎儿过大，产妇用力不当，姿势不当以及腰部受寒等，或者骨盆某个关节有异常病变，均可造成耻骨联合分离或骶髂关节错位而造成骨盆疼痛。表现为阴阜处或下腰部疼痛，并可放射到腹股沟内侧或大腿内侧，也可向臀部或腿后放射。

本病的预防方法：

- 患有关节结核、风湿症、骨软化症的妇女应在怀孕前治愈这些疾病，然后再考虑怀孕。
- 怀孕后，多休息、少活动，适当进行体育锻炼，如做一些伸屈大腿的练习，尽量避免腰部、臀部大幅度地运动或急剧的动作。
- 产后避免过早下床或在床上扭动腰、臀部。

细节58 如何处理产妇骨盆损伤造成的疼痛

尾骨骨折：尾骨是骨盆的一部分，产妇骨盆如偏于狭窄，或是胎儿太大，分娩时尾骨受到的挤压力便比一般情况要严重；同时由于胎儿生长发育需从母体获得钙质，产妇尾骨和其他骨骼一样因此而缺钙，这样就可能发生骨折。尾骨发生骨折后，主要症状是骶尾部疼痛，仰卧、坐位时疼痛更加明显。排便时也可引起疼痛加重。X线片能显示骨折，但这种骨折一般不会有大的移位，仰卧、坐位时在疼痛部位垫一个气圈，或改为侧卧位，使这个部位落空，便可减轻疼痛。注意适当多饮水，服些润滑通便的药物，2～3周就可愈合，对以后工作、生活没有影响。个别患者痊愈后仍有“尾骨痛”现象，应尽量保守治疗。必要时手术切除尾骨，效果良好。

耻骨联合分离：耻骨联合在阴阜皮下，由两侧的耻骨以软骨紧密连接，平时不活动。怀孕后随着胎儿的发育增大，至后期胎头下降准备娩出，耻骨联合上、下的韧带逐渐松弛。分娩时两者轻度分离，使胎儿顺利出生，然后逐渐恢复正常。若耻骨联合分离过大，则难以恢复，表现为耻骨联合部持续疼痛、按压痛，影响性生活。走路时两侧髋关节轮番上升，使分离的两侧耻骨上下活动，引起疼痛加重。X线片可显示耻骨联合间隙大于正常。若发生趾骨联合分离，产后卧床以侧卧和仰卧位置相交替，有助于恢复。可用宽布带缠绕骨盆部位以减轻疼痛促进愈合，症状较重的应由医师指导使用帆布兜带悬吊或骨盆夹板，一般休息一个半月后，症状会消失。

耻骨软骨炎：可发生在怀孕后期或产后。怀孕后期胎儿增大，子宫压迫耻骨联合部，或因分娩困难，产程较长，耻骨联合受到损伤，影响局部血液循环，发生无菌性炎症。治疗上和耻骨合分离相似，必要时服些消炎、止痛药物。

细节59 防治产后盆腔静脉曲张

盆腔静脉曲张，是指盆腔内长期淤血、血管壁弹性消失、血流不畅、静脉怒张弯曲的一种病变，本病好发于产妇和体质较弱的妇女。

造成盆腔淤血的原因很多，最主要是由于妊娠期子宫增大，压迫盆腔血管，血液回流受阻，引起淤血。产后调养不当，盆腔血管复旧不良，也可造成盆腔淤血。而产后久蹲、久站、久坐、长期便秘等，也是主要原因之一。

由于盆腔静脉淤血导致血液循环不畅，可引起下腹疼痛、坠胀、恶露多、月经过多。又因长期淤血造成子宫颈肥大、腺体增生、阴道壁充血而白带增多。还可因盆腔静脉曲张影响膀胱而出现尿频、尿急等膀胱刺激症状，影响直肠使肠壁静脉曲张而出现痔疮，同时也可引起腰酸及腰骶部坠痛。

根据上述发病原因，产妇应做好产后调养，加强腹肌、盆底肌肉和下肢肌肉的锻炼，具体做法如下：

（1）产后注意卧床休息，经常变换体位，最好多采取侧卧位。在可能的情况下，卧床可采取头低脚高位。避免长时间的下蹲、站立和坐位。

（2）保持大便通畅，若有便秘发生，应早、晚服蜂蜜一匙，多吃新鲜蔬果。

（3）经医师确诊为盆腔淤血者，可按摩下腹部。用手掌在下腹部做正反方向圆形按摩，并同时在尾骶部进行上下来回按摩，1日2次，每次10～15遍。

（4）用活血化淤、芳香理气药热敷，可选川芎、乳香、广木香、小茴香、路路通、红花等各15克，炒热盛布袋中，熨下腹部、腰肌和尾骶周围。

（5）缩肛运动，肛门向上收缩，如大便后收缩肛门一样，每天做5～6次，每次收缩10～20下。

（6）平卧床上，两脚踏床，紧靠臀部，两手臂平放在身体的两侧，然后腰部用力，将臀部抬高、放下，每天做2次，每次20遍左右，以后可逐渐增加。

（7）手扶桌边或床边，两足并拢做下蹲、起立，每天2次，每次5～10遍。

如果症状较严重者，除进行以上锻炼外，还可采用膝胸卧位。即胸部紧贴床，臀部抬高，大腿必须与小腿呈直角，每天2次，每次15分钟左右，这种位置可使症状很快缓解。

细节60 防治产后外阴炎

外阴部在生理解剖上有其特殊的地位，它的前面是尿道，后面是肛门，中间是阴道，局部皮肤常被尿液、阴道分泌物浸润，容易污染。产后分泌恶露及月经纸与外阴的摩擦易使局部皮肤发红、发热、肿胀，加之产后抵抗力低下，常因局部皮肤损伤和产后调养不宜，引起细菌感染而发炎。

急性外阴发炎表现为局部皮肤红、肿、热、痛，甚至糜烂、渗液、溃疡，严重者可以引起全身症状、发热、腹股沟淋巴结肿大、压痛等。如果急性期发作症状较轻，未引起足够重视，可转为慢性，造成局部皮肤粗糙，外阴瘙痒，影响工作、生活和学习。

防治方法：

（1）产后经常保持外阴皮肤清洁，大、小便后用纸擦净，应由前向后擦，大便后最好用水冲洗外阴。

（2）恶露未净应勤换月经纸和月经带，勤换内裤，若局部有创伤、擦损，可用金霉素油膏（或眼膏）、红霉素油膏涂擦局部。

（3）如果发现外阴部有红色小点凸起，可在局部涂2%碘酒。注意只能涂在凸起的部位，不要涂到旁边的皮肤。少数人对碘酒过敏，不能涂擦。假如为脓点，可用消毒针头刺破，用消毒棉签擦去脓液，再涂上抗生素油膏。

（4）如果外阴部出现红、肿、热、痛的症状，局部可热敷。最好用蒲公英50克、野菊花50克、黄柏30克、大黄10克，煎水，洗涤外阴或坐浴15分钟。口服磺胺、四环素、螺旋霉素等抗生素。

（5）如果局部化脓，除上述处理外，可用蒲公英30克、大黄15克、煅石膏30克，煎水、坐浴，有收敛、杀菌、解毒的作用。

（6）如果患慢性外阴炎，局部皮肤瘙痒，绝不可因瘙痒频用热水烫洗，热烫虽暂时止痒，但因反复烫洗而使局部皮肤受到损伤，过后会愈来愈痒。可用1∶5000的高锰酸钾溶液坐浴，或用中药黄柏50克、土茯苓30克、地肤子30克、花椒10克，煎水、坐浴，坐浴后可用0.025%地塞米松冷霜涂搽局部。

（7）患外阴炎后应忌食辛辣、醪糟等刺激性食物，宜吃清淡食物。

细节61 产妇如何预防肌纤维组织炎

此病又叫肌风湿，主要症状是腰局部发凉、肌肉发紧、僵硬、酸胀不适，遇阴雨天，便更加严重。由于严重影响妇女的身心健康，故要积极防治。

首先，要防风邪。因为妇女分娩后，由于出血和体力的消耗，身体的抗病能力下降，若不注意防风寒，虚邪、贼风易乘虚而入，引起肌纤维组织炎。

其次，要注意增加营养。因为分娩时出血较多，身体耗损，抵抗力下降，急需增加脂肪、蛋白质及富含维生素的新鲜蔬菜和水果等。

再则，可做红外线照射或超短波理疗。亦可根据疼痛部位的大小，将食盐放入锅中炒热，用布包好敷于疼痛处，每天1次，每次20～30分钟。此外，用电针治疗效果也较好。

细节62 新妈妈要预防产后心力衰竭

患有心脏病的妇女，在怀孕和分娩时会发生心力衰竭，要注意预防。除此之外，在产后的6～8天，尤其是产后1～3天，发生心力衰竭的危险性最高，必须做好预防工作。

预防产后心力衰竭的注意事项：

（1）产妇一定要好好休息。最好由家人照顾宝宝，以保证产妇睡眠充足，避免劳累。可以每天在床上活动下肢，以助心脏活动。5～7天后再下地活动，下地活动也要循序渐进，根据身体状况来实行。

（2）避免情绪激动。产妇尽量不要动怒生气。

（3）饮食仍要限制盐量，最好食用低钠盐。多食容易消化的食物，不可吃太油腻的食品，以防增加消化负担。一次不要吃得过饱，特别是晚餐不要过饱，最好少食多餐。

（4）要防止感染。会阴垫、纸应消毒，产妇会阴垫要经常更换，保持干爽。

（5）心脏功能很差的产妇不宜哺乳，可采取人工喂养。

（6）产褥期内不能性交。

（7）掌握好做绝育手术的时间。做绝育手术一般在产后1周左右进行输卵管结扎手术，如果产妇心脏不好，有心力衰竭者，要在心力衰竭控制后才能做绝育手术。

产后保健细节同步指南

第四章　新妈妈居家健康

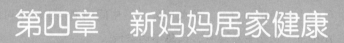

细节1 为新妈妈营造良好的产后休养环境

产后6～8周是产褥期，也是产妇恢复身体，开始承担并适应母亲角色的重要时期。在此期间，母体各个系统变化很大，子宫内有较大的创面，身体未完全恢复。因此，产妇要特别注意自我保健，以保证母婴身体健康。产妇休息、哺乳都需要一个良好的环境，要做到如下内容：

消毒：在产妇出院之前，室内最好用3%的来苏水（200～300毫升/平方米）湿擦或喷洒地板、家具和2米以下的墙壁，2小时后通风。卧具、家具亦要消毒，在阳光下直射5小时可以达到消毒的目的。除此以外，卫生间的清洁卫生不可忽视，要随时清洗大、小便池，以免产生臭气，污染室内空气。

产妇卧室要空气流通：传统观念认为，无论是寒冷的冬季，还是炎热的夏季，产妇的居室要窗户紧闭，避免产妇“受风”，留下“月子病”，其实这种说法是不准确的。不开窗通风，空气污浊，有利于病原体的生长繁殖，容易引起产妇和新生儿患呼吸道感染。夏季室内气温过高，易导致产妇和新生儿中暑。因此，居室环境通风很重要。经常保持空气新鲜，以排除室内的乳气、汗气、恶露血腥气。空气新鲜有益于产妇精神健康与情绪愉快，有利于休息和新陈代谢。室内用具应放置整齐，可放些盆景、鲜花等，这样可以使产妇心情舒畅，容易入睡。

母婴卧室内应保持安静：避免过多的亲朋好友探视，因为应酬客人、说话过多会引起劳神伤气，产妇会因虚热扰心而烦躁不安。此外，室内应避免噪声，收音机、电视机声音均不宜过大。家人应体贴入微，说话应做到耐心、温柔，尽量多承担些家务，不可在产妇面前发脾气。

防寒防暑：冬季应注意保暖，每天开窗换气，先将产妇和婴儿送到另一间屋子，然后再通风，每次20分钟，上、下午各一次。夏天可将房间内不直接对产妇和婴儿的窗户打开通风。在炎热的夏季，可根据需要适当打开空调，但应注意出风口不要正对着产妇和新生儿，空调的温度不要太低，一般以28℃左右

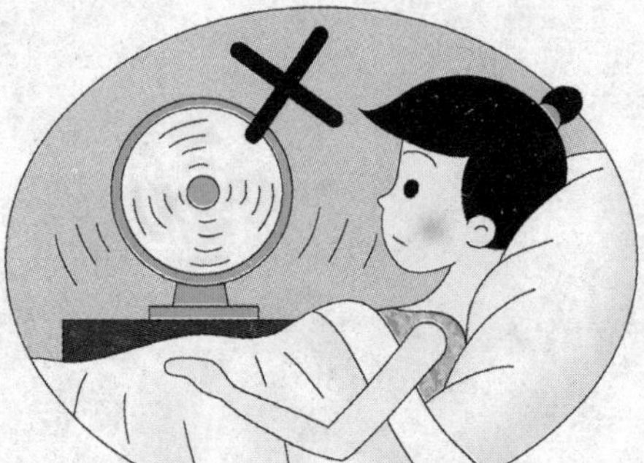

为宜，而且应间断使用，早晚定时开窗换气。同时避免电风扇直吹产妇，谨防感冒。室温可保持在25℃左右。

细节2 出院时要注意什么

办出院手续时，应在前一天晚上或当日早上按照医师的指示来办。出院手续很麻烦，所以产妇最好不要自己亲自去办。

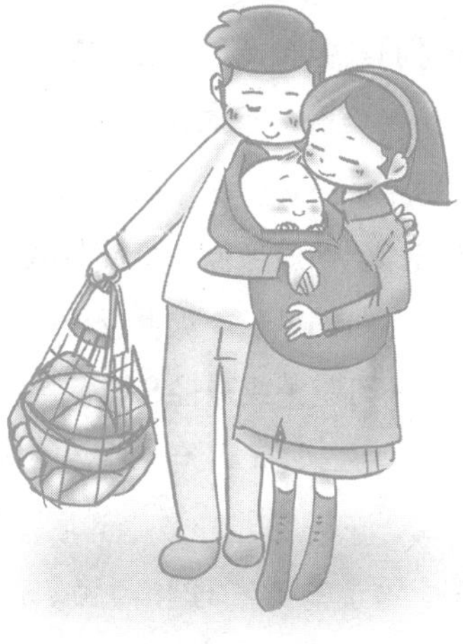

在出院之前，认真地记下医师和护士的嘱咐。最好事先准备好笔和纸，记下喂奶时间、吃的量、洗澡、预防注射接种时间，还有产妇的药品服用和下次应该来医院的时间等必需的事项。

记录下次产后检查的日期，如：出院后缝合手术部位的检查、拆线、观察恶露状态等，防止错过。出院时最好乘坐轿车或出租车，因为公交车摇晃幅度较大，并且空气质量相对较差，对产妇和宝宝来说可能会产生不良影响。

细节3 新妈妈在产褥期要劳逸结合

产妇在产褥期要休养好身体，要做到劳逸结合，合理安排作息时间。首先要有充分的休息时间，否则产妇会感觉疲倦、焦虑、精神抑郁，还会影响乳汁的分泌。产妇要保证每天有10小时的睡眠时间，睡时要采取侧卧位，以利于子宫复原。

一般出院后两周内应以卧床休息为主，产后8小时可以在床上坐一会儿。如分娩顺利，产后12小时可以下床、上厕所。产后24小时可以随意活动，但要避免长时间站立、久蹲或做重活，以防子宫脱垂。

剖宫产的产妇产后4小时需要绝对卧床休息，第二天可以在床上活动或扶着床边走，第三、四天可以下床活动，以后逐渐增加。

第二周，若恢复情况良好，便可下床做一般的事情，第三周起大致可以恢复正常生活。但由于要照顾宝宝，因此还必须注意休息，不可太疲劳，要学会把握机会多睡一会儿。休息不一定都在床上，下午小睡时可在沙发、躺椅上放松一下，可能会有意想不到的松弛。还可在医生指导下做做产褥体操，帮助身体复原。产后8周可逐渐恢复正常工作。

细节4 产后怎样卧床休息

分娩完毕，不能立即上床睡卧，应先闭目养神，稍坐片刻，再上床背靠被褥，竖足屈膝，呈半坐卧状态，不可骤然睡倒平卧。闭目养神，目的在于消除分娩时的紧张情绪，安定神志，解除疲劳。

半坐卧，目的在于使气血下行，有利于排除恶露，使膈肌下降，子宫及脏器恢复到原来位置。在半坐的同时，还须用手轻轻揉按腹部，方法是以两手掌从心向脐部按揉，在脐部停留做旋转式揉按片刻，再下按至小腹，又做旋转式揉按，揉按时间应比脐部稍长。如此反复下按，揉按10余次，每日2～3遍，有利于恶露、淤血下行，还可避免或减轻产后腹痛、产后子宫出血，帮助子宫尽快复旧。

产后第1天，产妇在24小时内要充分睡眠或休息，使精神和体力得以恢复。为此，在闭目养神数小时后，就可考虑熟睡，周围环境应保持安静，家人应从各方面给予悉心护理和照顾。产妇分娩后如果没有手术助产、出血过多、阴道撕裂、恶露不尽、身痛、腹痛等特殊情况，24小时以后即可起床做轻微活动，如上厕所，在走廊、卧室中慢走，这有利于加速血液循环、组织代谢和体力的恢复，还可增加食欲，并促进肠道蠕动，使大、小便通畅。

细节5 产妇要注意躺卧的姿势

子宫的位置靠其周围的四对韧带及骨盆底肌肉、筋膜的张力来维持。妊娠时子宫增大，韧性也随之拉长；分娩后子宫迅速收缩，但韧带的弹性却像拉久的橡皮筋，难以很快地恢复原状。分娩时骨盆底肌肉、筋膜过度伸展或撕裂，也使支持子宫的力量减弱，使子宫活动度加大，容易随产妇的姿势变化而移位。正常子宫的位置应该是前倾前屈的，如果仰卧时间过久，子宫就会因重力关系向后倾，子宫的长轴与阴道成一直线，站立时子宫容易沿阴道下降，增加子宫脱垂的可能性。子宫严重后倾会使恶露排出不畅并有腰酸背痛、痛经、经量过多等症状。产后卧床时间长，为了防止子宫向一侧或向后倾，产妇就要经常变换躺卧姿势，仰卧与侧卧交替。从产后第2天开始俯卧，每日1～2次，每次15～20分钟，以恢复子宫的前倾位置，产后2周开始胸膝卧位，以防止子宫后倾。

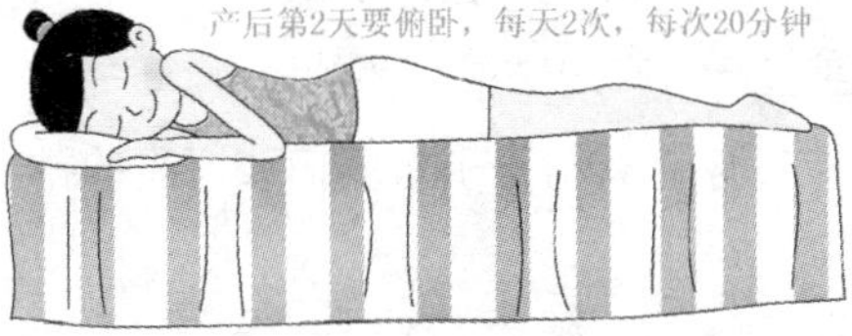
产后第2天要俯卧，每天2次，每次20分钟

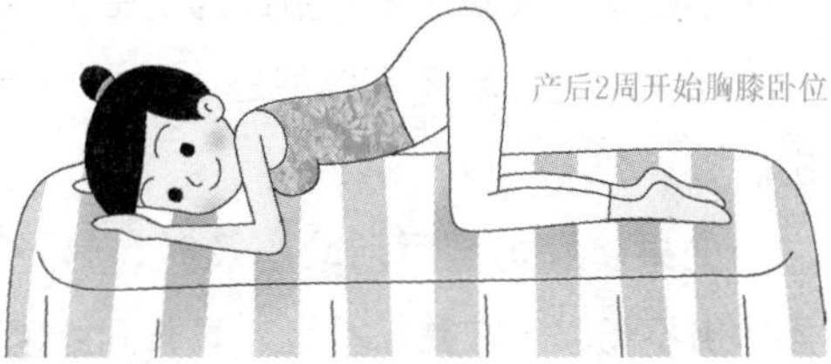
产后2周开始胸膝卧位

细节6 产妇头几天起床为什么会头晕

产妇突然起床下地时常有头晕现象，这主要是因为头部一过性缺血造成的。产妇身体一般都比较虚弱，加之较长时间卧床，不适应突然直立状态，就会出现晕厥。若产后出血较多，则更易出现头晕症状。

因此，产妇在下地前，要有一个适应的过程，在床上先坐一会儿，感觉没有不适时再下地活动，而且家人要注意搀扶和保护。

专家提示

一旦发生晕厥，不要惊慌，立即让产妇平躺，一会儿就可恢复，不需特别处理。

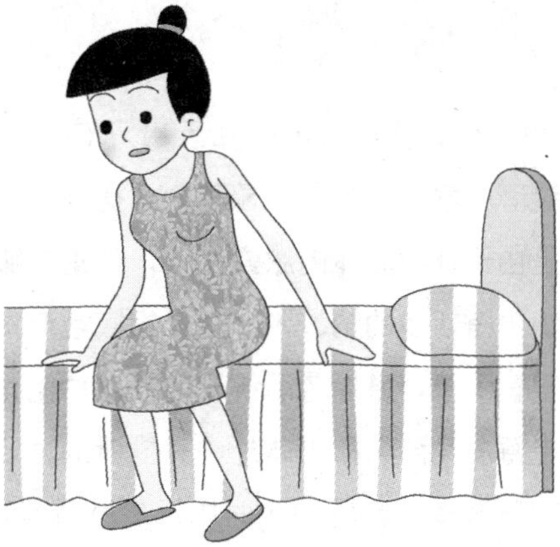

细节7 新妈妈产后要及时下地活动

受传统观念影响，很多妇女认为产褥期必须静养，过早下床活动会伤身体，其实，产后进行适当的活动，身体才能较快恢复。只要产妇身体条件尚可，产后24小时应下地活动。若不觉得头晕、眼花，可由护士或家属协助下床活动，以后

逐渐增加活动量。

及早下床活动可以使产妇的体力和精神得到较快恢复，并且随着活动量的加大，可以增进产妇食欲，有助于乳汁分泌，促进肠道蠕动，使大小便通畅，有利于防止便秘、尿潴留和肠粘连的发生，这对剖宫产的产妇是很重要的。

及早下地活动还可以促进心搏并加快血液循环，有利于子宫复旧和恶露的排出。

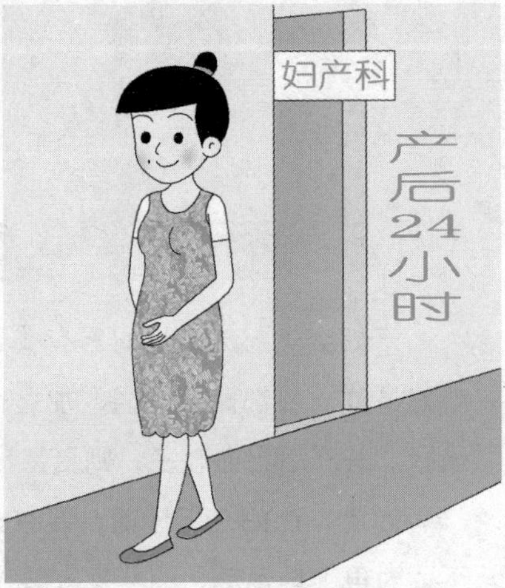

如果新妈妈产后活动不及时，易导致恶露排出不畅、子宫复旧不良，长时间卧床还会造成产妇下肢静脉血栓。及早下地活动可以促进血液循环与组织代谢，防止血栓形成，这对有心脏病及经剖宫产的产妇尤为重要。

产妇及早进行活动，可以加强腹壁肌肉的收缩力，使分娩后腹壁松弛的情况得到及时改善，有助于产妇早日恢复苗条的身材，防止发生生育性肥胖。

细节8 产后多汗的原因与处理

产妇分娩后最初几天出汗较多，特别是睡眠时，常见衣服、被褥被汗水湿透。医学上将这种现象称为“褥汗”，一般数日内自行好转，无须处理。出汗原因是由于怀孕后体内激素变化，特别是雌激素在体内含量随孕期延长而增加，可使组织中有较多的钠、钾、氯，相应地产生体内水分的潴留。分娩后，体内雌激素水平很快下降，身体各系统及内分泌功能也都逐渐恢复到非孕状态，体内多余的水分及电解质也随之排出体外，其排泄的主要途径是肾脏和皮肤，故产后最初几天出汗量明显增多。产后14小时内，皮肤排泄功能也特别旺盛，汗量可多达2000～3000毫升。所以，产妇多汗并非疾病，也不是身体虚弱，而是正常的体内生理现象。

出汗多怎么办？要随时用干毛巾擦汗，预防风寒感冒；最好每晚用温水擦1次澡，勤换衣裤。如果出汗过多，长久不好转，多是产妇体虚表现，那就应当积极治疗。可用黄芪20克、白术15克、防风10克，水煎服，每日1剂。服药的同时要加强营养，避免过度劳累。如果是产后盗汗属阴虚证，应请医生检查确诊，进行处理。

细节9 产后多长时间排尿

正常情况下，产妇在分娩后2～4小时会排尿。如果产后4小时仍没有排尿，就必须请医护人员协助解决，因为尿液滞留会增加泌尿道感染的机会，且胀满的膀胱也可能使子宫移位，影响子宫收缩，甚至造成子宫出血。

产后排尿不顺的原因主要有两种：一是因为膀胱和尿道因生产而受伤、水肿，产妇无法感觉膀胱胀满；另一个原因则是会阴伤口疼痛及腹内压减少，造成产后小便困难或有解不干净的感觉。

家人护理的要点包括：

（1）为了刺激排尿以及避免使用导尿管，让产妇每15～20分钟收缩和放松骨盆肌肉5次。

（2）下床排尿前，要先吃点东西才能恢复体力，以免昏倒在厕所。

（3）上厕所的时间如果较长，站起来的时候动作要慢，不要突然站起。

（4）如果使用导尿管，会阴垫要经常更换，3～4小时更换一次，同时清洗会阴部。

（5）多喝水。

细节10 产后何时排便

产妇应该在产后2～3天内排便，但是由于黄体素影响肠肌松弛或是腹内压力减小，很多人产后第1次排便的时间往往会延后，尤其是因为准备分娩而没有正常饮食时，更容易造成排便不顺。

家人护理的要点包括：

（1）为了避免排便时用力过度，应该多喝水、多吃新鲜水果，吃全麦或糙米食品。

（2）常下床行走可帮助肠胃蠕动，促进排便。

（3）避免忍便，或延迟排便时间，以免导致便秘。

（4）避免咖啡、茶、辣椒、酒等刺激性食物。

（5）避免油腻的食物。

（6）如果有便秘情况，可根据医师指导少量口服泻药或软便药。

（7）排便之后，使用清水由前往后清洗干净。

细节11 产后早下床活动好

产后尽早下床活动有以下几大优点：

（1）有利于较快恢复机体正常生理功能。

（2）逐渐加大活动量，可以使产妇食欲增加，有助于乳汁分泌。

（3）活动促进了心搏和血液循环，有利于子宫复旧、恶露排出。

（4）活动加快了静脉血液回流，减少静脉血栓、下肢静脉炎、肺部并发症的发生。

（5）可改善胃肠功能，促进肠蠕动，增进消化，防止便秘，剖宫产者可减少术后肠粘连。

（6）早期活动、锻炼，能增强盆底肌肉和筋膜的紧张度，有助于防止子宫脱垂、膀胱直肠膨出和痔疮的发生。

（7）可促进盆腔脏器及全身血液循环，促进子宫、阴道的早日复原。

（8）可加强腹壁肌肉的收缩力，使分娩后腹壁松弛状况得到改善。

（9）有助于产妇体形恢复，预防生育性肥胖，使产妇早日恢复苗条的身材。

专家提示

不少人以为产妇体质虚弱更需补养，就让其长期静卧，饭菜都端到床上吃，这种做法弊多利少。因产后较长时间不起床活动，容易使本来就处于高凝状态下的产妇发生下肢静脉血栓。同时，产后盆腔底部的肌肉组织缺乏锻炼，会托不住子宫、直肠和膀胱，容易引起子宫脱垂、直肠或膀胱膨出。产后及早下床活动不仅有利于下肢血流增快和恶露排出，也能使腹部肌肉得到锻炼，早日恢复原来的收缩力，从而保护子宫、直肠和膀胱等器官。一般来说，产后24小时就可在床上靠着坐起来，第二天便可下床行走。

细节12 剖宫产后自我护理

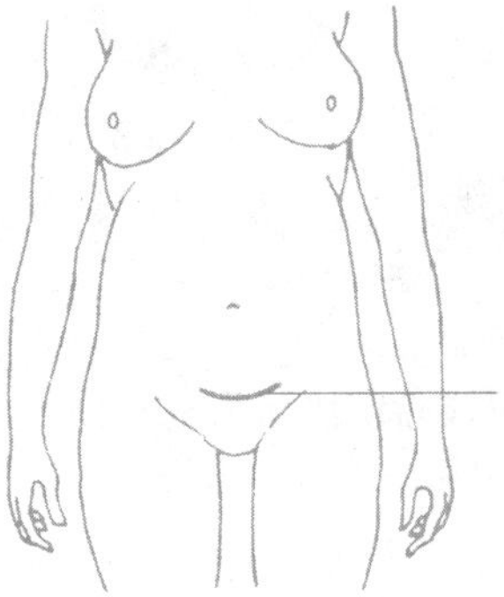

采取正确体位

剖宫产后的产妇应采取正确体位，去枕平卧6小时后采取侧卧或半卧位，使身体和床呈20°~30°角。

坚持补液，防止血液浓缩，血栓形成

所输液体有葡萄糖、抗生素等，可防止感染、发热，促进伤口愈合。

合理安排产妇产后的饮食

术后6小时可进食炖蛋、蛋花汤、藕粉等流质食物。术后第二天可吃粥、鲫鱼汤等半流质食物。应注意补充富含蛋白质的食物，以利于切口愈合。还可选食一些有辅助治疗功效的药膳，以改善症状，促进机体恢复，增加乳汁分泌。

产妇应及早下床活动

麻醉消失后，可做些上下肢收放动作，术后24小时应该练习翻身、坐起，并慢慢下床活动。这样可促进血液流动，防止血栓形成，促进肠蠕动，可防肠粘连。

要注意阴道出血

如阴道出血超过月经量，要通知医生，及时采取止血措施，预防晚期产

专家提示

剖宫产是在产妇小腹部做一长10厘米的切口，打开腹腔，切开子宫，取出婴儿，然后层层缝合。产科医生一般经慎重考虑后才会施行此项手术。剖宫产常见的并发症有发热、子宫出血、尿潴留、肠粘连，远期后遗症有慢性输卵管炎、宫外孕、子宫内膜异位症等。预防并发症一方面靠医生，另一方面需要患者的配合。所以术后加强自我保健与护理，对于顺利康复是很重要的。

后出血。剖宫产妇出院回家后如恶露明显增多，如月经样，应及时就医。剖宫产后100天，若无阴道流血，可恢复性生活，但应及时采取避孕措施，因为一旦受孕做人工流产，容易造成子宫穿孔。

防止腹部伤口开裂

咳嗽、恶心、呕吐时应压住伤口两侧，防止缝线断裂。

及时排尿

手术留置的导尿管在手术后第二天补液结束后即可拔除，拔除后3~4小时应及时排尿。

注意体温

停用抗生素后可能会出现低热，这常是生殖道炎症的早期表现。如超过37.4℃，则不宜出院。无低热出院者，回家1周内最好每天下午测体温一次，以便及早发现低热，及时处理。

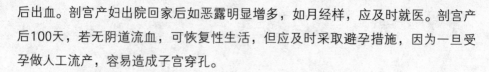

细节13 剖宫产前后四不宜

剖宫产术前不宜进补人参

有人以为剖宫产出血较多，影响母婴健康，因而在术前进补人参以增强体质。这种做法很不科学。因为人参中含有人参甙，该物质具有强心、兴奋等作用，用后会使产妇大脑兴奋，影响手术的顺利进行。另外，食用人参后，会使产妇伤口渗血时间延长，有碍伤口的愈合。

剖宫产术后不宜过多进食

因为剖宫产手术时肠管受到刺激，胃肠道正常功能被抑制，肠蠕动相对减慢，如进食过多，肠道负担加重，不仅会造成便秘，而且易导致产气增多、腹压增高，不利于康复。所以，术后6小时内应禁食，6小时后也要少进食。

剖宫产术后不宜进食产气多的食物

产气多的食物有黄豆、豆制品、红薯等，食后易在腹内发酵，在肠道内产生大量气体而引发腹胀。

剖宫产术后不宜多吃鱼类食品

据研究，鱼类食物中含有一种有机酸物质EPA，有抑制血小板凝集的作用，妨碍术后的止血及伤口愈合。

细节14 新妈妈应保持良好的卫生习惯

良好的个人卫生习惯是产妇避免产褥期感染的重要措施。

- 保持手的清洁：双手是细菌传播的重要途径，因此，一定要勤洗手。特别是替换卫生巾或上厕所后，以及接触孩子前都要认真洗手。擦手的毛巾要经常日晒或用开水烫，也可用纸巾擦手。
- 要勤洗澡，勤换内衣，保持皮肤清洁与干燥。
- 产妇使用的卫生贴、会阴垫要经过消毒。
- 如有会阴切开，伤口尚未拆线，每日要擦洗一次外阴。
- 要破除产后不刷牙、不洗澡、不梳头等旧习惯。刷牙时用温水，牙刷不要太硬。如果感觉牙齿松动，应请医生检查是否需要补钙。
- 洗澡：产妇皮肤分泌旺盛，故应经常洗澡，正常产后2～3天就可以洗澡、洗头，但不要盆浴，要注意保暖，特别是冬季。淋浴能解除分娩过程的疲劳，使产妇心情舒畅，身体恢复快。如果没有淋浴条件也要用温热水擦洗全身。会阴伤口处不要用香皂。刚刚洗浴完毕，不宜进入通风的环境，不要对着空调和电风扇直吹，不要用吹风机吹头发。剖宫产的产妇可在两周后开始洗澡。

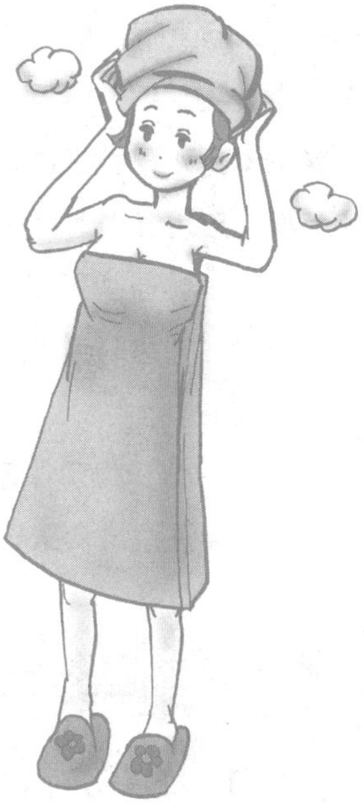

- 会阴护理：行会阴侧切术后，为防止感染，应由护士每日冲洗会阴两次，保持会阴干净，并观察出血情况。大小便后用温水冲洗外阴。
- 防止便秘和痔疮：便秘者可服用缓泻药物。痔疮患者局部可热敷，痔疮肿胀明显时，可用25%硫酸镁湿热敷。以上治疗均应听从医生指导。
- 室内清洁，注意通风：室内环境要尽量整齐、清洁。空气一定要新鲜，每日应通风2次。

细节15 月子里如何刷牙

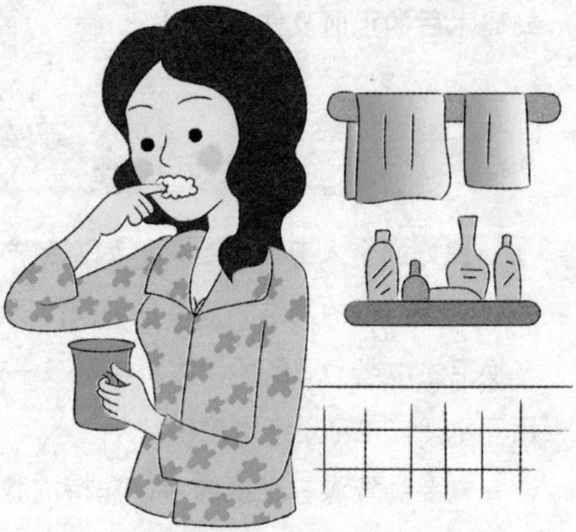

许多产妇在月子里不刷牙，这是不对的。其实，产妇要比一般人更注意口腔卫生。因产妇进餐次数多，食物残渣存留在牙齿表面和牙缝里的机会增多，而口腔感染也是产褥感染的来源之一。因此，产后应该每天早、晚各刷一次牙，每次进餐后都要用温水漱口。

刷牙要注意方法：刷牙时要将牙刷用温水泡软；刷牙的手法不能“横冲直撞”，也切忌横刷，要用竖刷法，即上牙从上往下刷，下牙从下往上刷，咬合面上下来回刷，并且里里外外都要刷到，这样才能保证牙齿彻底清洁；牙刷应选用小头、软毛、刷柄长短适宜的保健牙刷。

中医主张产后3天内用指漱法，因为此法有活血通络、牢固牙齿的作用。方法是将右手食指洗净，或用干净纱布裹缠食指，再将牙膏挤于指上，犹如使用牙刷一样来回上下揩拭，最后用食指按摩牙龈数遍。

要做到饭后及时漱口。这样不但能够清除口腔内滞留的食物碎屑、牙垢，而且含漱本身对牙齿来说，犹如一种按摩，可增强牙龈组织的抗病能力，故每次进食完毕，应用温水漱口10~15次。

常叩齿。叩齿可使产妇利用咀嚼运动所形成的生理刺激，提高牙龈本身的抗病能力。在叩齿时用力宜均匀，速度不要过快、过慢，上、下牙每天早、晚各空咬80次左右。

保证营养。为了保证牙齿生长代谢对某些营养物质的特殊需要，防止牙齿松动，产妇要注意饮食结构，多吃含钙、磷、铁及维生素A、维生素D丰富的食物。

细节16 产妇能不能洗澡

产妇分娩消耗了大量体力，出汗很多。分娩后产生的恶露、乳房分泌的乳汁，都很容易污染皮肤。在这个时候，产妇能不能洗澡呢？有的人认为产妇体质虚弱，洗澡容易感受外邪，主张不洗澡。的确，产妇分娩后相当疲乏，分娩时的出血也会削弱身体的抵抗力。但如果此时皮肤污染严重、细菌增多，病菌就很容易乘虚而入，引起乳腺炎及会阴部炎症，严重的会发展为子宫内感染，甚至进入血液发生败血症。从这点来讲，产妇应该洗澡。

一般认为，产妇在产后1～5天可以洗澡，但最早不应少于24小时。洗澡前应避免空腹，以免发生低血糖，引起头晕等不适。洗澡时间不宜过长，每次淋浴5～10分钟即可，淋浴水温在38℃～40℃最好，刺激轻，效果好。室温在25℃最为适宜。洗澡后可用无刺激性的消毒液对外阴进行消毒。洗澡后尽快擦干身体、穿好衣物，避免着凉。分娩不顺利、出血过多、平时体质比较差的产妇，不宜太早洗澡，可改擦浴。

细节17 产后洗澡注意事项

如果产妇身体健康，分娩顺利，完全休息好后，应该和正常人一样生活，可以照常洗澡。勤洗澡可以保持汗腺通畅，有利于体内代谢产物排出，还可以调节自主神经，恢复体力，解除肌肉和神经的疲劳。淋浴对乳腺分泌乳汁也有一定的促进作用，可以提高乳汁的质量，而且婴儿患鹅口疮的发生率也会降低。

产妇气血虚弱，抵抗力差，易受邪气侵害，所以产后洗澡应注意寒湿得当，严防风、寒、暑、热乘虚而入。

冬天洗澡时浴室宜暖，浴水须热，洗浴时以不大汗淋漓为度，因出汗太多易伤阴耗气，可导致头昏、胸闷、恶心欲吐等；夏天浴室要空气流通，浴水如人体温，38℃～40℃左右，不可用冷水洗浴。产后触冷会导致月经不调、身痛等病。

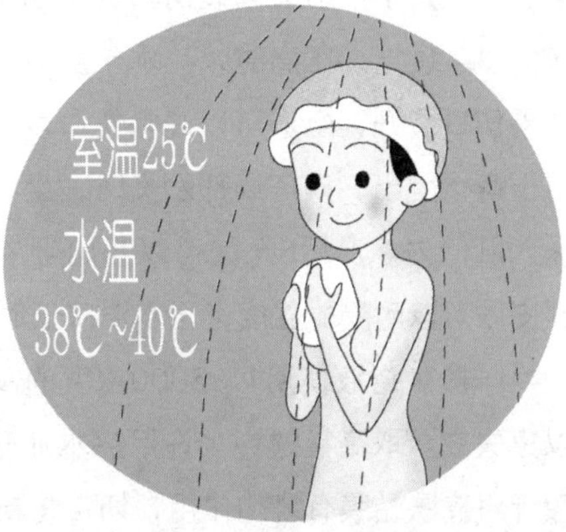

洗澡后，新妈妈应及时将身体和头发擦干，穿好衣服以后再走出浴室。最好将头发用干毛巾包起来，不要使头部受风着凉，否则，头部的血管遇冷骤然

收缩，有可能引起头痛。沐浴后，若头发未干，不要立即入睡，否则会因湿邪侵袭而致头痛。饥饿和饱食后不宜洗澡，洗澡后应吃点东西，以补充损耗的气血。

产后最好使用药水洗浴，尤其对于身体皮肤不健康者、患有风湿性关节炎者更为适合，下面介绍几种洗澡药水，以供选用：①取桃树白皮150克，柳枝250克，用水洗净，煎水去渣洗浴。先用清水洗净身上尘垢，再用药水遍体擦洗，若皮肤长疮疖者，宜先浸泡片刻再擦洗，洗毕，擦干即可，切忌用水清洗。②黄芪100克，防风50克，用水洗净，煎水去渣洗浴。③取竹叶200克，桃树白皮150克，用水洗净，煎水去渣洗浴。

细节18 产妇不宜洗盆浴

产褥期间洗盆浴时，寄生在皮肤、阴道的细菌或洗澡用具沾染的细菌，都能随洗澡水进入产道，增加感染机会，轻则会引起伤口发炎、子宫内膜发炎，重则向宫旁组织、盆腔、腹腔、静脉扩散，甚至细菌在血液内生长繁殖引起败血症，所以产后禁止盆浴，应选择淋浴。

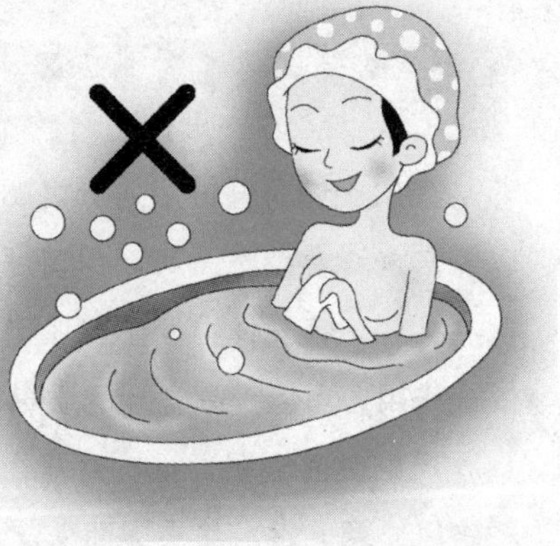

有的产妇会阴切口愈合不好，可以用热水坐浴加速愈合。热水坐浴俗称热水坐盆，即采取坐位将外阴、肛门浸泡在热水里15~20分钟，促进局部组织血液循环。一般用于产后会阴裂伤和会阴切开伤口拆线后；伤口仍有红肿，或局部组织有增厚、硬结、压痛时，热水坐浴可以消炎止痛，坐浴后感到外阴轻松、舒适；如果伤口裂开，坐浴可以清除伤口表面的分泌物，使伤口清洁，加速愈合；也可用于痔核脱出、痔疮局部发炎时，坐浴或局部热敷可使痔核肿胀减轻，比较容易送入肛门内。产后5天就可以开始坐浴，但要注意坐浴盆要煮沸消毒，将开水晾到皮肤可以耐受的温度，当水温降低时再续加热水。

一般坐浴液使用1：5000浓度的高锰酸钾。此溶液要随配随用，不要放置，以免失效。取高锰酸钾少许用热水冲开，颜色呈紫葡萄色即可，不要过浓。高锰酸钾对皮肤黏膜有烧灼作用，切勿将粉末直接接触伤口，以免引起烧伤。

细节19 产妇要勤换洗衣服

产后皮肤排泄功能旺盛，产妇出汗多，在睡眠和初醒时更多，汗液常浸湿衣服、被褥，这种情况往往需要几天的时间才能好转。与此同时，乳房开始泌乳，有的产妇听到孩子哭声或到了喂奶时间乳汁就反射性地流出；有的产妇漏奶，乳汁不断外流，使乳罩、内衣湿透一大片。此外，产后阴道排出血性恶露，最初几天量比较多，常污染内裤、被褥。所以产后第1周内，产妇的内衣、内裤、月经带要天天更换，1周后也要勤换；被罩、床单也要勤换洗，保持清洁、干燥。换下来的衣物要注意洗净汗渍、血渍、奶渍。乳汁留在衣服上时间过久，会产生酸性物质，损蚀织物纤维。内衣、内裤最好选用吸水力强的棉织品，外衣、外裤要宽松柔软，易于散热。

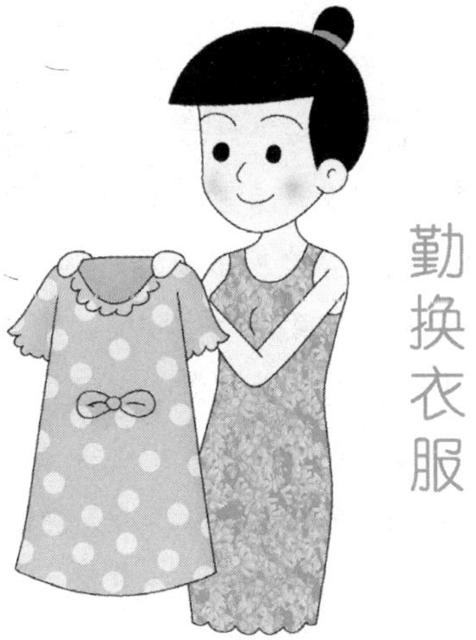

细节20 新妈妈穿着有讲究

衣着应宽大舒适

有些产妇因形体发胖，就用紧身衣来束胸或束腰。这样的装束不利于血液流通，如果乳房受压迫，极易患乳痈（奶疖）。正确的做法是：衣着略宽大，贴身衣服应选择棉制品；腹部可适当用布裹紧，或使用收腹带，以防腹壁松弛下垂，也有利于子宫复原。

衣着应厚薄适中

产妇产后抵抗力有所下降，衣着应根据季节变化注意增减。如果天气较热，就不一定要穿长衣长裤。

新妈妈衣服常换洗

衣服要经常换洗，特别是贴身内衣更应常洗常换。

准妈妈不必包裹头部

冬天如果屋子不漏风，就不用戴帽子或包裹头部。冬季外出时，可适当系上围巾，但不要包得太紧。

细节21 新妈妈穿着巧选择

产妇产后衣着应整洁舒适、冷暖适宜，不要穿紧身裤，也不要束胸，以免影响血液循环或乳汁分泌。夏季应注意凉爽、排汗，冬季要注意保暖。产妇的衣着应随着四季气候变化而进行相应的增减调配。

夏天，产妇的衣着、被褥皆不宜过厚，穿着棉布单衣、单裤、单袜避风即可。被褥需用绵毛巾制品，才能吸汗去暑湿，以不寒不热为宜。若汗湿衣衫，应及时更换，以防受湿。冬天，产妇床上的铺盖和被褥要松软暖和，产妇最好穿棉衣或羽绒服，脚穿厚棉线袜或羊绒袜。后背和下体尤须保暖。春秋季节，产妇衣着被褥应较常人稍厚，以无热感为好，穿薄棉线袜。

产妇应选择舒适透气的布鞋或软底鞋，不要穿高跟鞋，因为高跟鞋可使身体重心改变，加重肌肉的负担，易引起腰酸腿疼。即使在家里或夏天也不要赤脚，应穿棉线袜或毛袜，防止脚底痛。

细节22 新妈妈内衣选择有讲究

产妇的内衣裤应选择吸汗、透气性好、无刺激的纯棉布料，宜宽大舒适，不要过于紧身，避免选用化纤类内衣，每日应更换内衣裤。

胸罩能起到支持和扶托乳房的作用，有利于乳房的血液循环。对产妇来讲，不仅能使乳汁量增多，而且还可避免乳汁淤积而得乳腺炎。胸罩能保护乳头免受擦伤和碰痛，避免乳房下垂，减轻运动和奔跑时乳房受到的震动。

应根据乳房大小和杯罩形状选择合适的胸罩，同时胸罩的吊带要有一定的拉力，能够将乳房向上托起。产后乳腺管呈开放状，为了避免堵塞乳腺管，胸罩应选择透气性好的纯棉布料，可以穿着在胸前有开口的喂奶衫或专为哺乳期设计的胸罩。

细节23 新妈妈应经常梳头

梳头可以去掉头发中的灰尘、污垢，还可刺激头皮，对头皮起到按摩作用，促进局部皮肤血液循环，满足头发生长所需的营养，达到防止脱发的作用。另外，梳头还可使人神清气爽，面貌焕然一新，达到美容的效果。

产妇不要用新梳子梳头。因为新梳子的刺比较尖，不小心会刺痛头皮。最好用牛角梳，可起到保健作用。梳头应早晚进行，不要等到头发很乱，甚至打了结才梳，这样容易损伤头发和头皮。头发打结时，从发梢梳起，可用梳子蘸75%的酒精梳理。最好产前把头发剪短，以便梳理。

细节24 产后睡眠

产后睡眠极为重要。一是因产后感到既兴奋又疲劳；二是产后往往惦记着孩子，孩子稍有声息或略微一动，做母亲的便被惊醒，婴儿睡得不适、饿了、尿了、病痛都会使产妇不安。如果产妇不能抓紧一切时间睡眠，便无精力应付这一切。产妇每天要保证10个小时的睡眠时间，夜间若睡不好，白天要争取时间入睡。充足的睡眠，既能促进身体恢复，又能增加乳汁分泌。卧床时要多侧卧，有会阴切开伤口的最好是右侧卧位，因为会阴切口一般为左侧。不要一直仰卧，以免造成子宫后位。产褥期不要站立过久，也要避免蹲位，更不宜下地劳动或做重体力劳动，以免影响产后盆底张力的恢复，造成子宫脱垂。

专家提示

新妈妈要学会创造各种条件让自己多睡一会儿。有时候，即便半个小时的睡眠也能让疲劳的新妈妈恢复精神。当宝宝安然入睡的时候，新妈妈不必去洗洗涮涮，而要抓紧时间休息，哪怕只是闭目养神。

细节25 月子里屋子不要封得很严实

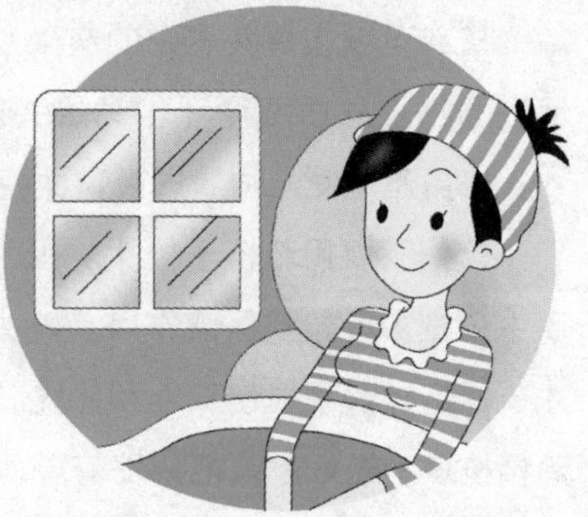

有的产妇在坐月子时，窗子不但关得很严，而且连窗缝也糊好，门上加挂布帘，俗称“捂月子”。其实这样做对产妇和婴儿都是极其不利的。

首先，屋子封得很严，空气不流通，室内空气污浊，这对产妇和婴儿的健康都会有影响。

产妇分娩后身体虚弱，需要新鲜空气，以尽快改变身体虚弱状况，恢复健康。新生儿出生后，生长发育很快，需要充分的营养，也需要空气新鲜、通风良好、清洁卫生的环境。否则，容易患感冒、肺炎等疾病，有碍健康成长。其次，屋子捂得过严，通风不好，必然造成室内潮湿，产生细菌，侵害人体。产妇和婴儿都处于身体虚弱时期，抵抗力差，经不起细菌的侵蚀，极易患病。更重要的是，无论产妇还是婴儿，都需要阳光的照射。如果把屋子捂得过严，整日不见阳光，会使产妇和婴儿的身体健康受损。无论产妇和婴儿在室内都是暂时的，身体状况允许时就要到室外活动。如果室内封得过严，使产妇和婴儿不能接触外界环境，以后到室外活动时，环境变化过大，必然不适。这种不适就会导致一些病症，影响身体健康。如果屋内通风好，有阳光照射，那么就给以后到室外活动创造了条件。

细节26 新妈妈不宜长时间仰卧

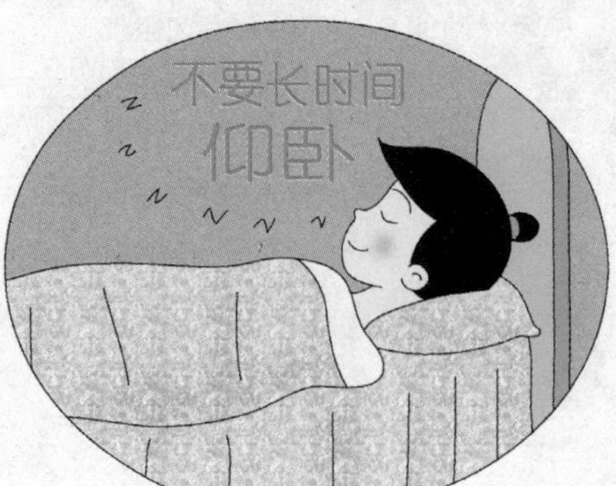

经过妊娠和分娩后，维持子宫正常位置的韧带变得松弛，子宫的位置可随体位的变化而变化，如果产后常仰卧，可使子宫后位，从而导致产妇腰膝酸痛、腰骶部坠胀等不适。因此，为了使子宫保持正常位置，产妇最好不要长时间仰卧。早晚可采取俯卧位，注意不要挤压乳房，每次时间20~30分钟；平时可采取侧卧位，这种姿势不但可以防止子宫后倾，还有利恶露的排出。分娩后几天起，早晚各做一次胸膝卧位，胸部与床紧贴，尽量抬高臀部，膝关节呈90度。

细节27 产妇不宜睡过软的床

席梦思床，松软而有弹性，睡在上面的确很舒服。但是，这些特别松软的弹簧床，对产妇会产生不利影响。一些产妇因产后睡太软的弹簧床，引起骶髂关节错缝、耻骨联合分离，造成骨盆损伤。

为什么产妇睡弹簧床会导致骨盆损伤呢？因为卵巢于妊娠末期分泌第三种激素，称松弛素。此物质有松弛生殖器官各种韧带与关节的作用，有利于产道的张开，有助于分娩的顺利进行。由于松弛素的作用，产后的骨盆基本已失去完整性、稳固性，而如此松软的骨盆，遇上松软的弹簧床，在身体的自重下，陷下又弹起，人体睡在床上俨如睡在弹簧上，左右活动都有一定阻力，很不利于产妇翻身、坐起，如欲急速起床或翻身，产妇就必须格外用力，很容易造成骨盆损伤。为此建议睡弹簧床者，产后宜改睡一段时间硬板床，等身体复原后再睡弹簧床为佳。有些家中的弹簧床是两面的，一面是硬板，一面是弹簧，那么只需把硬板面朝上，即可继续使用。如两面均为弹簧，则要考虑弹簧的硬度，如属双弹簧，有足够的硬度，那么不换也可以；如弹簧较软，则必须调整，否则会增加不必要的麻烦。

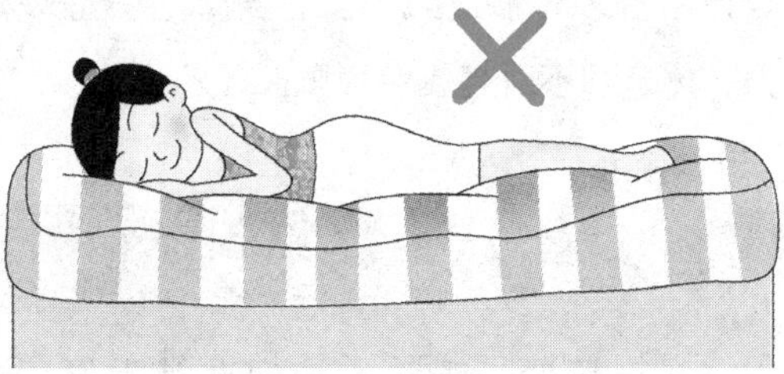

细节28 产妇不宜多看电视

在月子里产妇应注意休息，要适当控制看电视的时间，否则眼睛会感觉疲劳。一次看电视的时间不要超过1小时，观看过程中，可以闭上眼睛休息一会儿，或起身活动一下。

另外，电视放置的高度要合适，最好略低于水平视线。产妇要与电视机保持一定距离，距离应是电视机屏幕对角线的5倍，这样可以减轻眼睛的疲劳。产妇如果在身体尚未康复时，长时间看书刊、电视，容易产生双眼疲劳、视觉模糊。产妇身体虚弱、供血不足，容易发生眼病。眼圈肌肉如果长期处于紧张状态，再过度就会出现头痛、胸闷、恶心、眼睛胀痛、畏光等眼病。所以产妇应减少看电视的时间，使眼睛得到充分休息。

最好不要把电视机放在卧室内，不要边哺乳边看电视。因为这样会减少母亲和宝宝感情交流的机会，宝宝听到的是电视里发出的喧闹声，听不到母亲轻柔的话语，看不到母亲温馨的微笑，这对婴儿大脑发育非常不利。而且在观看电视时，母亲往往被电视情节所吸引，会影响乳汁的分泌。

细节29 新妈妈不宜多看书或织毛衣

在产褥期，特别是产后1个月内，产妇应以休息、适当活动、增加营养、恢复体力为主。有的产妇，主要是职业女性，由于平时工作和家务十分紧张，很少有空余的时间，就在产前准备大量的书籍或毛线活，想用产褥期多学点东西、看些小说或织毛衣。但是看书需要长时间盯着书本，会使眼睛过于疲劳，时间一久就会出现看书眼痛的毛病。织毛衣不但会使眼睛疲劳，而且由于长时间采取坐位，会影响颈椎、腰背部肌肉的恢复和休息，引起腰背疼痛。所以，产妇在产褥早期不宜多看书或织毛衣，身体各方面恢复好以后可以量力而行，以不影响视力、休息和不引起疲劳为限。

细节30 新妈妈如何保护眼睛

在产褥期，眼睛的护理非常重要。如果眼睛失去养分，不仅影响眼的生理功能，还会失去眼睛昔日的美丽。那么怎样保养眼睛呢?

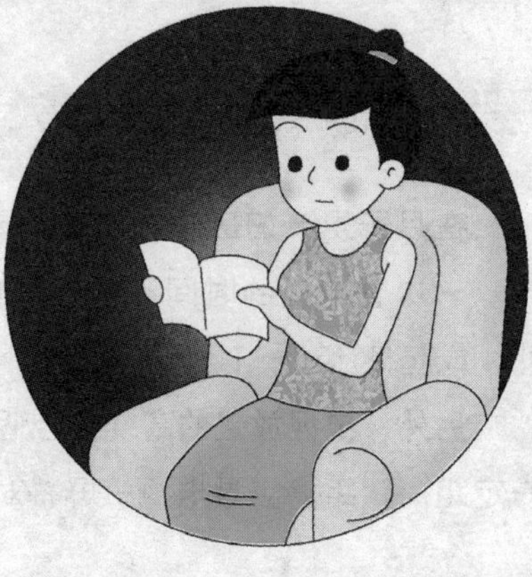

（1）要经常闭目养神。月子里，产妇需要更好地休息，白天在照料婴儿之余，要经常闭目养神。这样视力才不会感到疲劳。

（2）不要长时间看物。长时间看东西，会损伤眼睛，一般目视1小时左右，就应该闭目休息一会儿或远眺一下，以缓解眼睛的疲劳，使眼睛的血气通畅。

（3）补充合理营养。多吃富含维生素A的食品，如胡萝卜、瘦肉、扁豆、绿叶蔬菜，可防止角膜干燥、退化和增强眼睛在无光中看物体的能力。另外，还要少吃一些对眼睛不利的食物，如葱、蒜、韭菜、胡椒、辣椒等辛热食物要尽量少吃。

（4）注意用眼卫生。看书时眼睛与书的距离需保持35厘米，不要在光线暗弱及阳光直照下看书、写字。平时不用脏手揉眼，不要与家人合用洗漱用品。

细节31 产后1个月才能外出

产后1个月过后可以外出，但不能去很远的地方，从到附近买东西开始，再渐渐走远。

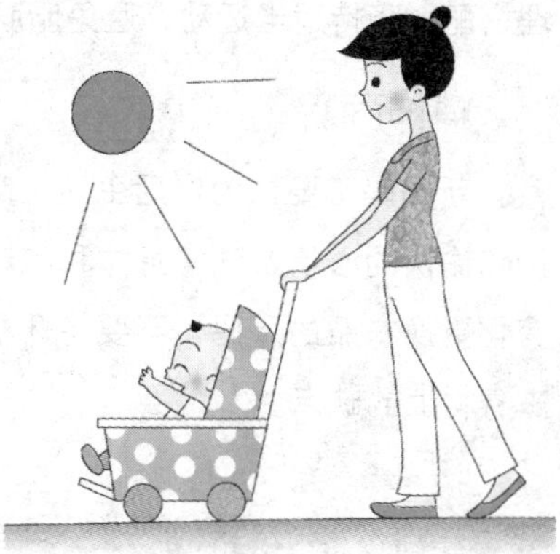

6周过后，可以骑自行车或开车，也可以带婴儿一起散步。但是长时间步行及乘车都是造成子宫下垂的原因，所以外出尽量控制在短时间内。四处参观、步行观光这样的旅行及海外旅行，至少要在出院2个月以后。

细节32 巧妙应对产后变丑

女性生育以后，体形、面容都会发生不同程度的变化，会感觉自己变丑了。专家认为，可从五个方面采取措施，防止这种后果。

面容

新妈妈产后需要日夜看护婴儿，往往睡眠不足，时间一长，面部皮肤就会变得松弛，眼圈容易发黑。此时，新妈妈每天应保证8小时以上高质量的睡眠。面部出现棕色或暗棕色蝴蝶斑的产妇，应避免过多日照，局部涂搽品质好的祛斑霜，可使蝴蝶斑自然消退。

头发

新妈妈产后易脱发，因此应注意饮食多样化，补充丰富的蛋白质、维生素和矿物质。新妈妈要养成经常洗头的习惯。发型要整齐，最好剪成容易梳理的短发。

牙齿和眼睛

产妇产后牙齿容易松动，牙龈容易发炎，应坚持刷牙，并适当补充钙质。为使眼睛秀美明亮，应注意预防眼病，并补充维生素A和维生素B_2，这些营养成分在动物肝脏、绿色蔬菜和水果中含量较高。

体态

妇女会因生育引起生育性肥胖症。妊娠期间和产褥期间，妇女要注意饮食合理搭配，坚持适当运动，避免脂肪在体内堆积。

精神面貌

新妈妈不要认为产后生活忙乱就可以忽略自己的形象，要始终保持向上的精神和愉快的心情，注意身体和衣着的整洁。新妈妈的衣着要得体，要根据体形的变化更换衣服的尺码，不要将怀孕以前的衣服勉强裹在身上，因为这样会更加暴露身材上的缺点。

细节33 新妈妈产后面部细护理

保持愉快的心情

产妇要保持向上的心态，把烦恼和不愉快的事情忘掉，不急不躁不忧郁，这样皮肤才会好。

每天要保证充足的睡眠

睡眠是女人最好的美容剂，要保证每天8小时以上的睡眠，并学会利用空闲时间休息，才会有好的气色。

多喝开水

多喝开水，可补充面部皮肤的水分，加快体内毒素的排泄。

养成定时大便的习惯

如果一天不大便，肠道内的毒素就会被身体吸收，肤色就会变得晦暗，皮肤也会显得粗糙，容易形成黄褐斑、暗疮等。

选择适当的护肤品

选用天然成分及中药类的祛斑化妆品，可以用粉底霜或粉饼对色斑进行遮盖，选用的粉底应比肤色略深，这样才能缩小色斑与皮肤的色差，起到遮盖作用。避免日晒，根据季节的不同选择防晒系数不同的防晒品。和宝宝一起进行日光浴时，要用防紫外线的太阳伞遮挡，因为紫外线照射可引起面部色素沉着。

注意日常饮食

多食含维生素C、维生素E及蛋白质的食物，如西红柿、柠檬、鲜枣、芝麻、核桃、薏米、花生米、瘦肉、蛋类等。维生素C可抑制代谢废物转化成有色物质，从而减少黑色素的产生，美白皮肤。维生素E能促进血液循环，加快面部皮肤新陈代谢，防止老化。蛋白质可促进皮肤的生理功能，保持皮肤的弹性。少食油腻、辛辣、刺激性食品，忌烟酒，不喝过浓的咖啡。

自制简便易用的面膜

将冬瓜捣烂，加一个蛋黄，半茶匙蜂蜜，搅匀后敷脸，20分钟后洗掉。或将黄瓜磨成泥状，加入1茶匙奶粉和面粉，调匀敷面，15~20分钟后洗掉。还可以将香蕉捣成泥状，直接敷于面部，20分钟后洗掉。

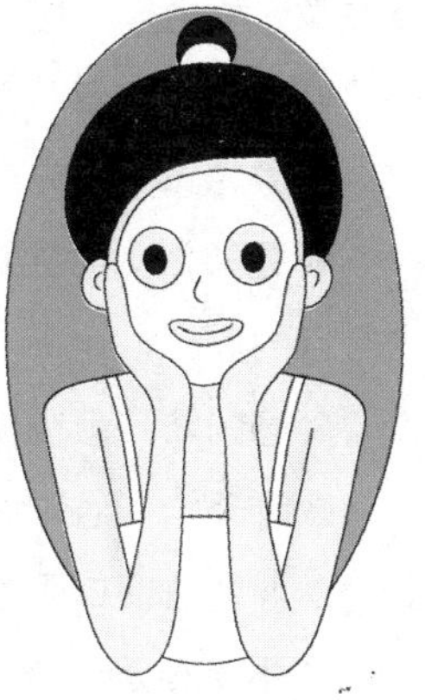

细节34 产后妊娠斑和妊娠纹能否消失

在妊娠的中期和末期，如果准妈妈的皮肤过度绷紧，超出了它正常的弹性范围，导致弹力纤维断裂，或体重过度增加，就会形成妊娠纹。妊娠纹呈紫红色，易出现在大腿、腹部或乳房等部位。产后由于弹力纤维断裂不能恢复，使皮肤变薄，局部比怀孕前松弛，所以妊娠纹很少能完全消失，只是颜色会逐渐变浅，成为有银色光泽的细条纹。

妊娠斑是由于孕期内分泌的变化引起的色素沉着。产后会逐渐减轻或消失。日光的照射会加重妊娠斑的颜色，因此，孕期应注意避免日光的直射，可选用对皮肤刺激少的护肤品，不宜浓妆艳抹。

怀孕前应注意皮肤护理和体育运动，良好的皮肤弹性有利于承受孕期的变化。怀孕期间，准妈妈应避免体重增加过度，不宜超过10~15千克。沐浴时用冷水和热水交替冲洗相应部位，促进局部血液循环。

细节35 新妈妈产后祛斑的方法

在孕期出现的面部色素沉着称为黄褐斑，由于它在鼻尖和两个面颊最为常见，且对称分布，形状像蝴蝶，也称为蝴蝶斑。这是由于怀孕后胎盘分泌雌孕激素增多而产生的。由于存在个体差异，有的孕妇黄褐斑明显一些，有的孕妇则比较淡。产后体内雌孕激素分泌恢复到怀孕前的正常状态，大部分产妇脸上的斑会自然减轻或消失，但也有依然如故，这就需要由内到外进行调节。

几种祛斑方法：

- 激光法：用先进的激光仪器除去色斑。
- 果酸法：可尝试果酸剥脱表皮，较以往的化学剥脱安全可靠，可达到“换肤”目的。
- 磨削法：用机械磨削的方法，祛除表层色斑。
- 针灸法：通过调节经络，改善人体内分泌来达到祛斑的目的。
- 药物法：口服维生素C，并结合静脉注射。
- 中草药法：遵循中医学原理，服用具相应功能的中草药制剂，外加敷中草药面膜，由内而外治愈色斑。

细节36 新妈妈产后为什么容易掉头发

不少女性原来有一头乌黑发亮的秀发，但在分娩后2~6个月头发会逐渐变黄，并有不同程度的脱发，医学上称为“分娩后脱发”。据统计，35%~45%的产妇会出现脱发。

头发和其他组织器官一样，也要进行新陈代谢。一般来说，人的头发每隔5

年就要全部更换一次，平时头发的更新是分期分批进行的，人们不易觉察。产褥期妇女头发更新的速度较快，与女性体内的雌激素水平有关。雌激素水平高时，头发更新速度就会变慢；雌激素水平低时，头发的更新速度就会加快。女性在妊娠期间，身体内分泌的“总管家”——脑垂体会出现生理性肥大，受其影响，孕妇分泌的雌激素也比平时多。这样一来，头发的寿命就延长了，头发更新速度也就变慢，大量的头发“超期服役”。分娩之后，体内的雌激素水平恢复正常，那些“超期服役”的头发便纷纷“退役”，于是就发生产后脱发。

产后脱发还与精神因素有关。有的女性受家人或周围环境“重男轻女”的影响，一心希望生男孩，一旦生了女孩，便情绪低落，郁郁寡欢，也会造成脱发。如果产妇受到了其他不良的精神刺激，大脑皮层功能失调，自主神经功能紊乱，控制头皮血管的神经也会失调，使头皮供血减少，以致毛发营养不良而脱落。

有些女性在怀孕期间饮食单调，不能满足母体和胎儿的营养需求，体内缺乏蛋白质、钙、锌、B族维生素，就会影响头发的正常生长，头发容易折断、脱落。如果产妇坐月子期间不常洗头，致使头皮上积聚一层油脂和灰尘，加之产后出汗又多，容易引起毛囊炎，就会加重脱发。

细节37 新妈妈产后脱发巧预防

产后脱发大多属于生理现象，一般在6~9个月后即可恢复，重新长出秀发，不需要特殊治疗。

预防产后脱发的注意事项：

■ 妇女在孕期和哺乳期要保持心情舒畅、乐观，避免出现紧张、焦虑、恐惧等不良情绪，使头皮得到更多的营养。

■ 注意平衡膳食，不要挑食、偏食，多食新鲜蔬菜、水果、海产品、豆类、蛋类等，以满足身体和头发对营养的需要。

■ 经常用木梳梳头，或者用手指有节奏地按摩头皮，可以促进头皮的血液循环，有利于头发的新陈代谢。经常洗头可消除头皮上的油脂污垢，保持头皮清洁，有利于新发生长。

■ 在医师指导下，产后适当服用一些维生素B_1、维生素B_6、谷维素、养血生发胶囊及钙片，对妇女产后脱发也有一定的益处。

■ 用生姜片经常涂擦脱发部位，可促进头发生长。用何首乌浸泡在醋液中，一个月后，取醋液与洗发水混合洗头，吹干后再将何首乌醋液喷一些在头发上，不仅可防止脱发，还有美发、养发的功效。

■ 将黑芝麻炒熟、捣碎，加糖拌匀，每天2~3次，每次1~2勺，持续服用一个月，会有明显的效果。

细节38 新妈妈不宜过早减肥

在正常情况下，妇女怀孕后，新陈代谢比较旺盛，各系统功能加强，食欲大增，所以怀孕后妇女的体重一定会有所增加，通常要比怀孕前增加10~15千克，而宝宝降生后，体重还要比怀孕前重5千克左右，而且有部分人会出现下丘脑功能轻度紊乱，导致脂肪代谢失调，引起生育性肥胖。

妇女怀孕后增加的体重包括增大的乳房、子宫和脂肪，这些重量在度过产褥期和哺乳期后会逐渐减少。

但有的妇女为尽早恢复体形而过早参加大运动量的运动，甚至节食减肥，反而适得其反。通常健美运动主要侧重于躯干和四肢的运动，在运动的过程中，腹肌紧张，腹压增加，使盆腔内的韧带、肌肉受到来自上方的压力，加剧了松弛的状态，容易造成子宫脱垂、尿失禁和排便困难。有的产妇为尽早恢复体形，在孩子刚满月时就开始跑步，而且每顿饭只吃一点羹汤，并早早地束腰，虽然体重明显下降，但随后会出现头晕、头痛、失眠、小便失禁等疾病，精神状态越来越差，甚至影响到工作。所以产妇不宜过早过度减肥。

专家提示

只要保持积极的心态，采取科学合理的饮食，坚持母乳喂养，积极进行体育锻炼，大部分妇女的身材都可以恢复到未孕状态，所以新妈妈分娩后不要急于将这部分增加的体重减去。

细节39 产后避免发胖的方法

在产后尽快恢复苗条的体形是每一个产妇都关心的事情，下面列出各种避免产后发胖的方法，供新妈妈参考。

坚持母乳喂养

母乳喂养不但有利于婴儿的生长发育，还能促进乳汁分泌，将体内多余的营养成分输送出来，减少皮下脂肪的积蓄，从而达到减肥的目的。

坚持合理饮食，不要暴饮暴食

产后食物结构应以高蛋白、高维生素、低脂肪、低糖为主，荤素搭配，多吃一些新鲜水果和蔬菜。不要过度补充营养，以免造成脂肪堆积，不要过多地吃甜食和高脂肪食物，可以多吃瘦肉、豆制品、鱼、蛋、蔬菜、水果等，这样既能满足身体对蛋白质、矿物质、维生素的需要，又可防止肥胖。

睡眠要适中

睡眠过多是造成肥胖的原因之一。产褥期要养成按时起居的习惯，不要贪睡恋床。既要控制睡眠时间，又要保证睡眠质量。

要勤于活动

如无身体不适，顺产后两天即可下床做些轻微的活动，随着时间的推移，应逐步增加运动量。满月后，适当做些家务劳动。随着体力的恢复，每天应坚持体育锻炼，促进腹壁肌肉、盆底组织及韧带的恢复，还可调节人体新陈代谢的功能，消耗体内过多的脂肪。

细节40 新妈妈产后束腰危害多

不少年轻的妈妈产后为了恢复体形，常常束紧腰部。这样做其实是不科学的。

产褥期束腰，不仅无法恢复腹壁的紧张状态，反而因腹压增加、产后盆底支持组织和韧带对生殖器官的支撑力下降，导致子宫下垂、子宫炎症后倾后屈、阴道前后壁膨出等。束紧腰部还会使生殖器正常位置改变，使盆腔血液运行不畅，抵抗力下降，从而引起盆腔炎、附件炎、盆腔淤血综合征等各种妇科疾患，严重影响产妇健康。

妊娠期间，孕妇机体代谢功能旺盛，除供给自身和胎儿所需外，还需蓄积5千克左右的脂肪分布于胸部、腹部和臀部，为妊娠晚期、分娩及哺乳期提供能量，这些脂肪并不会因为产褥期束腰而消失。

细节41 产后恢复月经周期的时间

由于产后内分泌的变化，大多数妇女卵巢不能立即恢复功能，因此在产后会有一个闭经阶段。

有人认为，妇女在产后哺乳期不排卵，也不来月经，这种说法并不正确。妇女产后不排卵的时间平均只有70天，约有40%的妇女产后第一次排卵发生在月经恢复以前。所以，尽管没有月经，有的人已经恢复排卵，要注意避孕。

据统计，在完全哺乳的妇女中，约有1/3的人在产后3个月恢复月经，最早可在产后8周恢复，但也有产后1年到1年半才恢复月经的，有的妇女甚至整个哺乳期都不来月经。在产后不哺乳的妇女中，约有91%在产后3个月内恢复月经，个别人在产后4~6周时就来月经，在产后30~40天恢复排卵。

细节42 产后开始性生活的时间

产褥期是产妇身体各个器官，尤其是生殖器官恢复到妊娠以前状态的时期。

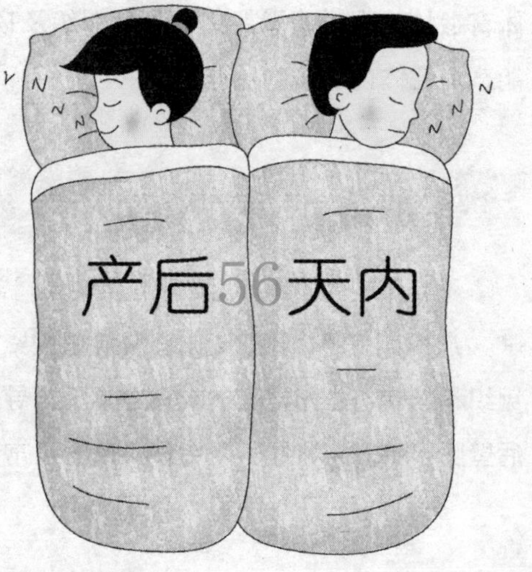

在正常情况下，一般到产后6周，子宫才能恢复到接近妊娠以前的大小，而子宫腔内胎盘附着部位的子宫内膜需要6~8周才能恢复。若是恶露尚未干净，就表明子宫还没有复原，假如这时开始性生活，就会把男性生殖器和产妇会阴部的细菌带入阴道，引起子宫或子

宫附近组织的炎症，有时还可能引起腹膜炎或败血症，严重地影响产妇的身体健康，甚至危及生命。

如果产妇的会阴或阴道有裂伤，过早开始性生活，还会引起剧烈的疼痛或伤口感染，影响伤口的愈合。同时，性生活的刺激会使未完全恢复的盆腔脏器充血，降低对疾病的抵抗力，引起严重的产褥感染，阴道也很容易受伤，甚至引起致命的产后大出血。

因此，处于产褥期的产妇必须经过仔细的产后检查，确认已恢复健康后，方能开始性生活。产后康复顺利者，于产褥期过后可以恢复性生活，剖宫产者应于产后三个月后开始性生活。特别注意，在还有恶露的情况下，要绝对禁止性生活。

专家提示

由于人们都习惯于把满月作为产妇身体完全复原的标准，所以，有些夫妻刚过满月就恢复了性生活，这样做为时太早。因为分娩对子宫内膜和阴道壁所造成的损失，在4周内是不能完全愈合的。专家们认为，产后6~8周恢复性生活才是安全的。

产后保健小百科：产后性生活应注意什么

产后性生活刚恢复时，丈夫要特别体贴妻子，动作要轻柔。这是因为妻子产后由于卵巢分泌的性激素水平比较低，阴道黏膜的柔润度和弹性都差一些，润滑阴道腺体的功能尚未恢复正常，此时应使用润滑剂或润滑膏。此时妻子的阴道组织比较脆弱，如果动作过于粗暴，容易造成裂伤，甚至大出血。

产后第一次性生活持续的时间不宜过久，动作不宜过于激烈。另外，由于产后哺育婴儿的疲劳，初次性生活的紧张或局部的疼痛，都会使性生活难以出现以往的和谐，所以双方一定要互相谅解。“前戏”很重要，要有耐心，引发妻子的激情。只要相互配合，相信很快就能找到往日的和谐。

约有20%的哺乳产妇月经虽未恢复，表现为闭经，但却可以排卵，甚至妊娠，所以在产褥期仍需采取避孕措施。

细节43 产后要注意避孕

产后的避孕方法可分阶段采用不同的方法进行：

（1）产后56天内禁止性生活。

（2）产后3个月内宜采用避孕套、阴道隔膜、体外排精等方法避孕，以避免和阻止精子进入阴道，达到避孕目的。

（3）产后3个月以后，宜放置宫内避孕器。剖宫产者，在产后半年以上才能放避孕器。

（4）产后伴有阴道、盆腔感染者，应在医师指导下，确定放置避孕器时间。放置宫内避孕器后照样可以过性生活，所以深受广大妇女的欢迎。产后10个月，也可采用避孕药。

（5）采用口服避孕药。它能抑制排卵，阻止精子进入宫腔，改变子宫内膜，不利于孕卵着床，从而达到避孕目的。常用避孕药有口服避孕1号、2号，避孕针，探亲避孕药等。哺乳期宜用含炔雌醇0.03毫克的1号避孕片，此药含量低，不减少乳汁分泌。

细节44 丈夫没有兴趣怎么办

孩子出生几个月后，刚当了爸爸的丈夫通常没有性交的欲望，这一点是正常的。特别是如果新生儿一同睡在卧室内，夫妻经常会受到干扰。因为妻子将大部分时间和精力都放到孩子身上，丈夫会感到受到忽视。夫妻双方都应该为此做好准备，不要把一切都憋在心里，直接讨论心里的想法是最好的解决方法。妻子在照顾孩子的同时，应该多关心丈夫，尽力配合丈夫共同享受性生活的乐趣。

如果产后几个月后丈夫仍不愿意过性生活，就应咨询专家。性学家曾调查发现，产后一年是婚姻问题的高峰期，虽然不能完全归咎于性生活的不圆满，但不可否认这一问题的重要性。

细节45 引起产后性冷淡的四大因素

有些妇女在生育后出现性冷淡，表现为性欲降低、性感不足。引起产后性冷淡的原因有哪些呢?

过早开始性生活

妇女生育后，因怀孕、分娩所引起的全身及生殖系统的变化，对性欲望会产生一定的抑制作用，一般到产后两个月，各器官才能恢复正常，性欲才会逐步恢复如孕前状态。如果夫妻不了解这一点，产后过早地开始性生活，特别是有些丈夫在妻子不情愿的情况下“我行我素”。这样不仅影响了妻子的身体康复，而且还会引起妻子对性生活反感、厌恶，进而发展成性冷淡。

过度劳累

和谐美满的性生活，需要建立在身体健康、精力充沛的基础上。女性生育后，常把精力倾注在孩子身上，而对性本身兴趣不高。如果此时丈夫对孩子和家务事袖手旁观，不体谅、不关心、不帮忙，任妻子一个人忙忙碌碌，这样当然无法使妻子积极地投入到性生活中来。

避孕措施不当

有些妇女产后未采取有效的避孕措施，过性生活时，因害怕怀孕总是提心吊胆；另外，有的夫妻采取中断性交的方法避孕，每次都在“性”趣正浓、妻子接近性高潮时中断性交，久而久之就有可能导致性冷淡。

生殖系统疾病

有的妇女因分娩时外阴、阴道撕裂留下疤痕，使阴部的性敏感性降低或阴道狭小性交时引起疼痛；有的因产后并发子宫内膜异位症或慢性盆腔炎出现性交不适；也有的女性因患有滴虫性、真菌性阴道炎，白带增多、外阴瘙痒、烧灼疼痛等，都会不同程度地使性欲受到压抑。

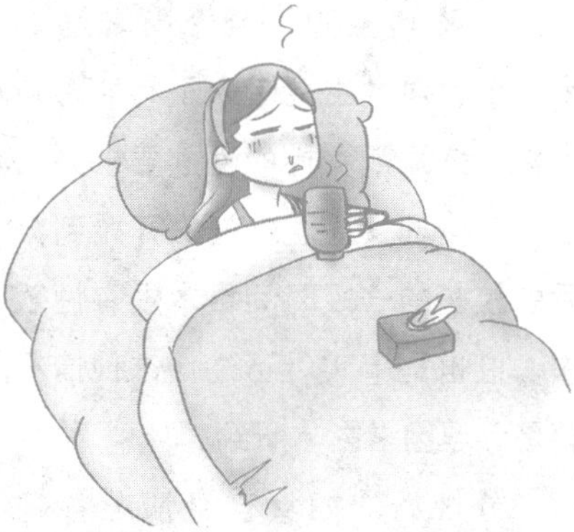

细节46 做过会阴侧切会影响以后的性生活吗

据调查，产妇及其家属在分娩时最怕进行会阴侧切，除了怕手术痛苦外，最大的担忧还是担心手术会影响产后的性生活。

实践证明，做过会阴切开手术的产妇，在产后性生活中并未受到影响。阴道是进行性生活的主要器官，阴道具有黏膜皱襞和丰富的弹性纤维，弹性良好，在性交过程中能适应阴茎的插入和抽动。

有人担心会阴切开术会损失“性神经”，留下的疤痕会影响性生活。其实，会阴侧切对阴道的损失很小，伤口缝合后，阴道和会阴在5天左右就可愈合，阴道黏膜上的疤痕十分柔软，性生活时不会有异物感。随着阴道皱襞的出现和弹性的恢复，大部分女性可以恢复到未孕的状态，阴道仍然保持良好的弹性，性生活不会受到影响。

因此，产妇及其家属都应当消除对会阴手术的畏惧心理。在分娩后，大多数妇女经过3个月的调理，产道和外生殖器的损伤已经完全康复，卵巢开始排卵，月经也恢复正常，性欲逐渐增强，就可以开始正常的性生活了。

细节47 产后还能找回从前的性快感吗

夫妻之间的性生活是夫妻交流感情的重要手段，是精神生活中无法替代的形式，也是追求身心快乐的好方法。资料表明，至今尚未发现生育一定会对性生活带来不利的影响。当然，妊娠期女性的性欲要求大大减少，有些妇女甚至从妊娠开始到分娩后的较长的一段时间根本没有性欲要求，这也是事实。不过，这种情况主要是心理因素影响所致。

分娩后的妇女自身情况各有不同，有些人只有到了这个阶段才会有

专家提示

一个新生命的诞生会激起一阵令人喜悦的浪花，同时也荡起一层层使人手忙脚乱的涟漪。怎样重新调整夫妻生活是对年轻父母感情的一大考验。通过这一考验，夫妇间将更加相知相惜，感情才会更加稳固。

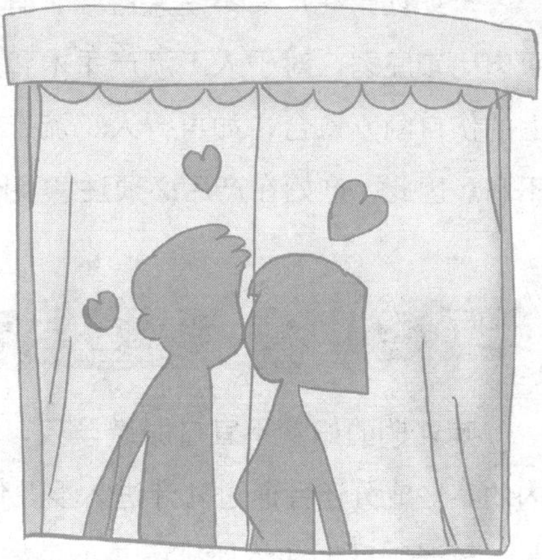

较多的性欲和快感，但也有些人会对性生活失去曾有过的快感和向往。年龄和健康等因素会造成激素水平的改变，在一定程度上会影响性生活。但近年来研究证明，产后更能影响性快感与性欲的是社会因素与心理因素，如夫妻关系、家庭状况、经济条件、婆媳关系等，其中最关键的是夫妻间调适性生活的能力。

产后夫妻相互间更应保持亲密的关系，统一对孩子的教育方式，消除生活中的分歧与误会，努力寻找性爱的欢悦，找回曾经拥有的甜蜜生活。夫妻双方不妨对性爱问题进行一次坦诚的交流，排除一些人为的障碍。另外，可读一些性知识的读物，找到生育后从性生活中获得快感的新方法与途径。

细节48 哺乳期也可能怀孕

哺乳确实能使某些妇女卵巢和子宫的功能受到抑制，从而停止排卵和行经。但是有不少产妇在月经恢复以前就已经排卵了。所以，刚刚分娩的女性，在哺乳期月经尚未恢复时进行性生活，如果不采取避孕措施，也容易受孕。在哺乳期不知不觉怀孕的现象被称为“暗怀”。

通常情况下，产后一个月，产妇如果不喂奶，卵巢的排卵功能就开始恢复。即使是哺乳的妇女，产后三个月也会恢复排卵。月经一般在半个月出现，在这期间如果不采取避孕措施，就有可能怀孕。因此，不能以月经是否来潮来决定是否避孕。

哺乳期妇女最好在产后三个月后就开始采取避孕措施。如果在此时不小心再次怀孕，不仅会使乳汁分泌减少，使婴儿的生长发育受到影响，而且对产妇尚未完全康复的身体又是一次有害的冲击。因此，在哺乳期不要抱有侥幸心理，一定要坚持避孕。

产妇如果在产后不注意避孕，有可能很快受孕而需要做人工流产，这时子宫肌肉比较脆弱，对于人工流产手术和产妇身体健康均不利，尤其剖宫产者，子宫上的伤口刚刚愈合，如再行人工流产手术，技术上比较困难，对产妇的身体更是不利。因此，产妇在产后必须注意及时采取避孕措施。

细节49 哺乳期避孕方法

哺乳期的妇女不宜口服避孕药，因为服用后不仅会减少乳汁分泌，避孕药物内的某些成分还会通过乳汁进入婴儿体内，对婴儿造成不良影响。

延长哺乳期和体外排精并不可靠，因此产后一般选用避孕工具或采取绝育措施进行避孕。避孕工具有男用的阴茎套、女用阴道隔膜和宫内节育器等。

使用阴茎套：使用方法比较简单，效果比较可靠，只要坚持正确使用，避孕成功率高于其他方法。

使用阴道隔膜：虽然没有异物感，但使用技术要求比较高，必须先请医生指导，根据阴道的大小选配合适的型号。

使用宫内节育器：效果比较理想，具有高效长期的特点，使用方便，不影响性感，是目前最受欢迎的女用避孕工具。

绝育措施：绝育措施输卵管或输精管结扎手术。男方结扎后还得避孕一段时间，待精液检查确实未见精子时，才可以不避孕。

细节50 产后何时放宫内节育器

宫内节育器俗称避孕环。我国采用宫内节育器避孕已有数十年的历史了。大量临床实践证明，它是一种安全、有效、简便、经济的避孕措施，取出后不影响生育，故深受欢迎，使用率高。对于分娩后要求节育的妇女，放置宫内节育器，是最合适的。

足月产的妇女产后3个月就可以放环。如果产后3个月来过月经，可在月经干净后3～7天放环。如果产后3个月仍未来月经，或哺乳期闭经，这时就要在排除早孕之后再放环。经妇产科医生检查、尿妊娠试验或B超检查，确定没有怀孕，最好先注射黄体酮，每日60毫克，用3日，于出血干净后3～7天放环。放环时间不能超过7天，这样做既可排除妊娠，又可收到早日避孕的效果。

产后如有恶露不绝、子宫出血、产褥感染，就要等到疾病痊愈后再考虑放环。如果是剖宫产，放环时间应当在手术后半年进行；在放环前，可采用工具避孕。哺乳期间子宫腔较小，宫壁薄，应当由医生测量子宫，选用大小合适的宫内节育器。等到停止哺乳、子宫恢复正常后，还须更换稍大一点的宫内节育器。

产后保健小百科：产后何时能做绝育手术

女性绝育术是指采用双侧输卵管结扎的方法，简称“女扎术”。因为这种方法会使妇女永久不孕，所以必须经过夫妻双方同意，填写手术自愿书，并在夫妻双方签字后方可施行。健康妇女正常分娩后，如无手术禁忌证，在产后经过充分休息，体力业已恢复的情况下，争取产后24小时内施行结扎术，因为产后24小时内手术的感染机会少。如果因某种原因未能在24小时内进行结扎手术，则需要等到产后3～7天内没有产后感染时再行手术。如果产后来过月经，就要等月经完全干净后3～7天内再做手术。

特殊情况下绝育手术需要暂缓，如有身体虚弱、产后大出血、心脏病并发心力衰竭，或有其他内科疾病不能承受手术时，应等疾病痊愈后再行手术。虽然是正常分娩，但产后有内外生殖器感染，呼吸、泌尿系统或皮肤感染，或产后24小时中体温有2次超过37.5℃时，说明体内有感染，应等待痊愈后再行手术。此外，在剖宫产手术的同时，就可以行双侧输卵管结扎术。因为剖宫产时已进行了严密的消毒，在手术的同时做绝育结扎手术，既省时又省力，同时还给患者减少了痛苦。但这一切皆需要手术前确定，办好手续，做好准备。

细节51 产后阴道松弛怎么办

新妈妈分娩之后，阴道经过扩张而使肌肉弹性减弱。这时如果不注意加强骨盆肌肉锻炼，就可能使阴道松弛。以下三种方式的锻炼方法，有助于加强阴道、肛门括约肌力量，让阴道肌肉恢复弹性。

三种紧缩阴道的锻炼方法

卧式锻炼：靠床沿仰卧，臀部放在床沿，双腿挺直伸出悬空，不要着地。双手把住床沿以防下滑。双腿合拢，慢慢向上举起，向上身靠拢，双膝伸直。当双腿举至身躯上方时，双手扶住双腿，使之靠向腹部，双膝保持伸直。然后慢慢放下，双腿恢复原来姿势。如此反复6次，每天一回，可常年坚持。

立式锻炼：站立，双腿微分开，收缩两半侧臀部肌肉，使之相挟，向大腿部靠拢，膝部外转，然后收缩括约肌，使阴道往上提的方向动。经过耐心锻炼，即可学会分清阴道和肛门括约肌舒缩，改善阴道松弛状态，提高阴道的夹缩功能，掌握夫妻同房时的舒缩能力，使性生活和谐、美满。

凯格尔练习：凯格尔练习是一种练习耻骨尾骨肌收缩能力的方法。通过训练可以提高肌肉收缩能力，提高性快感。在进行凯格尔练习时，先要找到耻骨尾骨肌。耻骨尾骨肌在双腿之间，收缩直肠与阴道时就可以感受到这两块肌肉的存在。

仰卧于床上，将一个手指轻轻插入阴道，此时尽量将身体放松，然后再主动收缩肌肉夹紧手指，在收缩肌肉时吸气，能够感到肌肉对手指的包裹力量。当放松肌肉时，呼气，并反复重复几次。每次肌肉持续收缩3秒钟，然后放松3秒钟。每天进行一次，长期坚持。

产后保健小百科：阴道分娩对性生活有无影响

阴道是一个扩张性很强的筒状器官，阴道皱襞在分娩时完全张开，以便让胎儿顺利通过。分娩后经过近2个月休整，阴道的弹性、阴道皱襞可恢复到原来的状态。更何况当前绝大多数家庭都只生一个孩子，对阴道的损伤几乎可以忽略不计。除非多子女的母亲，阴道经过多次反复的扩张，才有可能略受影响。其实只要产妇身体健壮，平时注意锻炼身体，产后加强会阴部肌肉锻炼，即使生过几个子女，也不会影响阴道的松紧度。

为了探讨分娩方式与性生活的关系，国内专家专门调查了929名已经生育过的妇女，其中通过阴道顺产者643名（69.2%），剖宫产者176名（18.9%），助产钳助产者99名（10.6%），不详者11名（1.2%）。结果提示，分娩后与怀孕前性生活的频率和性高潮的出现，经统计学处理，均无显著差异。也就是说，分娩方式与性生活没有直接影响，阴道分娩不会影响性生活质量。

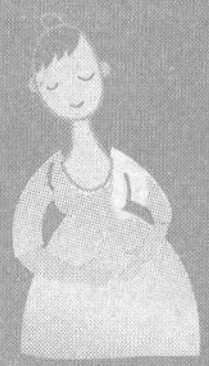

产后保健细节同步指南

第五章　新妈妈健康饮食

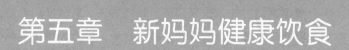

细节1 新妈妈产褥期饮食原则

产后的饮食非常重要，但不应无限度地加强营养，而是要注意科学搭配，原则是富有营养、易于消化、少食多餐、粗细夹杂、荤素搭配、多样变化。

清淡少油，保证热量

月子里卧床休息的时间比较多，所以应采取高蛋白低脂肪的饮食，如黑鱼、鲫鱼、虾、黄鳝、鸽子等，避免因脂肪摄入过多而引起产后肥胖。为了便于消化，应采用蒸、炖、焖、煮等烹调方法，少采用煎、炸的方法。有的产妇希望产后迅速恢复身材，在月子里就开始节食，这种做法是不对的，因为如果摄入的热量不足，就会影响新妈妈的泌乳量，宝宝的“口粮”就得不到保证，从而影响宝宝的生长发育。

产后最初几天应吃些清淡、易消化、营养丰富的食物。每日热量的供给为2700~3000千卡，其中主食400克，牛奶250克，肉类100~150克，豆制品100克，蔬菜和水果400~500克。

饮食要富含蛋白质

月子里要比平时多吃一些蛋白质，尤其是优质的动物蛋白，如鸡、鱼、瘦肉、动物肝脏等，适量的牛奶、豆类也是新妈妈必不可少的补养佳品。但也不可过量摄入，不然会加重肝肾负担，易造成肥胖，一般每天摄入90～95克蛋白质就可以了。

主副食种类要多样化

在产褥期，产妇的食物品种要丰富，荤素搭配，经常吃些粗粮和杂粮，如小米、燕麦、玉米粉、糙米、标准粉、赤小豆、绿豆等。产妇摄入的营养成分可通过母乳传递给婴儿，例如，奶类及其制品含丰富钙质，可以预防骨质疏松和婴儿佝偻病；动物内脏含丰富铁质，可

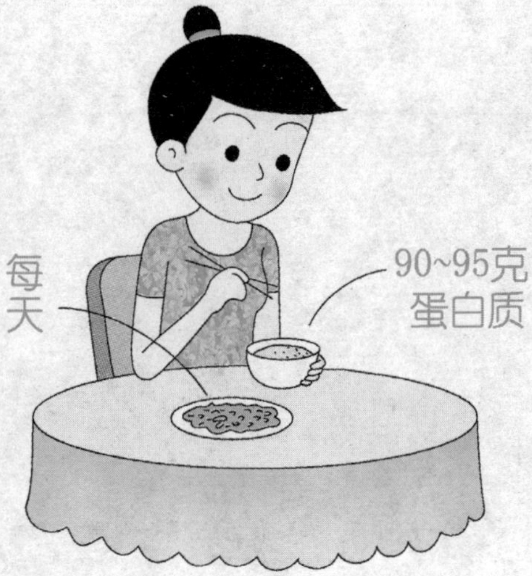

以预防贫血；红色肉类、贝壳类含丰富的锌，可以预防儿童呆小症、克汀病，对孩子的智力开发也有好处，所以在月子里及整个哺乳期应多吃这些食物。

多吃含钙丰富的食物

哺乳妈妈对钙的需求量很大，需要特别注意补充，每日除了喝牛奶补充钙质以外，还要多喝排骨汤，保证每日连续补充钙质。

多吃含铁丰富的食物

对于产后出血及哺乳，补充铁也是非常必要的，否则容易发生贫血。如果在饮食中多加一些含血红素铁的食物（如动物血或肝、瘦肉、鱼类、油菜、菠菜及豆类等），就可预防贫血。

多吃蔬菜、水果和海藻类

产后禁吃蔬菜和水果的习惯应该纠正。新鲜的蔬菜和水果中含丰富的维生素、矿物质、果胶及足量的膳食纤维，海藻类还可提供适量的碘。这些食物既可以增加新妈妈的食欲、防治便秘、促进乳汁分泌，还可为其提供必需的营养素。

多进食各种汤饮

一定要多喝汤，因为汤类易于消化吸收，还可促进乳汁分泌，如红糖水、鲫鱼汤、猪蹄汤、排骨汤等。一定要注意不能只喝汤不吃肉，汤和肉应该一起进食。

不吃酸辣食物，少吃甜食

酸辣食物会刺激新妈妈虚弱的胃肠，引起很多不适；吃过多甜食不仅影响食欲，还易使热能过剩并转化为脂肪，引起产后肥胖。

专家提示

西红柿、黄瓜、油菜、白菜、茄子、胡萝卜、冬瓜、蘑菇、芸豆、扁豆、海带等蔬菜要多吃。新鲜水果如苹果、香蕉、桃子、柑橘、西瓜、梨等色鲜味美，不仅可以促进食欲，还可以帮助消化和排泄，补充人体需要的维生素。

不吃腌制食物，不饮酒

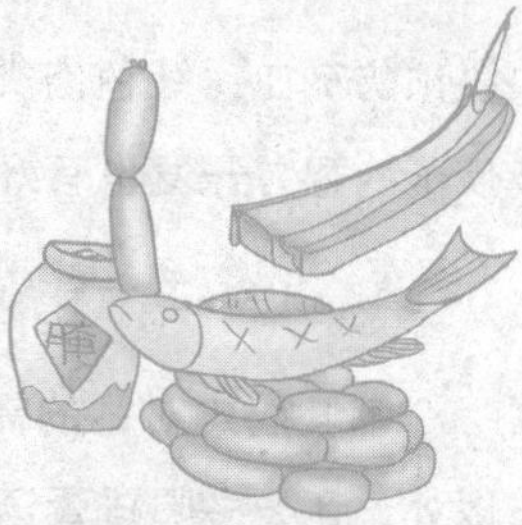

腌制食物会影响新妈妈体内的水盐代谢；咖啡及含某些香辛料的食品饮料会通过乳汁进入宝宝体内，影响孩子的健康发育，这些都需特别加以注意。

细节2 产褥期营养素的来源

整个产褥期，产妇需要多种营养素，七大营养素（蛋白质、脂肪、糖类、维生素、无机盐、水和纤维素）既要全面，又要有重点，这是首要原则。产妇需要的营养素可由下述食物中得到满足。

（1）水分：可由白开水、淡茶、豆浆、稀粥、牛奶、西瓜、骨头汤提供。

（2）蛋白质：瘦肉、鱼、蛋、乳、家禽类（鸡、鸭）、豆制品、花生中含量丰富。

（3）脂肪：肉类、动物油含有动物脂肪；豆类及其制品、花生仁、核桃仁、芝麻、菜籽、松子中含有植物油，植物油价值较高。

（4）糖类：主要由主食，如米、面、玉米、小米，以及红薯、土豆、栗子、莲子、藕、菱角、蜂蜜和糖提供。

（5）无机盐：油菜、芹菜（尤其是芹菜叶）、雪里蕻、荠菜、胡萝卜、莴苣、小白菜中含磷较高，海带、海鱼、紫菜中含碘较高。

（6）维生素：鱼肝油、蛋、肝含有较多的维生素A。菠菜、芥菜、胡萝卜、韭菜、苋菜和莴苣叶中含胡萝卜素较多，胡萝卜素可在人体内转化成维生素A。小米、玉米、糙米、麦粉、豆类、肝和蛋中都含有大量的B族维生素，青菜和水果中也富含B族维生素。各种新鲜蔬菜、柑橘、橙柚、草莓、柠檬、葡萄、苹果、番茄中都含有较丰富的维生素C，尤以鲜枣、猕猴桃中含量最高。维生素D在鱼肝油、蛋类和乳类食品中含量丰富，常晒太阳也可补充维生素D。

（7）纤维素：即膳食纤维素，具有减肥、预防便秘、降血糖、降血脂、防癌（肠癌、乳腺癌）等功能，以粗粮、蔬菜、水果中含量最多。

细节3 剖宫产产妇饮食原则

从营养方面来说，剖宫产的妈妈对营养的要求比正常分娩的产妇更高。手术中的麻醉、开腹等手术需求对产妇身体本身就是一次考验，因此，剖宫产的妈妈在产后恢复会比正常分娩者慢些，同时，因手术刀口的疼痛，剖宫产妈妈的食欲会受到影响。

术后饮食

在手术后，产妇可先喝点萝卜汤，帮助因麻醉而停止蠕动的胃肠道恢复正常运作功能，以倡导排气作为可以开始进食的标志。

术后第一天饮食

术后第一天，一般以稀粥、米粉、藕粉、果汁、鱼汤、肉汤等流质食物为主，分6~8次进食。

术后第二天饮食

术后第二天，产妇可吃些稀、软、烂的半流质食物，如肉末、肝泥、鱼肉、蛋羹、烂面、软饭等，每天吃4~5次，保证充足摄入。

术后第三天以后饮食

第三天后，产妇就可以食用普通饮食了，注意补充优质蛋白质、各种维生素和微量元素，可摄入主食350~400克、牛奶250~500毫升、肉类150~200克、鸡蛋2~3个、蔬菜水果500~1000克、植物油30克左右，这样方能有效保证乳母和婴儿的营养充足。

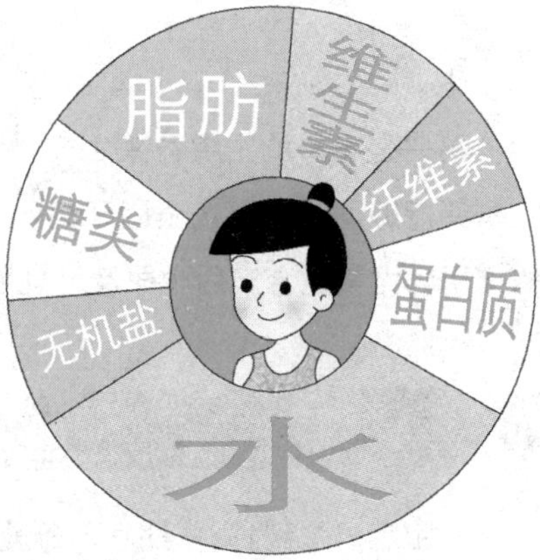

细节4 适合新妈妈食用的蔬菜

莲藕

莲藕中含有大量的淀粉、维生素和矿物质，营养丰富，清淡爽口，健脾益胃，润燥养阴，是祛淤生新的佳蔬良药。产妇多吃莲藕，能及早清除腹内积存的淤血，增进食欲，帮助消化，促使乳汁分泌，有助于对新生儿的喂养。

黄花菜

黄花菜中含有蛋白质及矿物质磷和铁、维生素A、维生素C及甾体化合物，营养丰富，味道鲜美，尤其适合做汤用。中医书籍记载，黄花菜有消肿、利尿、解热、止痛、补血、健脑的作用。产褥期产妇容易腹部疼痛、小便不利、面色苍白、睡眠不安，多吃黄花菜可消除以上症状。

黄豆芽

黄豆芽中含有大量蛋白质、维生素C、纤维素等物质。蛋白质是组织细胞的主要原料，能修复分娩时损伤的组织；维生素C能增加血管壁的弹性和韧性，防止产后出血；纤维素能润肠通便，防止产妇发生便秘。

海带

海带中富含碘和铁，碘是合成甲状腺素的主要原料，铁是制造血细胞的主要原料，产妇多吃这种蔬菜能增加乳汁中碘和铁的含量，有利于新生儿的生长发育，防止发生呆小症。

莴笋

莴笋是春季的主要蔬菜之一，含有多种营养成分，尤其富含钙、铁、磷，多吃莴笋能够助长骨骼，坚固牙齿。中医学认为，莴笋有清热、利尿、活血、通乳的作用，尤其适合产后少尿及无乳的新妈妈食用。

细节5 哺乳妈妈应多吃健脑食品

从宝宝出生到1周岁期间，母乳是宝宝的主要食物和营养来源。在这一阶段，又是宝宝大脑发育的关键时期，因此为宝宝提供高质量的母乳是非常重要的。

据研究，0~1岁时，宝宝的脑重量几乎平均每天增长1000毫克。出生后6个月内平均每分钟增加脑细胞20万个。出生后第三个月是脑细胞生长的第二个高峰。为了促进宝宝的大脑发育，除了要保证母乳的足量，还要保证母乳的质量，因此，新妈妈需要健脑食品，以保证母乳能为宝宝大脑发育提供充足的营养。

在日常饮食中，有许多食品都具有健脑益智功能，如动物脑、肝、血；鱼、虾、鸡蛋、牛奶；豆腐、豆芽等各类豆制品；芝麻、核桃、花生；胡萝卜、菠菜、金针菇、黄花菜；香蕉、苹果、橘子；小米、玉米、红糖等。

细节6 产后要注意钙的补充

我国正常人每日需钙600毫克，孕期需钙1500～2500毫克，哺乳期需2000毫克。通过调查，我国孕妇在怀孕晚期几乎百分之百缺钙。100毫克的人乳中含钙34毫克，如果每日泌乳1000～1500毫升，就要失去500毫克左右的钙，缺钙如得不到纠正，轻者肌肉无力、腰酸背痛、牙齿松动，严重者骨质软化变形。

钙主要来自食物，乳、豆类及其制品含钙量较多；海产品中虾皮、海带、发菜、紫菜等，木耳、口蘑、银耳、瓜子、核桃、葡萄干、花生米等含钙也比较丰富；鸡、鱼、肉类含钙较少。牛奶中含钙也比较多，但有些人肠道内缺乏将乳糖转化为糖的酶，喝牛奶后会出现腹部不适、胀气，甚至腹泻，可以用发酵过的酸奶代替。另外还要注意含钙多的食物不要与含草酸高的蔬菜同时煮食，例如菠菜、韭菜、苋菜、蒜苗、冬笋等，否则可使钙“皂化”，不能被人体吸收。

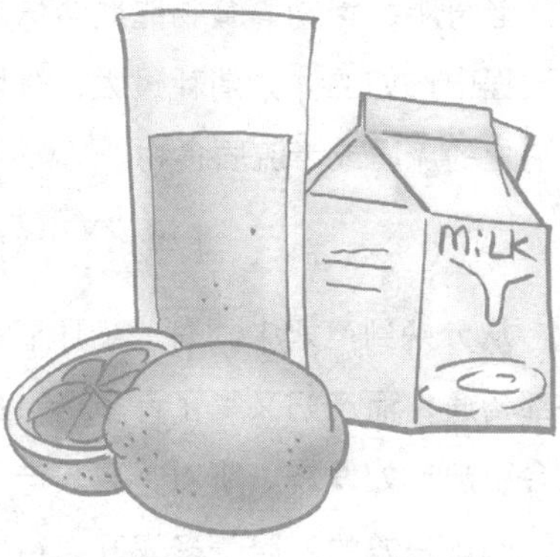

产后保健小百科：产后补血食物大搜罗

金针菜：金针菜含铁质较多，还具有利尿和健胃的作用。

龙眼肉：龙眼肉是民间熟知的补血食物，所含铁质丰富。龙眼汤、龙眼胶、龙眼酒等都是很好的补血食物，适合产后妈妈食用。

咸萝卜干：萝卜干含有丰富的铁质，可以炖带鱼、炒饭、搭配新鲜蚕豆炒制，吃起来有一种特别的风味。

胡萝卜：胡萝卜含有维生素B、维生素C，且含有一种特别的营养素——胡萝卜素。胡萝卜素对补血极为有益，胡萝卜煮猪肝是很好的补血汤饮。

面筋：面筋的铁质含量相当丰富，可以搭配蘑菇等食用。

细节7 产褥期进食误区

误区一：产妇应忌口

许多孕产妇都有忌口的习惯。其实，产后需要充足而丰富的营养素，主副食都应多样化，仅吃一两样食物不仅不能满足身体的需要，也不利于乳腺分泌乳汁。

误区二：产后体虚，应多吃老母鸡

产后特别是剖宫产后，新妈妈的胃肠道功能尚未恢复，不能吃过于油腻的食物。老母鸡、蹄膀等食物脂肪含量较高，不适合产后马上吃。产后体虚是因为分娩过程中产妇的体力消耗过大，分娩后又要哺乳引起的。这时，产妇可进食一些易消化的流质或半流质食物。

误区三：为了早产奶，产后马上多喝汤

从分娩到产奶中间有一个环节，就是要让乳腺管全部畅通。如果乳腺管没有全部畅通，而产妇又喝了许多汤，那么分泌出的乳汁就会堵在乳腺管内，严重的还会引起产妇发烧。所以，要想产后早产奶，一定要让新生儿早早吮吸妈妈的乳房，刺激妈妈的乳腺管多泌乳。待乳腺管全部畅通后，再喝些清淡少油的汤，如鲤鱼豆腐汤、黄鳝汤等，对妈妈下奶会有帮助。

误区四：汤比肉有营养

产褥期应该常喝些鸡汤、排骨汤、鱼汤和猪蹄汤，以利于泌乳，但同时也要吃些肉类。肉比汤的营养要丰富得多，那种“汤比肉更有营养的”说法是不科学的。

误区五：产后出血多，吃桂圆、红枣、赤豆补补血

桂圆、红枣、赤豆是活血的食物，新妈妈产后吃了这些食物反而会增加出血量。这些食物都是高糖食物，有的产妇在床上吃，又不及时刷牙，这样很容易引起蛀牙。一般在产后2周以后或恶露干净后，才适合吃。

误区六：月子里不能吃水果

水果里含有各种维生素和微量元素，除产后3～4天里不要吃特别寒性的水果，如梨、西瓜等，应该每天吃2～3个水果。有的产妇在吃水果的时候会用微波炉将它加热，这样做其实是不科学的。因为水果里的维生素很容易氧化，加热或久置会使营养成分损失。

误区七：火腿有利于长伤口，要多吃

火腿本身是腌制制品，含有大量亚硝酸盐类物质。亚硝酸盐类物质是一种致癌物质，如摄入过多，人体不能代谢，会对机体产生危害。产妇如果吃火腿过多，火腿里亚硝酸盐物质也会进入乳汁，并蓄积在婴儿体内，给婴儿的健康带来潜在的危害。所以，产妇不宜吃火腿。

细节8 坐月子不是吃得越多越好

大家都知道在坐月子期间应该增强营养，以恢复分娩时消耗的体力，并且为宝宝提供高质量的乳汁，所以应保证产妇摄入充足的营养成分。其实产妇坐月子吃东西是很有学问的。坐月子期间并不是吃得越多越好，应以充足的能量、高蛋白质、适量的脂肪、丰富的无机盐、维生素以及充足的水分为原则。

能量是保证泌乳量的前提，热能不足将导致泌乳量减少40%~50%。食物应以奶制品、蛋类、肉类、豆制品、谷类、蔬菜为主，配合适量的油脂、糖、水果。食物应清淡，易于消化，烹调时应少用油炸、油煎的方法。每餐应干稀搭配、荤素结合，少吃甚至不吃生冷或凉拌的食物，以免损伤脾胃，影响消化功能。产后虽不要忌口，但要注意不食辛辣之物，如辣椒、酒、茴香等，以免引起便秘或痔疮发作。

细节9 不宜过多吃鸡蛋和油炸食物

有的产妇为了加强营养，分娩后和坐月子期间，常以多吃鸡蛋来滋补身体的亏损，甚至把鸡蛋当成主食来吃。

医学研究表明，分娩后数小时内，最好不要吃鸡蛋。在分娩过程中，体力消耗大，出汗多，体液不足，消化能力也随之下降。若分娩后立即吃鸡蛋，就难以消化，增加胃肠负担。在整个产褥期间，根据国家对孕、产妇营养标准规定，每天需要蛋白质100克

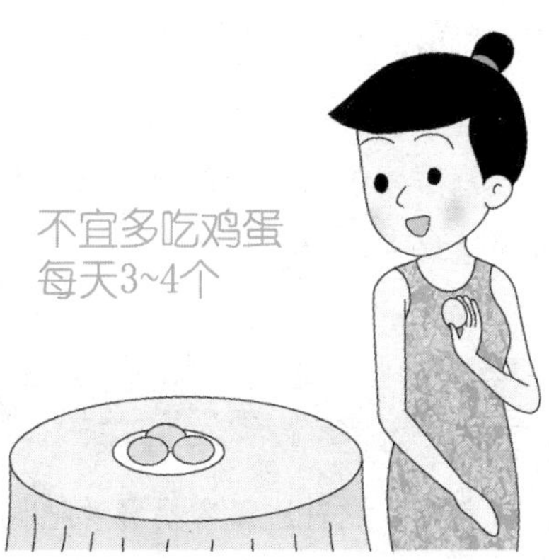

左右，因此，每天吃鸡蛋2~3个就足够了。研究还表明，一个产妇或普通人，每天吃十几个鸡蛋与每天吃3个鸡蛋，身体所吸收的营养是一样的。

同样，油炸食物也难以消化，产妇也不应多吃。并且，油炸食物的营养在油炸过程中已经损失很多，比面食及其他食物营养成分要差，多吃并不能给产妇增加营养，反倒增加了肠胃负担。

细节10 新妈妈应少吃辛辣、生冷、坚硬的食物

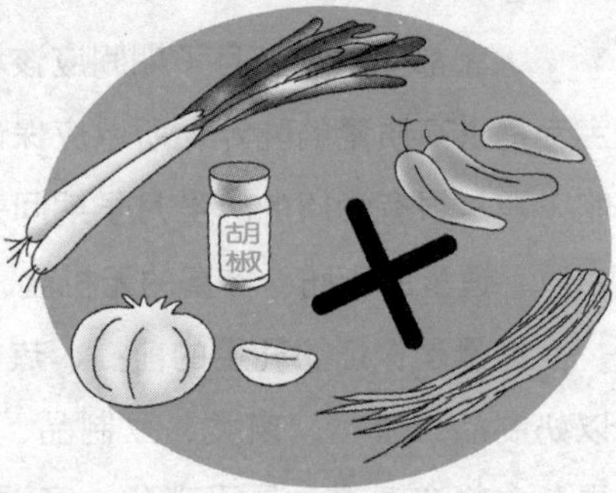

在月子里，产妇一定要忌食辛辣温燥和过于生冷的食物。辛辣温燥之食可助内热，使产妇上火，引起口舌生疮、大便秘结，或痔疮发作。母体内热可通过乳汁引起婴儿内热加重。所以，新妈妈在产后1个月内应禁食韭菜、大蒜、辣椒、胡椒、茴香、酒等。

生冷、坚硬食物易损伤脾胃，影响消化功能，生冷之物还易致淤血滞留，可引起产后腹痛、产后恶露不尽等。如食坚硬之物，还易使牙齿松动疼痛。

细节11 产后吃海鲜不一定会引起刀口发炎

刀口发炎是由于刀口感染细菌而引起的炎症反应，局部表现为红肿、发热、疼痛，严重的还可引起刀口化脓、愈合不好，甚至开裂。会阴部切口由于恶露的不断排出，局部不能保持干燥，容易受细菌污染，刀口感染发生率较高。所以，刀口是否感染海鲜无关。

海鲜属于高蛋白食物，产后适当食用有利于身体的恢复和刀口的愈合，但不要过量食用。

细节12 产后不宜滋补过量

首先，滋补过量容易导致肥胖，而肥胖会使体内糖和脂肪代谢失调，引发各

种疾病。其次，滋补过量有害于婴儿。产妇营养过剩，奶水中脂肪含量多。婴儿胃肠如果能够吸收，便会导致婴儿肥胖，易患扁平足类疾病；倘若婴儿消化功能较差，不能充分吸收，就会出现脂肪泻，长期慢性腹泻会引起婴儿营养不良。

适合新妈妈滋补的食物

■ 红糖。含铁量高，能够给产妇补血。同时富含多种微量元素和无机盐，能够利尿，防止产后尿失禁，促进恶露排出。一般食用不能超过10天，时间过长增加血性恶露，夏天还会使产妇出汗多而体内少盐。

■ 鸡蛋。蛋白质含量丰富而且利用率高，还含有卵磷脂、卵黄素、多种维生素和无机盐，其中所含的脂肪易被吸收。有助于产妇恢复体力，维护神经系统的健康。每天吃4～6个鸡蛋已足够，过多会使蛋白质过剩而诱发其他疾病。

■ 小米。含有较多的B族维生素，纤维素含量也很高，能够帮助产妇恢复体力，刺激肠蠕动，增进食欲。小米粥要黏稠一些，不宜太稀薄，而且产后不能完全以小米为主食。

■ 芝麻。富含蛋白质、脂肪、钙、铁、维生素E，可提高和改善膳食营养质量。选用黑芝麻比白芝麻更好。

■ 鸡汤、鱼汤、骨头汤。含有易于人体吸收的蛋白质、维生素和无机盐，味道鲜美，可刺激胃液分泌，提高食欲，并可促进乳汁分泌。

■ 虾、鱼。对乳母是最好的食物，具有开胃作用，体力不佳者尤应多吃些。

■ 鸡肫。鸡肫具有促进胃液分泌，帮助消化的作用，胃胀、无食欲的产妇应多吃点。

■ 黄花菜。黄花菜铁含量是菠菜的20倍，同时含有许多纤维素，可促进新陈代谢，并有镇静的作用。

■ 鲑鱼。能止血活血，补气强筋骨，除风湿，适宜产后食用。

■ 鸡肉。具有补虚益气的效果，能补充体力，促进血液循环，对贫血和虚冷症的产妇特别有效。

■ 胡萝卜。含有胡萝卜素及维生素A、B、C，血压低、贫血、易疲劳、视力不好的产妇，要适当多吃。

■ 四季豆。可促进胆汁分泌，有利于肝脏功能运作。

■ 红（紫）色菜。含丰富的铁质，具有补血作用，产妇要多吃，如甘蓝等。

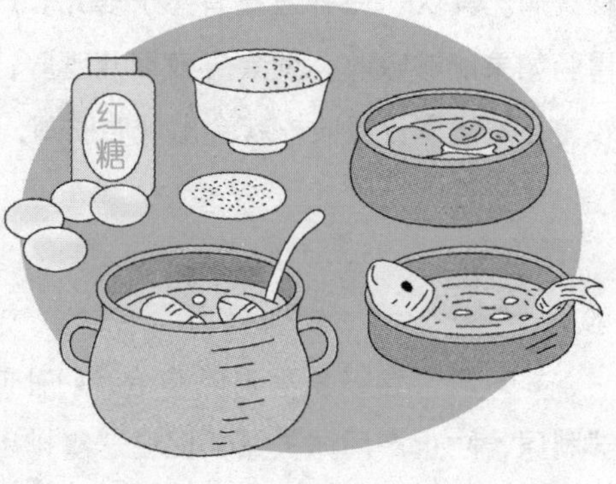

■ 菠菜。除含铁质外，还含有丰富的维生素A、B、C、E及造血所需要的叶酸，是产妇不可缺少的。中医称其能清热消渴，补肝明目，养血止血，可治疗便秘、口干、头昏眼花等。

■ 红豆。能健脾利湿，散血解毒，适用于产后缺乳，有恢复身体健康的作用。

■ 百合。补虚润肺，镇咳止血，宁心安神，具有滋补养神、美肌催奶等作用。

细节14 产后应适量摄入食盐

在民间流传着一种说法，说乳母要忌食盐，否则会导致婴儿患尿布疹。这样产妇吃的许多食物中都不能放盐，反而影响产妇的胃口，引起食欲缺乏，营养摄入不足。

盐不能多吃，但也不能不吃或吃盐过少。盐中含钠，钠是人体必需的物质，如果人体缺钠就会出现低血压、头昏眼花、恶心、呕吐、无食欲、乏力等症状。如果乳母限制盐的摄入，影响了体内电解质的平衡，不但影响乳母的食欲，而且会造成婴儿体内缺钠，对身体发育不利。

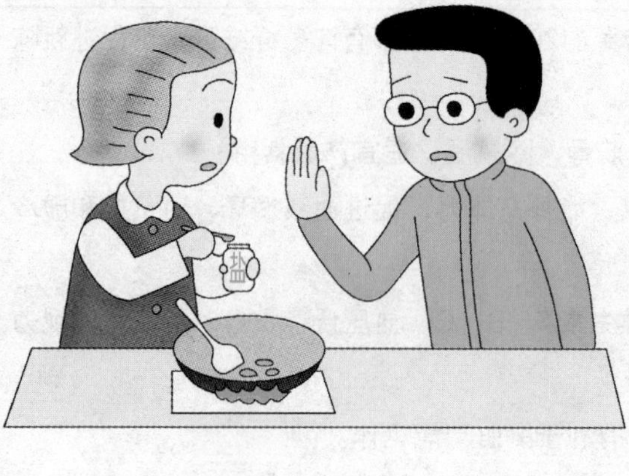

另一方面，乳母食盐过多也不好，会加重肾脏负担，也会使血压增高。所以，乳母不应过量食盐，也不能忌食盐。

细节15 新妈妈不宜多喝茶

新妈妈不宜多喝茶，因为茶叶中含有鞣酸，它可以与食物中的铁相结合，影响肠道对铁的吸收，从而引起贫血。茶水浓度越大，鞣酸含量越高，对铁的吸收影响越严重。茶叶中还含有咖啡因，饮用茶水后，使人精神兴奋、不易入睡，影响产妇休息，还可通过乳汁进入婴儿体内，也会使婴儿精神过于兴奋，不能很好睡觉，容易出现肠痉挛和无故啼哭的现象。

细节16 新妈妈不宜急于服用人参

有的产妇产后急于服用人参，目的是滋补身体。其实这样做是有害无益的。

人参中含有能作用于中枢神经系统和心脏、血管的一种成分——人参皂甙，它能产生兴奋作用，服用后往往会使新妈妈出现失眠、烦躁、心神不宁等症状，导致其不能很好地休息，反而影响了产后的恢复。

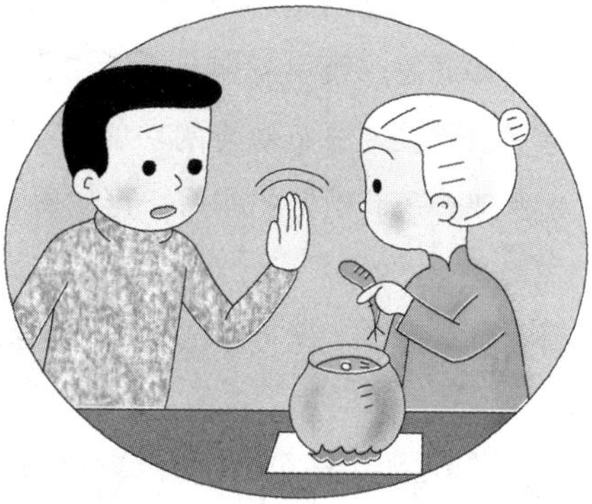

人参是一种大补元气的药物，服用过多，可加速血液循环，因为分娩过程中，内外生殖器的血管多有损伤，如果服用人参，不仅妨碍受损血管的自行愈合，还会加重出血状况。

细节17 产妇不要服用鹿茸

中医认为，鹿茸味甘咸性温，具有补肾壮阳、益精养血、强壮筋骨的功效。现代研究表明，鹿茸能提高血压，促进红细胞、血红蛋白及网状红细胞生成，并有激素样的作用。在临床上多用于真阳虚衰，精血两亏、冲任虚损、精神疲乏、畏寒乏力、勃起功能障碍、子宫虚冷、不孕、不育等阳虚症。可见鹿茸主要作用为补阳，而产后会出现阴血亏损、元气耗伤引起的阴血不足、阳气偏旺；此时若服用鹿茸，必招致阳气更旺，阴血更损，造成血不循经的阴道不规则流血症状。由此看来，产后不要立即服用鹿茸为好。

细节18 新妈妈不宜喝黄酒

产后少量饮黄酒可以祛风活血，有利于恶露排出、子宫复旧，有舒筋活络的功效，但过量或饮用时间过长可助内热，使产妇上火，并通过乳汁影响婴儿，还会使恶露排出过多或持续时间过长，不利于产后恢复。饮用时间以产后一周为宜。

细节19 新妈妈不宜吸烟、饮酒

吸烟不仅对常人不利，对产妇和新生儿更不好。母亲吸烟会使乳汁分泌减少；对婴儿来说，烟草中的尼古丁、一氧化碳、二氧化碳、焦油、吡啶等会随乳汁进入婴儿体内，影响婴儿的生长发育。同时被动吸烟还容易使婴儿呼吸道黏膜受伤，引起呼吸道感染，抵抗力下降。

产妇饮酒后，酒精会通过乳汁进入婴儿体内，影响婴儿的生长发育，特别是大量饮酒后，可引起婴儿酒精中毒，出现嗜睡、反应迟钝、出汗、呼吸加深等现象，由于婴儿肝脏解毒的功能尚不健全，受损害的程度更大。另外，啤酒中的大麦芽成分还有回奶的作用，可使母亲乳汁减少。

细节20 新妈妈不宜吃炖母鸡

在民间传统习俗中，产妇产后经常要吃炖老母鸡，大家普遍认为老母鸡比较有营养。但很多产妇产后尽管营养很好，但奶水仍不足，达不到用母乳喂养婴儿的要求。

产妇产后吃炖母鸡，为什么会导致奶水不足或完全回奶呢?

这是因为只有催乳素才能起到促进泌乳的作用。产妇分娩后，血液中雌激素和孕激素的浓度大大降低，而母鸡的卵巢和蛋衣中含有一定量的雌激素，因而产妇食用炖母鸡后，血液中雌激素浓度增加，催乳素的效能就会因此减弱，从而导致乳汁不足，甚至完全回奶。

雄激素具有对抗雌激素的作用。公鸡睾丸中含有少量的雄激素。因此，产妇产后若吃一只清炖的大公鸡，连同睾丸一起食用，无疑会促进乳汁分泌。

当发现乳头不通，即乳房发胀而无奶时，切勿吃公鸡下奶，否则会引起乳腺炎。

细节21 新妈妈不宜多吃味精

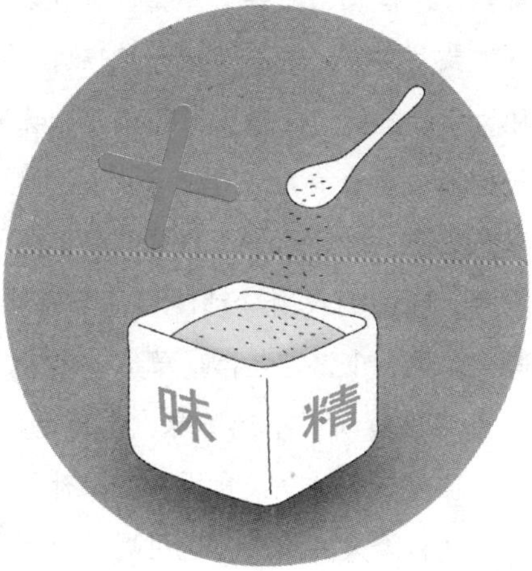

味精的主要成分是谷氨酸钠，在肝脏中的谷氨酸丙酮酸转氨酶的作用下，可转化成人体需要的氨基酸，它对成年人没有什么危害，但对12周以内的婴儿不利。如果乳母食用过多味精，谷氨酸钠就会通过乳汁进入婴儿体内，与婴儿血液中的锌发生特异性结合，生成不能被机体吸收利用的谷氨酸，并随尿液排出体外，从而导致婴儿缺锌，使其出现味觉减退、厌食等症状，还会造成智力减退、生长发育迟缓、性晚熟等不良后果。

细节22 新妈妈不宜喝高脂肪浓汤

刚生完孩子，新妈妈自然是全家的保护对象，大鱼大肉肯定少不了，至于老火浓汤更是家常便饭。但是，这样的饮食并不科学。

高脂肪浓汤既容易影响食欲，还会使身体发胖，影响体形。同时，摄入高脂肪也会增加乳汁的脂肪含量。有不少的新生儿、婴儿不能耐受和吸收这种高脂肪的乳汁而引起腹泻。因此，新妈妈不宜喝高脂肪的浓汤，可以喝些有营养的荤汤和素汤，如蛋花汤、鲜鱼汤、豆腐汤、蔬菜汤、面汤、米汤等，以满足母婴对各种营养素的需要。

细节23 不同体质的产妇如何坐月子

寒性体质：面色苍白，怕冷或四肢冰冷，口淡不渴，大便稀软，尿频、量多、色淡，痰涎清，涕清稀，舌苔白，易感冒。这种体质的产妇肠胃虚寒、手脚冰冷、气血循环不良，应吃较为温补的食物，如麻油鸡、烧酒鸡、四物汤、四物鸡或十全大补汤等，原则上不能太油，以免腹泻。食用温补的食物或药补可促进血液循环，达到气血双补的目的，而且筋骨不易扭伤，腰背也不会酸痛。忌食寒凉水果，如西瓜、木瓜、葡萄柚、柚子、梨、杨桃、橘子、香瓜、哈密瓜等。宜食荔枝、桂圆、苹果、草莓、樱桃、葡萄等。

热性体质：面红目赤，怕热，四肢或手足心热，口干或口苦，大便干硬或便秘，痰涕黄稠，尿量少、色黄赤、味臭，舌苔黄或干，舌质红赤，易口破，皮肤易长痘疮或痔疮等症，不宜多吃麻油鸡。宜用如下食物来滋补，例如山药鸡、黑糯米、鱼汤、排骨汤等，蔬菜类可选丝瓜、冬瓜、莲藕等，或吃青菜豆腐汤，以降低火气。腰酸的人用炒杜仲15克与猪腰同煮汤，不会引起上火。不宜多吃荔枝、桂圆、苹果，少量吃些橙、草莓、樱桃、葡萄。

中性体质：不热不寒，不特别口干，无常发作之疾病。饮食上较容易选择，可以食补与药补交叉食用。如果补了之后口干、口苦或长痘疮，就停一下药补，吃些上述较降火的蔬菜，也可喝一小杯不冰的纯橙汁或纯葡萄汁。

细节24 坐月子要多吃鲤鱼

产妇多喜吃鲤鱼，但一般说不出吃鲤鱼的好处，有的则说“鱼能撵余血”，所谓“余血”，主要是指恶露。鱼为什么能排出恶露？恶露的排出与子宫的收缩力关系密切，当子宫收缩时，肌纤维缩短，挤压血管，将子宫剥离面的毛细血管断端的余血挤压出去，排入宫腔内；子宫收缩时又将残留在宫腔内的坏死脱膜细胞和表皮细胞，经阴道并带着阴道内的黏液，排出体外。若子宫收缩不良，则剥离面断端的血管开放以致宫腔积血，恶露增多，时间延长。凡是营养丰富的饮食，都能提高子宫的收缩力，帮助撵余血。

鱼类有丰富蛋白质，可以促进子宫收缩，而鱼类中主要是鲤鱼更能促进子宫收缩，有助于排出恶露。据中医研究，鲤鱼性平味甘，有利小便解毒的功效，对水肿胀满、肝硬化腹水、妇女血崩、产后无乳等病症有较好的疗效。此外，鲤鱼还有生奶汁的作用。所以，产后适当吃些鲤鱼是有道理的。

细节25 产妇不可久喝红糖水

按照我国民间习俗，产妇分娩后，都要喝些红糖水，只要适量，对产妇、婴儿都有好处。因为产妇分娩时，精力、体力消耗很大，失血较多，产后又要给婴儿哺乳，需要丰富的糖类和铁质。红糖既能补血，又能供应热能，是较好的补益佳品。

但是，不少产妇喝红糖水的时间往往过长，有的喝半个月甚至1个月，这样会对产妇子宫恢复不利。因为产后10天，恶露逐渐减少，子宫收缩功能也逐渐恢复正常。如果久喝红糖水，红糖的活血作用会使恶露的血量增多，造成产妇继续失血。产妇喝红糖水的时间，一般以产后7～10天为宜。

产后保健小百科：产妇唯有食用红糖才好吗

一般产妇都喝红糖水，认为产妇只有喝红糖水才好，是这样吗？其实红糖、白糖都有各自的作用；有时应吃红糖，有时应吃白糖。

红糖和白糖都是从甘蔗、甜菜中提取的。红糖是一种含葡萄糖、纤维素多的食糖，具有活血化淤的作用，对产后子宫收缩、恢复和恶露排出、乳汁分泌均有一定作用。由于含葡萄糖浓度较高，吸收入血后，还有利尿功能，利于产妇泌尿系统保持通畅，减少产妇卧床期间引起的膀胱尿潴留，从而防止泌尿系感染。在产后10日内，饮红糖水或在食物中加红糖，有益于健康。可是，红糖性温，在炎热的夏天，如果产妇久食红糖，会使汗液增多、口渴咽干，如伴有产后感染疾病，还可出现发热、头晕、心悸、阴道流血增多等病症。因而，红糖虽好，也应根据情况食用。

白糖纯度高，杂质少，性平，有润肺生津的功效。适合夏季分娩的产妇，或产褥中、后期食用。如果有发热、出汗较多、手足心潮热、阴道流血淋漓不断、咽干口渴、干咳无痰的产妇，更应多用白糖，即使在寒冷的季节分娩，也可以食用白糖。

细节26 产后第1周，恶露排出关键期，不宜进补

产后第1周是产妇伤口愈合最重要的一周，同时有些产妇因为产后痔疮情形

严重，会有发炎现象，也不适合马上进补。

一般而言，产妇至少要休养30天才能使子宫完全恢复，其中又以产后第一周的休息最为重要，是决定子宫收缩是否完全的关键。通常在恶露由红色转成淡褐色、排出量逐渐减少时，大约是顺产产妇产后7~10天、剖宫产妇产后7~14天之后，才可按照体质逐渐开始进补。在恶露尚未排尽、颜色还未转成淡褐色、量未减少时，是不能进行药补和食补的。

产后大补很容易导致血管扩张，血压上升，可能会加剧出血，延长子宫的恢复期，引起恶露不绝。这个时期的饮食应在清淡、稀软的原则上多样化，少吃桂圆、人参等补益性食品。

产后第一周的调理以生新血、化瘀血，促进子宫收缩、恶露排净为目的。

■ 把握产后第1周的利尿期恢复体态：产妇在妊娠期间，体内水分会比孕前增加30%，约1000毫升，分娩后需由排汗、利尿等代谢作用，来排除体内滞留的水分，逐渐降低心脏负荷，并达到减重的目的。

■ 促进乳汁分泌、乳腺畅通：产后第3天起，乳汁就会逐渐分泌，初期因婴儿吸吮力不足或是产妇对哺乳方式的不熟练，容易造成乳腺不畅，甚至阻塞。因此，需要通过调理来促进乳腺分泌顺畅。

■ 禁用酒、香油料理食物：由于伤口仍有红肿疼痛，此时若服用大量含香油、酒的食物往往会使肿痛加重，而且大量酒精会使恶露量过多，造成不正常出血。

■ 不能骤服补气养血中药，如八珍汤、十全大补汤等，因为过度补气养血，反而会妨碍恶露的排出，甚至使恶露不出而影响到子宫的恢复，严重时可能会引起骨盆腔发炎或产后大出血。

■ 多摄取高蛋白食材和增进乳汁分泌的食疗，以增加乳汁分泌。

■ 搭配利水调理药膳，排除多余水分。

细节27 产后第1周食谱

乌梅生姜红糖汤

材料：乌梅5颗，生姜5片，红糖10克。

做法：将材料加清水放入锅内，以大火煮至沸腾后，转小火煮5分钟即可。

功效解析：红糖含铁比白糖高1~3倍，对于排除淤血、补充失血有较好的作用。

红糖豆腐汤

材料：豆腐500克，红糖150克。

做法：将豆腐洗净，切成小块。锅置火上，放入清水烧开，下豆腐块煮汤，将好时加入红糖，稍煮沸即成。

功效解析：豆腐具有补益清热的功效，常食可补中益气、清热润燥、生津止渴、清洁肠胃。豆腐的蛋白质含量很高，产后食用可补充产妇生产过程中的能量损耗。

红枣薏仁粥

材料：红豆30克，薏仁100克，红枣10颗。

做法：将薏仁洗净，红枣洗净去核，再泡水4小时。红豆、薏仁、红枣放入锅中加水煮30分钟，熄火后再焖1小时。

功效解析：红豆及薏仁利尿，红枣补脾胃，可以调理产后血虚和下肢水肿。

八宝粥

材料：黑糯米100克，红豆、莲子各20克，桂圆15克，老姜2片，黑芝麻15克，红糖1汤匙。

做法：先将黑糯米、红豆洗净，泡水4小时。将黑糯米、红豆、莲子、桂圆、老姜放入锅中混合加水用大火煮沸后转中火煮30分钟，再加入黑芝麻、红糖煮1小时。

功效解析：改善产后血虚引起的头晕、心悸、失眠、健忘。

枸杞红枣茶

材料：枸杞1汤匙，红枣5颗。

做法：将枸杞洗净，红枣洗净去核备用，加500毫升水入锅中，放入红枣、枸杞，大火煮开后转中火煮30分钟后熄火。

功效解析：改善产后头晕、唇色淡白、身倦、两眼干涩、失眠等气血两虚症状。

莲子炖鸡汤

材料：鸡腿150克，莲子10克，枸杞1茶匙，盐1/2茶匙。

做法：鸡腿洗净，剁成块状。莲子去心（干莲子须先泡开），将鸡腿、莲子及枸杞一同放入锅中，加水炖煮至熟透，加盐调味即可食用。

功效解析：莲子可健脾补胃，提高食欲，安定心神，预防产后忧郁；枸杞能强健筋骨，具有明目的功效。

菠菜炒猪肝

材料：菠菜100克，猪肝80克。

调料：盐3克，香油1汤匙，老姜3片。

做法：菠菜洗净，切段；猪肝洗净、切片备用。锅中倒入香油加热，爆香姜片，再放入猪肝炒至半熟。最后再加入菠菜段炒匀，起锅前加盐调味即可。

功效解析：菠菜和猪肝铁质含量都很多，加上猪肝富含蛋白质，对于产后补血功效极大。如果是吃素的产妇也可以直接以清炒菠菜来补血。

山药排骨汤

材料：小排骨150克，山药60克，大枣5颗，盐1茶匙。

做法：小排骨洗净，剁成小块；山药洗净，削去外皮，切块备用；将小排骨、山药块及大枣放入锅中，加水煮至排骨熟烂加盐调味即成。

功效解析：提高免疫力，改善产后虚弱的身体。

鸡肉糯米粥

材料：乌骨鸡肉100克，乌骨鸡骨架1副，糯米30克，香菇两朵，芹菜末50克。

调料：盐、胡椒粉各1/2茶匙。

做法：乌骨鸡骨架先以滚水汆烫、去血水，捞起备用；然后鸡骨架加300毫升水熬煮30分钟，鸡汤留下备用。糯米洗净、泡水；鸡肉洗净，切丝；香菇泡软、切丝备用，将糯米、鸡肉、香菇放入鸡汤中，以小火熬煮约30分钟，熄火前加盐、胡椒粉及芹菜末调味即可。

功效解析：乌骨鸡含丰富优质蛋白质，可治疗贫血，因其DHA、维生素A、维生素B_2、铁质含量高，所以具有保固肾脏的优点。此外，再加上热量低且很容易消化吸收的特质，适合产后食欲不佳、身体虚弱的产妇食用。

细节28 产后第2周促进乳汁分泌，预防便秘

子宫良好收缩在此时更显重要，所以可能影响产后子宫收缩的食物都应该避免，如酒精、人参、当归等。另外对于部分产后伤风感冒、痔疮发炎、乳腺阻塞的妈妈，补品若太过燥热，吃了可能会有“火上浇油”的效果。产妇进补要参考个人体质，若进补后会有口干舌燥，甚至脸上长出痘痘的情况，就要注意是不是补得太不合宜了。

会阴部有伤口，有些产妇怕用力扯到伤口，产后会出现便秘现象，此时应多吃蔬菜摄取纤维，水分的补充也不应忽视，避免脱水及便秘。此阶段的饮食重点主要为促进乳汁分泌，补血以及通便、恢复体力等。

产后第2周调理以帮助子宫收缩，促进功能逐渐恢复为目的。

这一周恶露颜色开始转为淡红色或褐色，恶露量逐渐减少，代表红恶露已排尽。第2周起，产妇体力逐渐恢复，这时候饮食调理重点应着重于预防腰酸背痛、筋骨酸痛。乳汁分泌量逐渐增加，乳汁排出逐渐顺畅，若仍不足以提供宝宝的食量，这一周可以加强乳汁分泌量。

中药调理可以开始酌加益气养血药调理，但是还不能过度温补。

会阴处或腹部伤口红肿痛已逐渐消退，可以酌加米酒和少量香油来调理膳食。

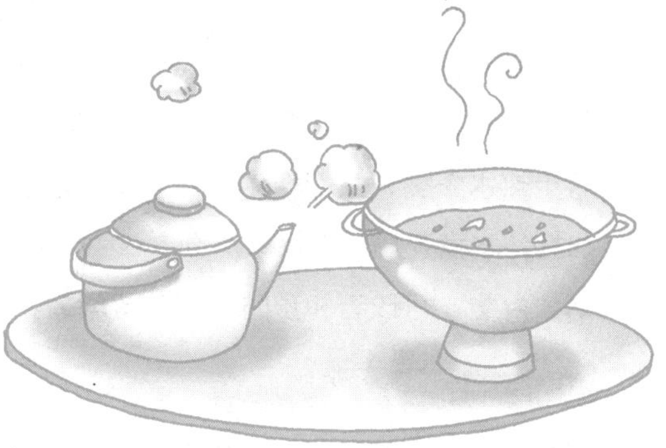

细节29 产后第2周食谱

莲子猪肚汤

材料：莲子100克，猪肚半个，米酒300毫升，排骨150克，姜15克。

做法：先将老姜切片，莲子洗净后泡水1小时；猪肚、排骨洗净、汆烫后再冲洗沥干备用；将猪肚、排骨、莲子、水、米酒一起以大火煮开后，转中火煮1小时。

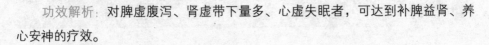

功效解析：对脾虚腹泻、肾虚带下量多、心虚失眠者，可达到补脾益肾、养心安神的疗效。

健脾固肾汤

材料：党参、山药、茯苓、薏仁各25克，莲子、芡实、扁豆各15克，排骨100克，米酒500毫升。

做法：排骨汆烫后洗净备用。将药材水洗后浸泡约5分钟，再加3碗水、2碗米酒入锅煮30分钟，最后将排骨倒入锅中，煮至排骨熟烂即可。

服法：产后第7天起服用，连服3~5天后效果较显著。

功效解析：

（1）健脾利水，预防子宫下垂。在产后利尿期服用，还可促进体内多余水分排出，达到减重、维持体态的目的。

（2）适合长期脾虚腹泻或容易水样白带量多的女性改善体质。

（3）月子期间若发生食欲缺乏、腹泻肠鸣时，可多服。

杜仲腰子汤

材料：炒杜仲片5钱，腰子一副，老姜5片，米酒500毫升，香油3汤匙。

做法：杜仲片放入锅中，加米酒煮40分钟后倒出备用；腰子去筋切片，冲洗数遍后用热水汆烫，立即泡入冰水中备用。香油热锅后，放入老姜、腰子快速拌炒，加杜仲水煮开后马上熄火。

功效解析：可改善和预防产后腰背酸痛、下肢酸软无力症状。

四神猪肚汤

材料：猪小肠200克，山药、茯苓各25克，莲子、芡实各15克，米酒300毫升，水500毫升。

做法：先将猪小肠洗净，用开水汆烫后捞出，冲洗备用；将猪小肠与中药一同放入锅中，加入水和米酒，用小火煮2小时即可。

麻油腰子汤

材料：猪腰子一副，老姜20克，香油2汤匙，米酒200毫升。

做法：将猪腰子剖开，剔除尿腺后用米酒洗净沥干，再切花洗净沥干水分；老姜洗净切丝。将香油入锅内加热后，放入姜丝炒香至浅褐色，捞起放入米酒中。把剩下的油加热，将猪腰子入锅炒一下，再将浸姜的酒由四周淋下，盖锅煮1分钟即可。

功效解析：预防和调理产后腰酸背痛。

红豆饭

材料：红豆100克，粳米200克。

做法：红豆洗净，用清水浸泡3小时；粳米洗净备用；把红豆、粳米一起放入电饭锅中，加入适量水煮熟即可。

功效解析：红豆含有大量铁，对于患有贫血、水肿的产妇，具有非常好的补血、消水肿的补益功效。产后体虚、贫血的产妇可经常食用。

八珍排骨汤

材料：当归、人参各10克，熟地、白芍、白术、茯苓、枸杞各7克，川芎、甘草各5克，红枣3颗，排骨200克。

调料：盐1/2茶匙，米酒250毫升，老姜3片。

做法：将排骨洗净，切小块，放入沸水锅中汆烫后捞出备用；将所有材料放入锅中，加入适量水和米酒，炖煮30分钟加盐调味即可。

功效解析：具有补气血、舒缓产后腰酸症状的功效。

南瓜烩豆腐

材料：南瓜200克，嫩豆腐100克，豌豆仁20克。

调料：酱油、盐、胡椒粉各1/2茶匙，香油1茶匙，姜片3片。

做法：南瓜去皮、去子、切块；嫩豆腐切块备用；锅中倒入香油加热，爆香姜片，再放入南瓜以小火煎至微熟后压成泥，加入酱油及适量水煮开，最后加入嫩豆腐、豌豆仁及盐、胡椒粉调味即可。

功效解析：南瓜中含有体内合成维生素A的重要物质——类胡萝卜素，可帮助产妇恢复眼睛的疲劳。豆腐更富含高质量的蛋白质，是素食者不可或缺的蛋白质来源。

薏仁赤小豆鸡汤

材料：薏仁10克，红豆20克，鸡腿150克。

调料：盐2克（1/4茶匙），嫩姜片5克。

做法：鸡腿洗净，剁块；红豆、薏仁洗净，用水泡1小时。将洗好的红豆、薏仁、鸡腿块和嫩姜片放入锅中，加盐及适量水，炖至熟烂即可。

功效解析：促进水分代谢，补充产妇身体所需的蛋白质。

细节30 产后第3周进补佳期，补气补血

产后第3周因为恶露即将排净，伤口已经愈合，体能也较为恢复，建议可以开始适度运动。但产妇做运动时切勿操之过急，避免造成体力太大负荷，但要注意持之以恒。

产后第3周起是最佳的进补时机，针对体质虚损部分加以调补，往往能达到事半功倍的效果。可开始在食材中加入补气、养血、补肾壮筋骨的中药材，或可用全酒或半水酒的方式调理。如果是体质偏燥热者，可先将米酒煮15分钟后，再加入食材料理。

预防产后掉发、腰膝酸软、记忆力减退、提早老化，并提高免疫力，调理个人特殊体质及治疗顽疾。

产妇常因为产后数日以来吃多动少，第3周起可能开始出现胃脘闷胀、肠鸣腹泻等肠胃不适症状，所以调理药膳也要多注意理气健脾的原则，以保护胃肠道。

哺乳妈妈更要注意营养摄取，建议多吃高蛋白食物，而蔬菜、水果等食物也要均衡摄取。为了让乳汁充裕，每天要多饮用液体，包括牛奶、白开水等。此阶段饮食重点主要为调理体质、补气及强筋健骨。

细节31 产后第3周食谱

当归猪心汤

材料：猪心1具，当归10克，枸杞25克，黑枣5颗，米酒300毫升。

调料：盐1/2茶匙。

做法：将猪心洗净切半，内外抹少量盐；把所有药材放入猪心中，加水及米酒一起大火煮开，再以中火煮约1小时，直至无酒味；猪心取出切片食用。

功效解析：补血养心、明目安神，可治疗产后头晕目眩、心悸失眠。

当归生姜羊肉汤

材料：羊肉块150克，当归15克，生姜10克，生地12克，米酒30毫升，水600毫升。

做法：羊肉洗净，放入滚水中汆烫，去血水；生姜洗净，切片备用。将羊肉与当归、生地、生姜片一同放入锅中，加入水和米酒，用小火慢炖，等到酒味完全消除为止。

功效解析：活血补血，补充蛋白质。

当归枸杞鸡汤

材料：土鸡腿1只（约120克），当归5克，枸杞3克，水500毫升。

做法：土鸡腿、当归、枸杞分别洗净；将所有材料放入碗中，加水500毫升，置入锅中蒸15分钟，即可食用。

功效解析：提高完整的蛋白质，促进血液循环。枸杞是铁、维生素B_1、维生素B_2、纤维素、钾、钙、镁的丰富来源，对于产后新妈妈的气色恢复非常有帮助。

黄芪鳗鱼汤

材料：鳗鱼150克，当归5克，黄芪3克，枸杞3克。

调料：香油1/2茶匙。

做法：鳗鱼洗净，和药材同放入容器中，加水至盖住全部材料，放入蒸锅，蒸至完全熟透；取出蒸好的鳗鱼汤，撒上香油即成。

功效解析：补血止痛，镇静神经，补充蛋白质。

黑豆汤

材料：黑豆250克，米酒水1000毫升，冰糖少许。

做法：黑豆洗净，放入砂锅，加入米酒水，煮至烂；起锅前再加入冰糖，即可食用。

功效解析：健肠胃，利湿导水。

银耳莲子汤

材料：银耳100克，莲子50克，红枣8颗，枸杞1茶匙，米酒水300毫升，冰糖少许。

做法：银耳洗净，泡水，剪去硬蒂，洗净去杂质，切小朵。莲子、红枣洗净，与银耳共放入锅中，加入米酒水同煮，起锅前加入枸杞再焖10分钟，加入冰糖拌匀即成。

功效解析：清热解毒，滋阴养颜，养心安神。

清炖鸡参汤

材料：水发海参400克，童子鸡500克，火腿片25克，水发冬菇、笋片各50克，鸡骨500克，小排骨250克。

调料：盐1茶匙，料酒1汤匙，葱、姜各10克。

做法：海参洗净，下开水锅汆烫一下取出。鸡骨、小排骨斩块，与童子鸡一起下开水锅汆烫一下取出。冬菇去蒂，与海参、童子鸡放汤锅内，加入笋片、火腿片，加料酒、盐、葱、姜、高汤，加盖，上笼蒸烂取出，去鸡骨、排骨，捞去葱、姜即可。

功效解析：补肾益精，养血润燥，培益脏腑，产后体虚者食之有益，对婴儿骨质发育及产后母体恢复有利。

桂圆红枣汤

材料：枣（干）300克，桂圆肉200克。

调料：白砂糖50克。

做法：红枣和桂圆拣洗干净；红枣放在清水中浸泡2小时捞出；将红枣与桂圆入锅，加水煮透，放入冰箱备用。

牛骨萝卜汤

材料：牛骨1000克，胡萝卜200克，番茄、菜花各100克，洋葱1个。

调料：盐1/茶匙。

做法：牛骨大块斩断，洗净，放入沸水锅中焯一下。胡萝卜洗净，去皮切块；番茄洗净，切块；菜花洗净，切块；洋葱，切块。锅烧热，下油，慢火炒香洋葱，加适量水烧沸，放入牛骨，文火煮1小时，捞出牛骨，放入萝卜稍炖，加入菜花烧沸，放入调味即可。

细节32 产后第4周充足营养，保证乳汁分泌充沛

此时产妇的身体已经恢复的差不多了，应尽量把握营养均衡的重点，注意体重的控制。此阶段新妈妈的身体调理基本到位，饮食调理的目的是保证乳汁的充裕和质量。新妈妈尤其要多吃富含蛋白质、钙、铁比较丰富的食物，以补充营养，保证乳汁源源不断地供给新生宝宝。

哺乳期所需的营养非常高，所以新妈妈只有营养全面才能满足自身和新生宝宝的营养需求。产妇饮食要尽量做到种类丰富，切不可挑食、偏食，同时数量也要相应地增加，以保证各种营养素的均衡摄取。

新妈妈要多吃易消化及刺激性小的食物。这样不但有利于身体恢复，同时也有利于营养的吸收和利用。这是由于新妈妈产后活动量少，胃肠的消化能力较弱，而有些食物虽然营养比较丰富，但不易消化，吃多了会引起肠胃不适和大便干结、便秘等症状。

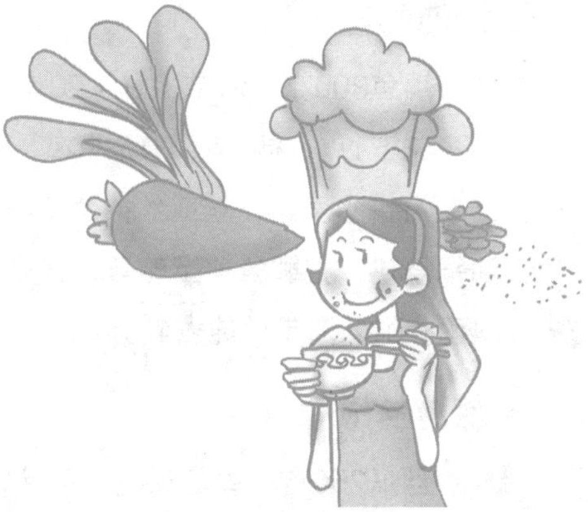

细节33 产后第4周食谱

红枣花生粥

材料：花生仁、红枣各50克，大米100克，红糖30克。

做法：花生仁浸泡1夜，红枣去核，洗净，同洗净的大米一起下锅熬制；将材料煮至软烂后加红糖稍煮即可。

功效解析：润肺、和胃、止血、催乳，适用于燥咳、反胃、脚气、产妇少乳及各种出血等症。

桑寄生麦冬蛋茶

材料：鸡蛋2只，红枣24粒，桑寄生100克，麦冬30克，冰糖30克。

做法：鸡蛋煮熟、去壳。红枣去核、洗净。麦冬浸洗后，连同其他材料放入煲内，煮滚，中火煲1.5小时，放入冰糖调味即可。

功效解析：宁心、补血、养颜，适合虚不受补的产妇饮用。麦冬味甘，微苦，性微寒，可止咳润肺、清热养阴。

砂仁蒸鲫鱼

材料：鲫鱼200克，砂仁15克。

调料：盐2克。

做法：将正春砂仁研细末备用；鲫鱼去鳞及肠杂，洗净；将盐、油适量，与砂仁末搅拌均匀，将药末纳入鱼腹内，用线缝合刀口，置碟上，隔水蒸熟。

海带炖鲫鱼

材料：鲫鱼300克，海带（鲜）20克，姜、大葱各10克。

调料：花椒1克，盐3克，黄酒10克。

做法：海带水发透，切成丝；葱切段，姜切片；将鲫鱼去鳃和肠杂，留鳞，洗净；油锅烧热，把鲫鱼煎至略黄，锅中倒入沸水，加入少许盐、姜片、葱段、花椒、料酒，加入海带丝炖煮40分钟。

猪蹄炖丝瓜豆腐

材料：丝瓜250克，香菇30克，猪蹄1只，豆腐100克，姜丝10克。

调料：盐1茶匙，料酒2茶匙。

做法：猪蹄刮洗干净，切块。丝瓜去皮，洗净，切滚刀块。豆腐切小块。香菇用水发好，切小块。将所有原料倒入煲内，大火烧开，下火炖熟，加入盐、料酒调味即可。

田七乌鸡汤

材料：乌鸡1只，红枣6颗，陈皮1块，田七20克。

调料：盐1/2茶匙。

做法：红枣洗净，泡软；乌鸡宰洗干净，切去鸡尾；田七砸碎，与其他材料一同放入炖盅，隔水炖4小时下盐调味即可。

功效解析：强心补血，祛瘀止血，补益身心。

山药红枣炖排骨

材料：山药250克，红枣6颗，排骨250克，生姜2片。

调料：盐1茶匙。

做法：山药去皮、切小块；排骨洗净，汆烫，去血水备用。锅中加清水煮滚后，加入排骨、山药煮数分钟，待其快煮好时，放入红枣、姜片及盐，再稍微煮一下即可。

功效解析：妇女在产后身体多会比较虚弱，体虚则消化吸收功能比较差，而且产妇多有胃寒的情况，时常感到口淡、食欲缺乏。不妨多喝些富有营养的汤，既易于消化，又可促进食欲。

当归大枣鸡

材料：当归10克，红枣6粒，鸡腿肉100克。.

做法：鸡腿洗净，切块，放入开水中汆烫一下，把当归、红枣、鸡肉一起放入炖锅中，炖锅中加水适量，盖上保鲜膜后隔水炖煮1个小时即可。

功效解析：当归可以补血，可帮助新妈妈滋养产后虚弱的身体。

胡麻油娃娃菜

材料：娃娃菜250克，葱丝、姜丝各5克。

调料：麻油（香油）1汤匙，豉油1茶匙，盐1/2茶匙。

做法：将娃娃菜改刀，从根部向叶部纵切成每棵6条（根部相连）；锅上火，加入高汤、清水，加娃娃菜，用盐调味。将娃娃菜煮至刚熟，立即捞出装盘，撒上葱丝，姜丝，倒入豉油。

锅内倒香油烧至六成热，关火，将油浇在菜上即成。

功效解析：麻油（香油）能给产后虚弱的新妈妈提供热量，可祛风（新妈妈生产时，气血大量流失，血虚气虚最易招风）、益肝、养血益精、益气血、润燥通便。

细节34 产后开胃食谱

山药豆腐汤

材料：山药100克，豆腐200克，蒜1克，酱油5毫升，香油30毫升，葱2克，盐3克。

做法：山药去皮，洗净，切成丁；豆腐用沸水烫后切成丁；葱切成碎末，蒜打成蓉。锅放炉火上，加入植物油，烧至5成热，放入蒜蓉爆香，倒入山药丁翻炒数遍，加水适量，待沸后倒入豆腐丁，再放入上述味料煮沸，撒上葱花，淋上香油即成。

姜糖饮

材料：生姜10克，红糖15克。

做法：生姜切片，煎水后加红糖同煮片刻即成。

橘枣饮

材料：大枣10枚，鲜橘皮10克（干橘皮3克）。

做法：大枣入锅炒焦，与橘皮一并放入保温杯内，加入沸水浸泡10分钟即可。

荔枝山药莲子粥

材料：干荔枝5枚，粳米30克，山药、莲子各20克，白糖30克。

做法：干荔枝去壳；米淘干净；莲子去心、山药去皮，洗净，切成片。锅中放水约500毫升，加入原料，置炉上煮至米烂黏稠时放入白糖，稍搅拌，片刻后离火即可。

百合糯米粥

材料：百合60克，糯米200克，白糖50克。

做法：糯米洗净入锅，加入洗净的百合，加水适量，大火烧开，改用小火煮至熟烂，加白糖拌匀即成。

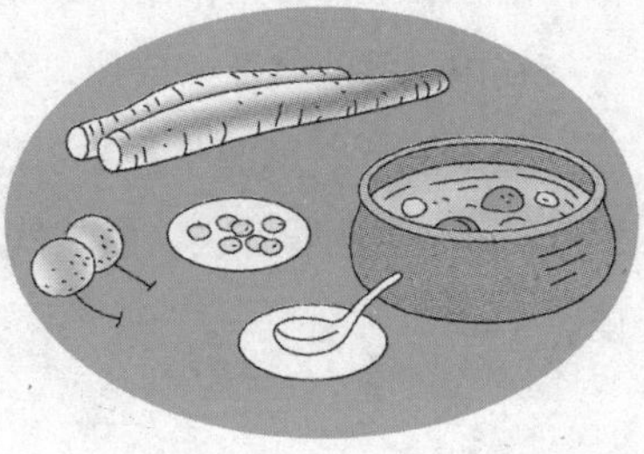

牛奶大枣粥

材料：牛奶2000毫升，白米50克，大枣10枚，红糖10克。

做法：白米洗净，加水500毫升，煮开后用小火煮20分钟。米烂汤稠加牛奶、大枣同煮10分钟，再加入红糖拌匀即可。

杞枣鸡蛋

材料：枸杞子30克，南枣（江南枣中佳品，义乌特产，营养丰富）10克，鸡蛋2个。

做法：将枸杞子、南枣同装入干净纱布包中，放在砂锅内，加水浸泡10分钟。将砂锅放在炉上，加入洗净的鸡蛋，同煮15分钟，捞出鸡蛋，去掉外壳，再放入原汤，煮10分钟即可。

胡萝卜粥

材料：胡萝卜250克，白米50克。

做法：将胡萝卜洗净，切片，与米一起入锅，加水适量，大火煮开后，小火煮15分钟即可。

话梅橙汁浸草虾

材料：草虾250克，话梅5粒。

调料：姜片、姜末、葱段、蒜末各5克，料酒1汤匙，生抽、橙汁、鸡精、白醋、糖各1茶匙。

做法：草虾去须足、泥肠，洗净后放入锅中，加入葱段、姜片、料酒煮熟；话梅取话梅肉备用。将剩余调料加话梅肉搅匀，对成汁，将煮熟的草虾放入味汁中浸泡至入味即可。

细节35 适合哺乳期食用的食谱

鲫鱼奶汤

材料：鲜鲫鱼1条，白菜或香菜、胡萝卜各适量。

调料：盐1/2茶匙。

做法：（1）鲫鱼处理干净，略煎后，加水煮至汤成乳白色。

（2）放入适量白菜或香菜、胡萝卜，加盐少许，煮开即可。

营养功效：鲫鱼有健脾利湿、和中开胃、活血通络、温中下气之功效，对脾胃虚弱、水肿、溃疡、气管炎、哮喘、糖尿病有很好的滋补食疗作用;产后妇女炖食鲫鱼汤，可补虚通乳。

清炖乌鸡

材料：乌鸡肉500克，党参、枸杞子各15克，黄芪25克。

调料：盐1/2茶匙，料酒1汤匙，葱段、姜片各适量。

做法：（1）乌鸡洗净切块，与葱段、姜片、盐、料酒等拌匀。

（2）上面铺党参、黄芪、枸杞，隔水蒸20分钟即可。

营养功效：乌鸡性平、味甘，是益气补血、滋补肝肾、滋阴清热的佳品。产妇体虚者食之补气养血，清炖乌鸡做法简单，肉质细嫩，煲汤味道鲜美，口感极佳。

桑寄生煲鸡蛋

材料：桑寄生15～30克，鸡蛋1～2个。

做法：先将鸡蛋煮熟去壳，然后和桑寄生同煮后食用即可。

营养功效：桑寄生是寄生在桑树上的一种槲科植物，性味苦甘平，有补益肝肾、强壮筋骨、坚固发齿、养血祛风、安胎催乳的作用。

黑芝麻猪蹄汤

材料：黑芝麻100克，猪蹄500克。

调料：盐1/2茶匙。

做法：（1）黑芝麻炒焦，研末。

（2）猪蹄处理干净，从脚缝剖为两半，砂锅中放水适量，再将猪蹄放入锅中，煮至蹄肉酥烂时放入盐、黑芝麻，离火取汤即可。

营养功效：猪蹄能补血通乳，可治疗产后缺乳症；黑芝麻有补肝肾的功能。此道菜品有助于产后体虚、便秘等症状的康复，而且能有效促进母乳分泌。

酒酿甜蛋

材料：甜酒酿半碗，鸡蛋1个，冰糖10克。

做法：（1）将酒酿加水一碗，煮开后转小火煮10分钟。

（2）将鸡蛋打散徐徐倒入锅中，最后加入冰糖。

营养功效：温中祛寒，蛋白质丰富，能够促进乳汁分泌，酒酿还有丰胸的作用。

猪蹄增乳汤

材料：党参、枸杞、红枣各15克，黄芪25克，当归、通草各10克，猪蹄1只，花生200克，水800毫升，老姜30克，米酒3汤匙。

做法：（1）花生泡水1小时，去外膜备用。

（2）猪蹄洗净切块汆烫后，再用清水煮至半熟备用。

（3）以水800毫升将药材大火煮开后，再用中火煮40分钟。

（4）将猪蹄放入药汁中，加老姜切片，与花生、米酒同煮至熟。

服法：产后第7天起，若乳汁不足即可服用，最好连服3～5天，效果才显著。

催乳鲤鱼汤

材料：鲤鱼1条，猪蹄1个，通草10克。

调料：盐1/2茶匙，葱白5克。

做法：（1）将鲤鱼去鳞、鳃、内脏，洗净，切块；猪蹄去毛，洗净剖开。

（2）将鲤鱼、猪蹄、通草和葱白、盐一起放入锅内，加适量水，上火煮至肉熟汤浓即可。

营养功效：此汤有通窍催乳作用。适于产后乳汁不下或过少者食用。每日2次，每次喝汤1碗，服后2～3日即可见效。

麻油鸡

材料：去皮鸡腿4只，老姜30克，米酒600毫升。

调料：盐1/2茶匙，香油4汤匙。

做法：（1）将鸡腿洗净切块，老姜洗净切片备用。

（2）热锅后，以香油爆香老姜，再放入鸡块翻炒，炒至鸡块半熟时，加入米酒文火炖煮30分钟，最后加盐调味。

服法：自然分娩者在产后10天，剖宫产者在产后2周，才可以食用。

营养功效：可帮助子宫收缩，预防动脉血栓，促进乳汁分泌，加强全身血液循环，改善四肢冰凉、畏寒等症。

花生猪蹄汤

材料：猪前蹄600克，花生200克，老姜4片，葱1颗，八角1个，王不留行15克，通草25克，黄芪50克，当归7克，红枣、黑枣各3枚，炙甘草2片。

调料：盐1/2茶匙，料酒3汤匙。

做法：（1）猪蹄洗净，切块，用沸水汆烫，再用清水冲洗。

（2）将上述药材用纱布袋包裹，备用。

（3）将全部材料和药材包放入锅中，炖煮90分钟，取出药材包加盐调味即成。

营养功效：补充气血，通乳，促进乳汁分泌。

烧酒虾

材料：当归7克，川芎5克，枸杞15克，桂枝2克，草虾250克，米酒500毫升，姜20克，橄榄油1汤匙。

做法：（1）草虾洗净，姜洗净切片；川芎、枸杞、桂枝放入纱布袋扎紧。

（2）橄榄油入锅加热后，放入姜片炒成微黄，再加米酒与草虾、药包，大火煮沸后转小火续煮30分钟。

（3）最后点火燃烧锅内的酒精，待酒精全部烧完即可。

服法：分娩2周后服用。剖宫产产妇必须等伤口红肿消退以后才可服用。

营养功效：用草虾搭配特制的中药材加以料理，能引出虾的自然甜味，又兼具补身的功效。

猪脚姜

材料：生猪脚2个，熟鸡蛋3个，姜20克。

调料：甜醋、姜醋各500克。

做法：（1）姜洗净，去皮，晒干或入锅（不加油）炒干。

（2）把甜醋放在砂锅中，大火煮开后加入姜、盐，再煮开即可，放置一旁待凉；第二天取出再煮，煮开即关火，放置一旁待凉；如此每天取出翻煮，反复几天。

（3）食用前一两天，从大砂锅中取适量姜醋放在小砂锅中，煮熟。

（4）猪脚洗净，入锅（不加油）炒至水干，放入小砂锅中煮熟。

（5）加入去壳熟鸡蛋，煮开后即可关火，放置一旁，1天后即可食用。

香菇瓜仔煲鸡汤

材料：干香菇3朵，鸡腿1只，腌黄瓜20克。

做法：（1）将干香菇泡软后洗净，切小块；腌黄瓜冲洗一下，切小块。

（2）香菇、鸡腿和腌黄瓜一起放入锅中，加入500毫升水，炖煮至熟即可。

何首乌排骨汤

材料：排骨100克，何首乌20克。

做法：（1）何首乌及排骨均洗净，放入沸水中汆烫、捞出备用。

（2）在碗中放入何首乌及排骨，以保鲜膜密封后用隔水炖煮方式，煮约一个半小时即可。

营养功效：此汤具有滋阴、润肠、通便的功效，可治疗产后筋骨酸痛、血虚头晕等症。何首乌味道苦涩，烹调时加上排骨炖煮，能增加汤头的口感与风味。

山药牛蒡汤

材料：山药150克，牛蒡100克，红枣10枚。

调料：盐1/2茶匙，香油1茶匙。

做法：（1）牛蒡洗净、切薄片；山药去皮、洗净、切块备用。

（2）将所有材料放入锅中，加入1000毫升水大火煮沸，再转中火焖煮20分钟，熄火前加盐调味即可。

营养功效：此汤可补气、养血，贫血和体质虚寒者可多吃。此外，因牛蒡所含的纤维素对缓解便秘效果非常好，所以经常食用还能避免产后便秘。

养肝汤

材料：当归、黄芪、党参、红枣、枸杞、桂圆各100克，甘草10克。

做法：将所有材料洗净，放入锅中加1000毫升水大火煮沸；转小火煮约3小时后，将汤汁滤出，每天喝一碗即可。

营养功效：当归、黄芪、党参都有很好的抗氧化效果，可帮助产妇修复受损细胞。此汤补气、补血，适合产后贫血、体质虚寒的产妇食用。养肝汤的材料一般是5日分量，煮好后可放凉置入冰箱冷藏，待饮用前再回温即可。

什锦豆腐

材料：豆腐200克，瘦猪肉、火腿、笋尖各25克，虾250克，鸡肉50克，干冬菇5克，干虾米10克。

调料：菜油5克，葱花、姜末、料酒各25克，酱油15克，肉汤100克，水芡粉适量。

做法：冬菇用水发好，连同猪肉、鸡肉、笋尖、火腿切成片，猪、鸡肉片加水芡粉拌匀，备用。豆腐蒸一下，取出后切成方块，备用。炒锅置火上，放入菜油烧热，倒入姜末、虾略炒出香味后，掺肉汤，下肉片、鸡片，汤微沸后依次放入蒸好的豆腐、火腿片、笋片及干虾米，待汤再次沸后倒入砂锅，加酱油、料酒，用小火煮10分钟左右，加味精即成，趁热佐餐食。

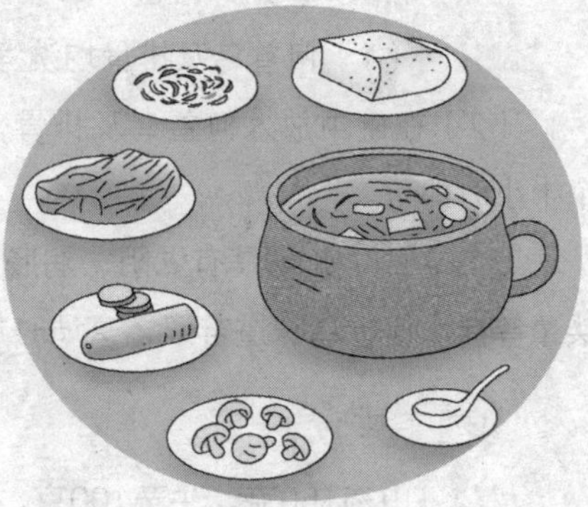

营养功效：益气，补虚，清热解毒；解渴除烦，利尿通便，防止便秘。

脆皮皮蛋

材料：皮蛋5个，淀粉30克，面粉50克，泡打粉3克。

调料：椒盐10克，清水适量。

做法：（1）皮蛋煮熟去壳拍上干淀粉，撒上椒盐待用。

（2）淀粉、面粉、泡打粉加清水拌匀，加入少许生油制成脆浆，静放10分钟，然后把皮蛋放入。

（3）炒锅下油，待油烧沸，放入挂上脆浆的皮蛋，炸至外脆里嫩即可入碟。

营养功效：松花蛋含更多矿物质，脂肪和热量却稍有下降，能够增进食欲，促进营养的消化吸收。

食盐炒芝麻

材料：芝麻120克。

调料：盐2克。

做法：芝麻、食盐入锅，炒出香味即成。

营养功效：食盐炒芝麻有治疗妇女产后缺乳、强身养血的功效。芝麻味甘、性平，含粗纤维、维生素E、钙质、芝麻酚等，能补肝肾，润五脏，润燥滑肠。

鸡蛋花粥

材料：粳米100克，鸡蛋1个。

调料：盐1/2茶匙。

做法：（1）将粳米淘洗干净，鸡蛋磕入碗内。

（2）将锅置火上，放适量清水烧开，下粳米熬煮，粥将好时，把蛋液打散后均匀地倒入粥内，再稍熬片刻，加少许盐，搅匀即成。

营养功效：鸡蛋含有优质蛋白质，每100克内含蛋白质约15克，对于谷类及豆类，蛋白质有互补作用。本粥营养丰富，具有补益五脏、滋阴润燥、填精补血之功效。每日早晚，趁热食用，适合于产妇产后体虚等病症。

红豆姜汤

材料：红豆200克，老姜5片，红糖60克，水1000毫升。

做法：（1）红豆洗净以冷水浸泡4小时，老姜洗净备用。

（2）将老姜与红豆同煮，大火煮开后转小火续煮60分钟，待红豆煮至熟软后，再根据自己口味加入红糖。

营养功效：养血利尿。产后下肢水肿者，可喝红豆汤加强水分代谢。

莲藕排骨汤

材料：排骨300克，莲子10克，莲藕100克。

调料：料酒1汤匙，盐1茶匙。

做法：（1）将排骨洗净，切块；莲藕去皮切片，莲子去心洗净备用。

（2）锅内加水，放入排骨，大火烧开后，用小火炖煮半小时，加入莲藕和莲子。

（3）烧开后再放1汤匙料酒，炖2小时，起锅时加入盐调味。

营养功效：补虚生血，健脾开胃，可补充营养，恢复体力。

什锦鱼丸面

材料：香菇2朵，豆腐、金针菇、土豆、鱼丸、菠菜（或小油菜）、胡萝卜、干海带各20克，面条200克。

调料：盐、香油各1/2茶匙。

做法：（1）干海带放入鸡汤中煮20分钟，备用。

（2）香菇、金针菇、胡萝卜切细丝，菠菜切段，豆腐切条，用滚水氽烫。土豆切细条，过油炒熟。

（3）面条和鱼丸放入水中煮熟，加入上述材料，加盐、香油调味即可。

营养功效：鱼丸滑嫩，汤鲜形美。具有补肾宁心及健脾止泻等功效。

姜丝鲈鱼汤

材料：鲈鱼一条（约500克），玉米须10克，车前子10克，姜丝5克。

调料：盐1/4茶匙。

做法：（1）将玉米须洗净，加入车前子和500毫升水炖煮30分钟，取药汁。

（2）鲈鱼洗净，处理好后，从中对切，加入姜丝、药汁、盐放入锅中炖煮20分钟即成。

营养功效：利尿，改善产后下肢水肿现象，同时能有效促进产后乳汁分泌，恢复体力。

柚子炖鸡

材料：柚子100克，公鸡1只。

调料：料酒1汤匙，盐、香油各1茶匙，葱段、姜片各5克。

做法：（1）柚子去皮留肉，鸡去内脏洗净。

（2）将柚子切块放入鸡腹内，放入砂锅，加入葱段、姜片、料酒炖熟，熄火时放入盐和香油调味即可。

营养功效：柚子炖鸡有健胃、下气、化痰、止咳的功效。

香油猪心面线

材料：猪心80克，白面线60克。

调料：香油2茶匙，米酒2汤匙，盐1/4茶匙，老姜10克。

做法：（1）猪心洗净，切成片。姜切片，备用。

（2）将香油放入热锅中，加姜片爆香，再放入猪心与米酒调味，炒熟后起锅。

（3）锅中500毫升水烧沸，放入面线，煮约3分钟，加入炒熟的猪心，搅拌均匀后加盐调味即可。

腐竹小肚汤

材料：猪小肚3个，腐竹100克，瘦肉50克，红枣10克。

调料：盐、胡椒粉各1茶匙，姜少许。

做法：（1）将猪小肚对半切开，切去油脂，用粗盐反复搓擦后，再用水冲洗干净；瘦肉切成小块，同猪小肚一起放入开水中煮2分钟，取出。

（2）把腐竹温水浸软，切成长段；红枣去核。

（3）将猪小肚、瘦肉、红枣、姜放入砂锅内，加入清水，用中火煲1小时后放入腐竹，再改用小火煲1小时，放入调料拌匀即可。

胡麻油什锦菜

材料：黑木耳100克，白菜100克，平菇30克，胡萝卜、青椒各10克。

调料：麻油1汤匙，盐1/2茶匙，葱丝、姜丝、蒜片各5克。

做法：（1）将白菜、胡萝卜、青椒分别切片，黑木耳用水泡开后洗净，与平菇分别用手撕成小块。

（2）锅内倒入香油烧热，煸香葱姜丝、蒜片，依次加入白菜片、平菇、黑木耳、胡萝卜片、青椒片炒熟。出锅前加盐调味即可。

营养功效：本菜含有较多的维生素C、矿物质及膳食纤维，可以提高免疫力，预防便秘。

萝卜鲢鱼汤

材料：鲢鱼500克，萝卜250克。

调料：葱、姜各5克，盐、糖、胡椒粉各1/2茶匙。

做法：（1）萝卜洗净，切薄块。鲢鱼去鳞、腮、内脏，洗净。葱、姜洗净，葱切段，姜切片。

（2）锅中放入花生油烧热，下入鲢鱼稍煎，加入料酒、盐、糖、萝卜、葱、姜和适量清水，烧煮至鱼肉熟烂，撒入胡椒粉调味，出锅即成。

营养功效：此汤有利水消肿、润肺增乳，清热消渴的功效。产妇常食能通乳增乳、减肥润肤。

益母草红枣瘦肉汤

材料：红枣6枚，瘦肉200克，益母草75克。

调料：盐1茶匙。

做法：（1）瘦肉洗净，切块；红枣去核，洗净；益母草洗净。

（2）将上述材料一同放入煲内煮滚，文火再煮2小时，下盐调味即可。

营养功效：益母草有活血、祛淤、调经、消水的功效，产后饮此汤有益于恶露的排出，具有消肿利水、通乳的作用。

胡萝卜猪肝汤

材料：胡萝卜150克，猪肝60克。

调料：盐1/2茶匙，姜2片。

做法：（1）胡萝卜、猪肝分别洗净，切片。猪肝放入沸水锅中汆烫一下捞出，冲净备用。

（2）锅中加入适量水、盐，烧沸后下猪肝、胡萝卜，煮软即可。

营养功效：此汤有明目、补铁、改善贫血和营养不良的功效，能为哺乳期妈妈补充营养，增加乳汁分泌。

何首乌海参瘦肉汤

材料：海参1只，瘦肉250克，龙眼肉20克，何首乌50克，红枣5枚。

调料：盐1茶匙。

做法：（1）龙眼肉浸软，洗净；海参刷去黏液，洗净，切片；红枣去核。

（2）所有材料放入煲内煮滚，文火煲2个小时，下盐调味即成。

营养功效：补肾养血、润燥乌发，是哺乳期的滋补好汤。

清汤羊肉

材料：羊肉500克。

调料：盐、香油各1茶匙，葱、姜各10克，香菜5克。

做法：（1）羊肉洗净切小块；香菜择洗干净，切小段；葱、姜洗净，葱切段，姜切片。

（2）砂锅加入适量清水，放入羊肉块、葱段、姜片，中火煮沸，小火煮至羊肉熟烂，放入香菜、盐、香油调味即可。

营养功效：温中养血，祛寒止痛，可用于哺乳期气血虚弱、阳虚失调等症。

葱烧海参

材料：海参500克，葱白段200克。

调料：酱油、料酒各1汤匙，胡椒粉、盐、糖各1/2茶匙，水淀粉、香油各1茶匙。

做法：（1）海参取出肠泥，洗净，切块，放入滚水中，加入酱油、料酒、盐和胡椒粉，煮约5分钟捞出。

（2）锅内放入2茶匙花生油，放入葱白，爆香呈黄色，加入海参、糖和料酒翻炒，淋上水淀粉勾芡，加入香油即可。

营养功效：滋阴、补血、通乳，产后体质虚弱、乳汁不足的妈妈可以经常食用。

猪蹄鲫鱼汤

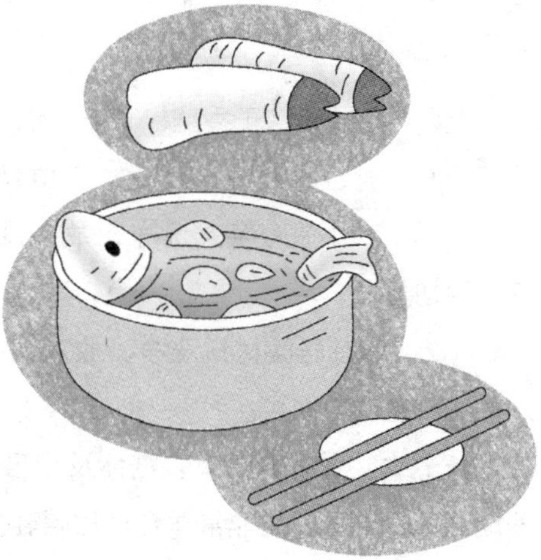

材料：猪前蹄1只（500克），活鲫鱼1尾（300克）。

做法：将活鲫鱼宰杀后去鳞、鳃及内脏，洗净备用；猪蹄去蹄甲、余毛，刮洗干净后对剖成2块。将猪蹄置入砂锅或不锈钢锅中，注入清水1升，大火煮沸后小火煮1小时；然后放入备好的鲫鱼，再熬沸20～30分钟，加入少量食盐调味即成，分次吃猪蹄、鲫鱼，喝汤，或佐餐食用。

营养功效：猪蹄通乳，补血，托疮；鲫鱼健脾利湿，能下乳汁。二味合用治乳汁减少。

鲜虾青苹果姜汤

材料：虾500克，苹果1个。

调料：姜3片，盐、胡椒粉各1/4茶匙，橙汁2汤匙，鱼露1汤匙，高汤8杯。

做法：（1）将虾洗净后剥去外壳（外壳留用），挑除肠线；苹果洗净，去皮，切块；姜片洗净。

（2）锅中加入高汤，煮沸后下入虾壳、姜片煮10分钟，去渣取汁，下入苹果块及盐、胡椒粉、橙汁、鱼露煮沸，再下入鲜虾氽煮即可出锅。

栗子花生汤

材料：栗子100克，火腿80克，西兰花、花生、大白菜叶各50克，胡萝卜2根。

调料：牛奶2汤匙，盐1茶匙。

做法：（1）将栗子和花生洗净，一同放入锅中，倒入适量清水，大火煮熟后去皮。

（2）将西兰花放入盐水中洗净，切小朵；大白菜叶洗净，撕块；将火腿切成块。

（3）胡萝卜洗净，去皮后切段，放入榨汁机中，加入适量清水打成汁。

（4）汤锅中加入适量清水，倒入胡萝卜汁、牛奶搅匀煮沸，下入其他材料，加盐煮滚后，续煮10分钟即可。

五菇汤

材料：金针菇、干香菇、草菇、蘑菇各25克，魔芋丸5粒，红椒半个。

调料：盐、香油各1/2茶匙，葱白1/2颗。

做法：（1）魔芋丸洗净，放入沸水中氽烫，捞出；葱洗净，红椒去蒂去籽，均切丝。

（2）所有菇类材料洗净，放入锅中加水煮熟，再加入其他材料，起锅前淋入香油和盐调匀即可。

营养功效：香菇含有多糖体及丰富的氨基酸，搭配其他菇类，热量很低，营养成分却很丰富，是非常适合产后哺乳妈妈食用的补益佳品。

枸杞子黄芪煲肝汤

材料：猪肝100克，黄芪50克，枸杞子30克。

调料：盐1/2茶匙。

做法：（1）将黄芪、枸杞子挑去杂质，洗净；猪肝洗净，切块。

（2）将猪肝放入开水中氽烫2分钟，除去浮沫，然后加入黄芪、枸杞子，煮至猪肝软烂，加盐调味即可。

营养功效：补气升阳、滋补肝肾，适用于产后体虚的产妇。

细节36 产后鸡类食谱

清汤

原料：母鸡2000克，盐7.5克，料酒10毫升，葱、姜各10克。

做法：宰杀母鸡后去净毛及内脏，洗净，将鸡胸脯肉及鸡腿肉剔下，与翅膀一同放入锅中，加入清水，待烧开后撇去血沫，然后用小火煮4～5个小时。将鸡胸脯肉及鸡腿肉去油脂后剁成鸡蓉，加入清水调稀，放入盐、料酒、葱、姜待用。将煮好的鸡汤滤净，撇去浮油，烧开，将调好的鸡蓉倒入汤内搅匀，待开后撇净油沫等杂质，即成清汤。

功效：营养，增乳。

用法：饮汤，食肉。

芪归炖鸡汤

原料：小母鸡1只，黄芪50克，当归10克，盐3克，胡椒0.5克。

做法：活鸡宰杀后收拾干净，用清水洗净；黄芪去粗皮，与当归均洗净待用。砂罐洗净，放清水400毫升，放入全鸡。烧开后撇去浮沫，加黄芪、当归、胡椒，用小火炖2小时左右，待鸡肉酥烂时加入盐，再炖2分钟即可。

功效：营养，增乳。

用法：食肉，饮汤。

乌鸡白凤汤

原料：乌鸡1只，白凤尾菇50克，黄酒10毫升，葱、姜各5克，盐3克。

做法：将乌鸡宰杀后收拾洗净。锅内加入清水、姜，煮沸，放入鸡，加入黄酒、葱花，小火焖煮至酥，放入白凤尾菇，加盐调味后煮3分钟即可。

功效：营养，增乳。

用法：喝汤，食鸡肉。

细节37 产后汤类食谱

鲫鱼豆腐汤

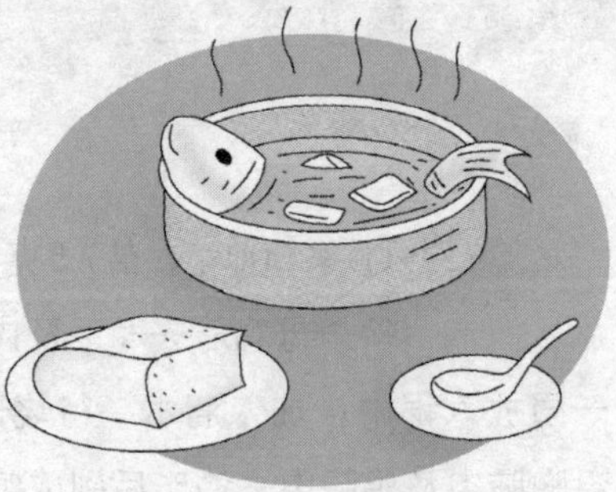

原料：鲫鱼1条，豆腐400克，黄酒3毫升，葱花、姜片各3克，盐2克，植物油30毫升。

做法：豆腐切成0.5厘米厚的薄片，用盐沸水烫5分钟以后沥干待用。鲫鱼去鳞、鳃、肠杂，抹上黄酒腌渍10分钟。锅放入植物油，烧至5成热，爆香姜片，将鱼两面煎黄，加水适量，用小火煮沸30分钟，放入豆腐片，加盐调味后勾薄芡，并撒上葱花。

功效：营养，增乳。

用法：吃鱼，饮汤。

龟肉汤

原料：龟肉500克，猪油100克，香油100毫升，盐、葱段、姜块各10克。

做法：龟肉及内脏洗净，切成3厘米×2厘米的肉块。炒锅置大火上，放猪油烧热，先下葱段、姜块爆香，再放龟肉、内脏、盐、香油一起爆炒，起锅盛入砂锅，一次放足清水，置炉火上煨2小时，继续煨汤至汁浓稠，发出香气时，起锅装碗即成。

功效：营养，增乳。

用法：吃肉，喝汤。注意不宜太咸。

三片汤

原料：虾仁、猪肾、猪肉各15克，熟竹笋25克，鸭肫、肝片各15克，水发香菇10克，黄酒15毫升，白汤500毫升，盐5克，熟猪油数滴。

做法：将猪肉、猪肾、竹笋洗净，切片，水发香菇撕成条状待用。炒锅洗净，置大火上，加入白汤，再放入猪肉、猪肾和含有血水的鸭肫、肝片、虾仁、香菇和笋片，加入少许冷水，用勺子搗散、推匀，使血水溶于汤中，烧到微沸，撇净浮沫，待汤清后，加入盐、黄酒烧至片刻，起锅盛碗，滴上香油即成。

功效：营养，增乳。

用法：吃肉，喝汤。

五丝汤

原料：生肉丝、生笋丝各25克，熟鸡丝、香菇丝各15克，熟火腿丝10克，白汤500毫升，黄酒15毫升，盐5克，熟猪油数滴。

做法：肉丝放入锅中，加入冷水搅散，漫出血水待用；炒锅洗净，置大火上，加入白汤，倒入血水和肉丝，放入笋丝、香菇丝，烧到将沸。用漏勺把浮上来的三丝捞起，洒上冷水少许，待浮沫升至汤面，即撇去，然后加入黄酒、盐烧至片刻。把捞出的肉丝、笋丝、香菇丝盛于碗中，然后把汤浇在碗中，洒上熟火腿丝、熟鸡丝，滴上香油即成。

功效：营养，增乳。

用法：吃喝并用。

腰花木耳汤

原料：猪腰花150克，水发木耳15克，笋片20克，葱段、盐各5克，胡椒粉0.5克，高汤500毫升。

做法：将腰花片用清水泡一会儿。水发木耳洗净泥沙，待用。将腰花、木耳、笋片一起下锅水煮透后捞出，盛在汤碗中，加入葱段、盐、胡椒粉，再将烧沸的高汤倒入汤碗内即成。

功效：营养，增乳。

用法：吃喝并用。

大排骨蘑菇汤

原料：大排骨500克，鲜蘑菇、番茄各100克，黄酒10毫升，盐5克。

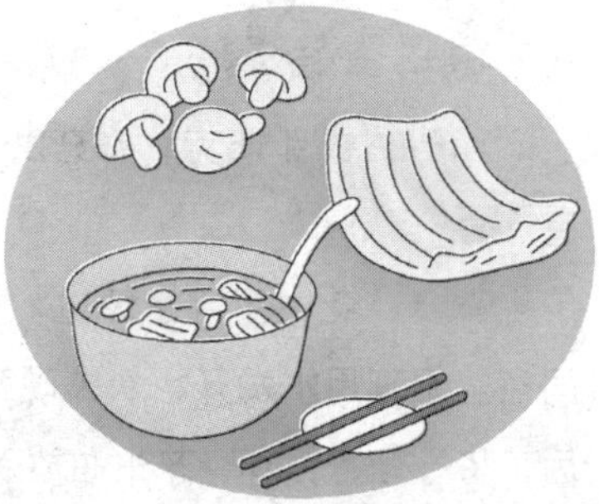

做法：每块排骨用刀背拍松，再敲断后加黄酒、盐腌15分钟。锅内加水适量，放炉火上烧沸，放入大排骨煮沸，撇去浮沫，加黄酒，用小火煮30分钟，加入蘑菇片再煮10分钟，放入上述味料后再放入番茄片，煮沸即成。

功效：营养，增乳。

用法：吃喝并用。

鸡蛋黄花汤

原料：鸡蛋3个，黄花菜10克；海带、木耳各5克，白菜心10克；酱油3毫升，盐2克，高汤350毫升；淀粉适量。

做法：将海带泡好，洗净后切丝；黄花菜择洗干净后切段；木耳泡发，洗净；鸡蛋打入碗中搅拌均匀。锅内加高汤烧开，放入调味料及海带、黄花菜、木耳、白菜心，烧开后再缓慢加入鸡蛋，再烧片刻后勾芡即成。

功效：营养，增乳。

用法：吃菜，喝汤。

冰糖银耳汤

原料：水发银耳250克，山楂糕25克，冰糖（或白糖）200克，糖桂花适量。

做法：将银耳择洗干净，切成小片。山楂糕切成与银耳大小相同的片状。将冰糖放入盆内，加开水溶化后倒入锅中，再加水500毫升（和泡冰糖的水共1000毫升），烧开后撇去浮沫，倒入砂锅内，放入银耳、山楂糕片，移至小火上煨。煮至软烂倒入大碗内，加入糖桂花，搅匀即成。如不用沙锅煨，可将银耳放入1个大碗内，加糖水及500毫升水，上笼蒸烂，其功效相同。

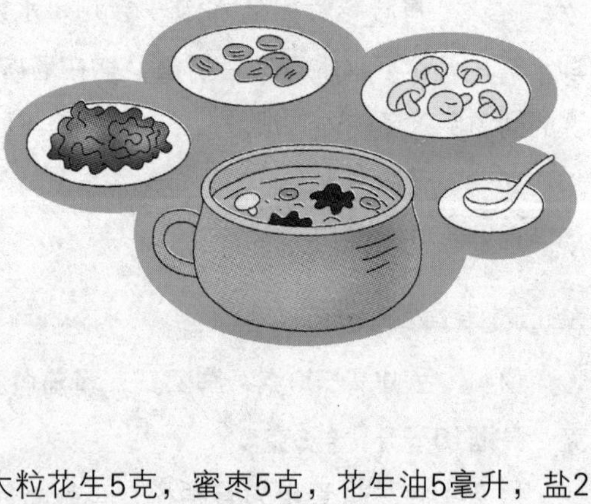

功效：营养，增乳。

用法：随意食用。

银耳香菇枣汤

原料：银耳15克，香菇25克，大粒花生5克，蜜枣5克，花生油5毫升，盐2克。

做法：花生用沸水焯过，去衣，放入锅中，再加入1000毫升水，加入蜜枣同煮。银耳用水发开，切去硬蒂，洗净。香菇洗净，泡开，切成片。待花生煮烂后，将香菇、银耳、花生油放入，煮熟后用盐调味即成。

功效：营养，增乳。

用法：食花生、银耳、香菇、蜜枣，饮汤。

清炖鸡块汤面

原料：熟面条、鸡块各300克，香油10毫升，盐10克，料酒5毫升，葱段8克，姜片5克，大料、桂皮各2克。

做法：将鸡块放入沸水锅内氽一下，捞出洗净，沥水，再放入锅内，加清水、葱段、姜片、大料、桂皮，煮沸后加入料酒，转小火炖30分钟，至鸡肉熟烂。将面条下入鸡块汤内，稍煮一下，加入盐，将鸡块、面条和汤盛入有香油的碗内即可。

功效：营养，增乳。

用法：食面、鸡肉，喝汤。

牛奶麦片汤

原料：牛奶50毫升，麦片150克，白糖30克。

做法：将干麦片用150毫升冷水泡软。将泡好的麦片连水放入锅内，置火上烧开，煮2～3分钟后放入牛奶，再煮5～6分钟，待麦片酥烂、稀稠适度后盛入碗内，加入白糖搅匀即可。

功效：营养，增乳。

用法：食麦片，饮汤。

阿胶粥

原料：阿胶25克，糯米150克，红糖适量。

做法：将糯米洗净，入锅加水煮成粥，加入阿胶，待阿胶完全溶化后加入红糖即成。

功效：养血，增乳。

用法：喝粥。

小米粥

原料：小米45克，红糖适量。

做法：如常法煮粥，加红糖调味。粥不要太稀。

功效：营养，增乳。

用法：喝粥同时最好吃一个熟蛋。

花生炖猪蹄

原料：花生60克，猪蹄1只，葱段、姜片各10克，盐5克，料酒5毫升。

做法：猪蹄洗净，剁成小块，放入开水中氽烫5分钟盛出，用清水冲洗干净。花生洗净，放入水中浸泡2小时后，与猪蹄一起放入砂锅，加入适量水大火煮沸，小火煲2小时后加盐熄火。

功效：营养，增乳。

用法：佐餐食用。

团鱼汤

原料：团鱼（即鳖）1000克，苹果5克，羊肉500克，生姜5克，盐10克，胡椒粉0.5克。

做法：将团鱼放入沸水锅中烫死，剁去头、爪，揭去鳖甲，掏出内脏，洗净。羊肉洗净待用。

将团鱼肉、羊肉切成2厘米见方小块，放入砂锅内，加入苹果、生姜及适量水，置大火上烧开，移至小火炖熟。加入盐、胡椒粉即成。

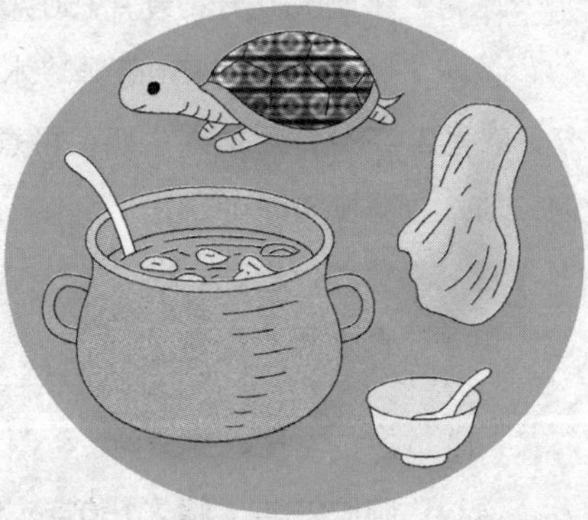

功效：营养，增乳。

用法：可佐食，也可单食。

细节38 产后夏季食谱

砂仁鲫鱼汤

原料：砂仁5克，鲫鱼150克，姜、葱、盐各适量。

做法：鲫鱼去鳞、鳃、内脏后洗净，将砂仁纳入鱼腹中，放入砂锅内，加水适量，用大火烧开后放入姜、葱、盐即可。

功效：营养，增乳。

用法：食鱼肉，饮汤。

苋菜粥

原料：苋菜25克，糯米60克。

做法：将苋菜用水煮，取汁和糯米共煮成粥。

功效：营养，增乳。

用法：空腹食用。

清蒸乳鸽

原料：乳鸽1只（150克），葱结1个，姜丝2克，水发香菇2个，水300毫升，熟猪油10克，盐适量。

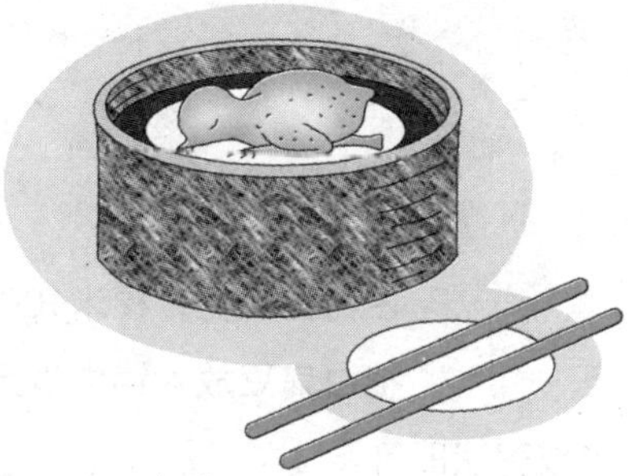

做法：将乳鸽洗净，均匀地撒上盐，放入汤碗中，再放入葱结、姜丝、香菇，加水，上蒸笼大火蒸15～20分钟即成。

功效：滋补，增乳。

用法：佐餐食用。

细节39 产后秋季食谱

木耳大枣汤

原料：木耳50克，大枣30枚，红糖少许。

做法：先把木耳、大枣用水洗净，再用冷水泡2分钟，连同浸泡水一起放入锅中煮熟，加红糖即成。

功效：营养，增乳。

用法：常食用。

芝麻肝

原料：猪肝250克，面粉50克，鸡蛋5个（用蛋清），芝麻、盐、姜末、葱末、食用油各适量。

做法：将猪肝洗净，切成薄片。将鸡蛋清、面粉、盐、葱末、姜末调匀，放入猪肝挂浆，蘸满芝麻。锅中放油，烧至7成热放入蘸满芝麻的猪肝，炸透，起锅装盘。

功效：营养，增乳。

用法：佐餐食用。

黄花菜炖猪蹄

原料：黄花菜150克，黄豆50克，猪蹄1只，葱段、姜片各5克，盐5克适量。

做法：把洗净的黄花菜、黄豆、猪蹄放在一起，加水适量，小火炖酥，然后调以作料即成。

功效：营养，增乳。

用法：分2次食用，但不要连续食用。

细节40 产后冬季食谱

白扁豆粥

原料：白扁豆60克，粳米100克。

做法：把白扁豆放入锅中煮至半熟，捞起，待粳米煮开后放入白扁豆，直至煮成粥状即可。

功效：营养，增乳。

用法：趁热食用。

奶油鲫鱼

原料：鲫鱼1条（约400克），笋片20克，熟火腿3片，姜1片，葱结1个，黄酒3毫升，白汤500毫升，味精少许，盐适量。

做法：在洗净的鱼背上用刀每1.5厘米宽划出人字形刀纹，放入沸水锅中汆一下捞出，将血水、黏液去掉，以除腥味。将炒锅放在旺火上烧热，放入食用油烧至7成热，放入葱、姜爆出香味，再将鱼放入锅中，两面略煎一下，倒入黄酒稍焖，随即加入白汤及100毫升冷水、盐、猪油，盖好锅盖，煮开3分钟左右，再改用小火焖至鱼眼凸出，放入笋片、熟火腿、味精，改用大火煮至汤成白色，起锅装碗。

功效：营养，增乳。

用法：吃鱼肉，饮汤。

清炖鸡

原料：肥母鸡肉（净）250克，笋片30克，香菇4个，生火腿20克，大枣10克，姜片2片，葱结1个，料酒5毫升，水500毫升，盐适量。

做法：肥母鸡肉切成3厘米左右小块；火腿切片，加水煮沸，取出洗净。将鸡块放入瓦罐内，鸡皮朝上，再放火腿片、大枣、笋片、香菇、葱、姜。在煮鸡块汤中加料酒、盐煮沸，去沫，倒入瓦罐，加盖炖3小时左右即成。

功效：营养，增乳。

用法：食肉，饮汤。

细节14　产后防便秘食物

中医认为便秘是产后三大症之一，分为气虚、血虚两种。血虚是因为分娩时失血过多，造成营血骤虚、津液亏耗或阴虚火旺、内灼津液、津少液亏，肠道失于滋润，传导不利而成秘结。调治宜养血润燥，可选四物汤加味。气虚是因为分娩失血耗气、气虚血亏，使大肠传导乏力而导致秘结。调治宜益气润肠，可选八珍汤加味。

产后便秘食疗方如下：

葱味牛奶：牛奶250克，蜂蜜60克，葱汁少许。将葱汁、蜂蜜对入牛奶中烧开，改用小火煮10分钟即可。能增液润肠，滑肠通便。

紫苏麻仁粥：紫苏子、麻仁各20克，粳米200克，白糖30克。将紫苏子、麻仁捣烂后加水浸搅，取汁放入锅内，加米熬粥食用。可下气导滞、润肠通便、益气健胃，适用于产后便秘，由于食疗方中加有下气之紫苏子，对兼有腹中气胀者更为适宜。

香蜜茶：蜂蜜65克，香油35毫升。将香油和蜂蜜混匀，加沸水冲调服。早、晚各一次。能润肠增液，滑肠通便，对产后肠道津枯便秘有一定疗效。

还可以试用以下小偏方，对产后便秘也有很好的作用：

用3份胡萝卜、1份猪肉（或羊肉），加调料做蒸包食用，一日三餐，一餐二两。

胡萝卜、小米各适量，合煮稀粥食用。每日三次。

细节42 产后腹痛食疗

■ 山楂60克，红糖30克，将山楂放入砂锅内用文火煮5分钟后，加入红糖再煮片刻，趁热饮服。活血祛瘀、止痛。

■ 红兰花30克，白酒200毫升。将红兰花与白酒同煎至白酒的一半，去渣候温，每次服50毫升。行血止痛。

■ 红鸡冠花3克、鸡蛋2枚。红鸡冠花浓煎取汁，冲生鸡蛋后置火上微沸，待温顿服。行血化瘀，扶正固本。

■ 当归15克，生姜15克，羊肉250克。将羊肉切成小块，与当归、生姜一并放入瓷罐中，加水250毫升，用旺火隔水炖至羊肉熟透后吃肉喝汤。

细节43 产后水肿药膳

产后水肿，是指妇女产后面目或四肢水肿。一方面是因为子宫变大、影响血液循环而引起水肿；另外受到黄体酮的影响，身体代谢水分的状况变差，身体会出现水肿。

据中医辨证，产后水肿可分为5种：

■ 气虚血亏产后水肿。产妇表现为全身水肿，面色萎黄，口唇色淡，指甲苍白，头晕眼花，心悸气短，神疲乏力。

■ 气滞血淤产后水肿。产妇肿胀首先起于足部，渐至腿腹，胸脘胀闷，神情抑郁，小腹疼痛拒按，恶露量少，颜色黯红。

■ 脾虚产后水肿。产妇面目、四肢水肿，肤色淡黄，神疲乏力，四肢不温，口淡无味，食欲缺乏，腹胀便溏。

■ 肾虚产后水肿。产妇全身水肿，腰以下为甚，按之凹陷，面色晦暗，心悸气短，四肢逆冷，腰痛腿软。

■ 湿热下注产后水肿。产妇下肢水肿，身重困倦，胸闷脘胀，小便黄赤，尿频涩痛，纳呆，腰部酸胀。

针对产后水肿，中医会以补肾活血的食疗方法，去除身体水分：

薏苡仁红豆汤：将生薏苡仁20克、红豆30克洗净浸约半日，沥干备用。薏苡仁加水煮至半软加入红豆煮熟，再加入冰糖，待溶解后熄火，放凉后即可食用。

此汤水有助养颜美容、益气养血、利水消肿。可以强健肠胃、补血，也可以达到通乳的效果。

红糖生姜汤：生姜连皮用水洗净，拍成粒;姜与红糖一起放入瓦煲，加入适量水，猛火煲至汤沸；然后改用慢火续煲45分钟，即可乘热饮用。此汤祛风散寒、活血祛淤，可加速血液循环，刺激胃液分泌，帮助消化，生姜连皮有去水肿的效果。

豆瓣鲤鱼：带骨鲤鱼肉250克，豆瓣酱30克，葱10克，姜10克，蒜10克，湿淀粉15克，调味料适量。将色拉油入锅，旺火烧至油热时下鱼块炸黄捞出。锅中留少许油，下葱末、姜末、蒜末、豆瓣酱，加酱油、料酒、白糖、鱼块、鲜汤入味，加味精，用湿淀粉勾芡即成。鲤鱼味甘、性平，可利水消肿、下气通乳，特别适合虚弱体质、痰湿体质以及孕妇水肿和产后食用。

产后保健细节同步指南

第六章　新妈妈哺乳指导

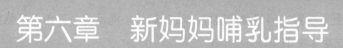

细节1 为什么提倡母乳喂养

母乳是婴儿最理想的食物

母乳是婴儿最理想的食物，母乳含有丰富的蛋白质、脂肪、糖以及各种微量元素，而且营养比例最适合婴儿消化吸收，其成分及比例还会随着婴儿月龄的增长而有所变化，即与婴儿的成长同步变化，以适应婴儿不同时期的需要。

母乳中的各种有益成分

- 牛奶中的酪蛋白在胃中容易形成凝乳，难以消化；而母乳中只含微量酪蛋白，所以母乳比牛奶更容易消化。
- 牛奶中β-乳球蛋白含量较多，β-乳球蛋白容易引起过敏反应，而母乳中则无此种成分。
- 乳铁蛋白可结合铁，对肠道内的某些细菌有抑制作用，可以预防某些疾病。乳铁蛋白在母乳中的含量比牛奶高。

乳汁分泌的结构

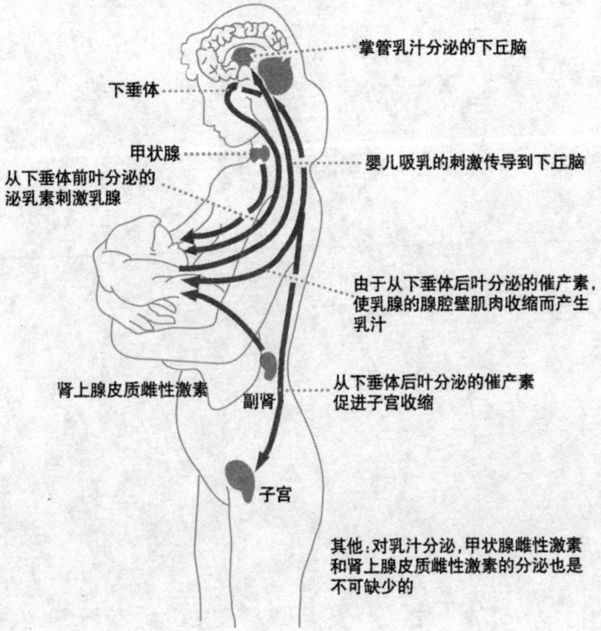

掌管乳汁分泌的下丘脑
下垂体
甲状腺
婴儿吸乳的刺激传导到下丘脑
从下垂体前叶分泌的泌乳素刺激乳腺
由于从下垂体后叶分泌的催产素，使乳腺的腺腔壁肌肉收缩而产生乳汁
肾上腺皮质雌性激素
副肾
从下垂体后叶分泌的催产素促进子宫收缩
子宫
其他：对乳汁分泌，甲状腺雌性激素和肾上腺皮质雌性激素的分泌也是不可缺少的

■ 溶酶菌有抗菌作用，母乳的抗菌力比牛奶高3000倍，这是其他任何食品都不能比拟的。母乳中含有丰富的分泌型免疫球蛋白IgA，能保持婴儿免受各种病邪的侵袭，增强婴儿抗病能力。所以，母乳喂养的孩子在4~6个月之前很少得病，这种免疫作用是母乳所特有的。虽然牛奶中的IgA比母乳多，但有时可引起婴儿肠绞痛。

■ 母乳中牛磺酸的含量是牛奶中的80倍，其作用是促进婴儿脑、神经、视网膜的发育，对神经传导进行调节，对细胞膜的恒定性等具有重要的生理作用。

■ 母乳对早产儿的智力发育尤为重要。母乳喂养的早产儿脑功能的发育较为良好，智商较高。哺乳时，母婴间皮肤的频繁接触、感情的交流、母亲的爱抚与照顾都有利丁孩子的心理和社会适应性的健全。

■ 母乳既经济又卫生，温度适宜，不易造成肠道感染和消化功能紊乱。

细节2 母乳喂养让宝宝更漂亮

母乳中的钙质最容易吸收，因此吃母乳的孩子骨骼发育较好。好的容貌与骨骼的发育有很大的关系，因为骨骼的发育决定了脸形和体形。那些窄小而紧缩的脸、拥挤的牙齿、凸起的前额、圆的肩膀、凹陷的胸部，都是因钙质吸收不足造成的。现在的饮食大多是精制的食物，也容易造成牙床畸形、牙齿过于拥挤。

在一项研究中，通过仔细测量327个人的脸部骨骼，发现他们骨骼发育的情形与哺育母乳的时间长短有关，从来没有吃过母乳的人脸部的发育最差；只吃过3个月母乳的人比完全没有吃过的人好一些。吃母乳的时间愈长，脸形的发育愈好。专家强调，一个人即使超过25岁，吃母乳的优点仍然很明显。他们的结论是：出生后6个月内吃母乳可以决定日后的脸形。专家指出，吃母乳的孩子必须用力吸吮，脸部的肌肉运动量大，因此脸形比喝牛奶的孩子发育得更好。

细节3 母乳喂养的孩子抵抗力高

母乳中含有多种抗感染因子，包括抗体、酶、细胞成分和其他因子。这些抗感染因子，可以保护婴儿免受细菌和病毒的侵袭。用母乳喂养的婴儿，其肠胃炎、气管炎、肺炎等的发病率均较低。全部用母乳喂养4～6个月，从母乳中得到的抗病能力可以延续2年左右，这一点是任何代乳品都没有的。同时，减少了婴儿的变态反应。牛奶中的蛋白质对人体来说是异体蛋白，有变态反应体质的婴儿采用牛奶喂养会引起湿疹、哮喘等过敏性疾病。母乳中不含常见的食物过敏原，又可抑制过敏原从肠道进入身体。因此，母乳喂养是防止婴儿过敏的最好方法。

母乳喂养的婴儿不会过多地增加脂肪，因而可以避免过胖。出生后用婴儿配方食品喂养的孩子，到青春期时比用母乳喂养半年以上的孩子过胖概率近20%。虽然后天家庭饮食习惯可造成孩子发育过程中较大差异，但科学家最新研究成果认定，母乳喂养孩子长大后不易发胖。婴儿在6个月以前只吃母乳，孩子长到5~6岁时发胖的概率比一般儿童低43%；母乳一直吃到足岁的婴儿，未来发胖的概率比一般儿童低72%。母乳喂养可以降低婴儿成长后发胖的概率，这项研究成果对推广母乳喂养起到积极的促进作用。

细节4 母乳喂养对母亲的益处

促进子宫收缩

由于吸吮能反射性引起体内缩宫素分泌增加，所以母乳喂养能够促进子宫收缩，减少产后出血，促使子宫复原。

减少乳腺疾病

母乳喂养可使乳腺经历正常的生理活动和抑制卵巢细胞活动，从而减少乳腺癌和卵巢癌发生的危险。

增进亲情

母乳喂养能增进家庭成员之间的感情，有利于稳定家庭关系，使家庭成员对母乳喂养增加了感性认识和理性认识，体验到母乳是宝宝最好的食物。

细节5 如何准备哺乳

不少人认为哺乳、乳房护理是孩子出生后的事，事实上产妇的泌乳过程分为两个阶段：第一阶段在分娩前12周开始，第二阶段产后2~3天开始。因此乳房护理要从孕期开始。

及时发现异常

产前检查应注意乳房的大小、形状、包块、有无手术史。特别应注意乳头是否正常，发现乳头凹陷应及时纠正。

孕期按摩

怀孕7个月时应开始做乳房按摩，以促进乳汁循环及乳腺发育。用手掌外侧轻按乳房壁，露出乳头，并围绕乳房均匀按摩，每日1次。

日常保护

为防止乳房下垂，应穿戴合适的乳罩。不要用肥皂水洗乳房或乳头，因乳房蒙氏腺分泌的物质对乳房有保护作用，肥皂会破坏其作用。

细节6 初乳对宝宝很重要

产妇在产后最初几天分泌的乳汁叫初乳，呈淡黄色。初乳的量很少，但与成熟乳汁相比，初乳中富含抗体、丰富的蛋白质、胡萝卜素、较低的脂肪及宝宝所需的各种酶类、碳水化合物等，这些都是其他任何食品都无法提供的。

新生儿可以从初乳中得到母体的免疫物质，其中的免疫球蛋白A，宝宝吃后可以黏附在胃肠道的黏膜上，抵抗和杀死各种细菌，从而防止宝宝发生消化道、呼吸道的感染性疾病。此外，初乳中的巨噬细胞、T淋巴细胞和B淋巴细胞可吞噬有害细菌，具有杀菌和免疫作用。

初乳还有促进脂类排泄作用，可以减少黄疸的发生。妈妈一定要珍惜自己的初乳，一旦错过，对孩子将是巨大的损失。

早产儿妈妈的初乳中各种应用物质和氨基酸含量更多，能充分满足早产宝宝的营养需求，而且更有利于早产宝宝的消化吸收，还能提高早产宝宝的免疫能力，对抗感染有很大作用，所以一定要喂给宝宝吃。

细节7 初乳不要遗弃

产后，母亲的体内激素水平发生变化，乳房开始分泌乳汁。但泌乳有一个逐渐的质与量的变化，一般把产后1～12天的乳汁称作初乳，产后13天～1个月的乳汁称作过渡乳，以后直到断奶前的乳汁称成熟乳。母乳的这种质与量的变化，正好适应了新生儿的消化吸收以及身体需要。

初乳内含有抵抗传染病的抗体，可以保护婴儿身体健康。在胚胎时期，母体的抗体不能通过胎辙到达胎儿体内，因而新生儿体内抗体量很少。而且新生儿自身还不能产生足以抵御疾病的抗体，初乳提供的抗体便显得十分重要。产后1～2天以内的初乳含有大量免疫球蛋白和补体，尤其以免疫球蛋白A（IgA）含量最多。喂初乳对预防新生儿消化道和呼吸道感染极有帮助。初乳中还含大量微量元素，如锌等，是婴儿生长发育必不可少的元素。

另外，初乳中还含大量的生长因子，尤其是上皮生长因子，可以促进新生儿胃肠道上皮细胞生长，以及肝脏及其他组织的上皮细胞迅速发育，还参与调节胃液的酸碱度。

初乳虽然量少、稀淡，但对新生儿是极重要的。喂母乳的孩子在出生后半年内很少生病，就是接受了母乳中抗体的缘故，这其中也有初乳的功劳。因此。初乳决不要随便遗弃。

细节8 让宝宝尽早吸吮母亲乳头

在婴儿出生后的30分钟内，当脐带一断，擦干净婴儿身上的血迹后，就应该马上让婴儿裸体趴在母亲胸前（背部要覆盖干毛巾以防受寒），然后在助产士的帮助下让婴儿吸吮母亲的乳头。这样的接触最好能持续30分钟以上。

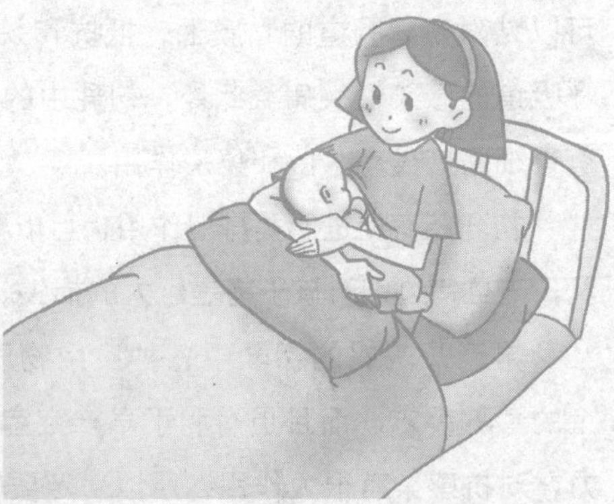

为什么要这么早就让宝宝吸吮母亲乳头呢？而且还要持续一定的时间呢？

因为新生儿在出生后20~50分钟时正处于兴奋期，他们的吸吮反射最为强烈，过后可能会因为疲劳而较长时间处于昏昏欲睡的状态中，吸吮力也没有出生时那么强了。因此要抓住这一大好时机，让孩子尽早地接触母亲，尽早地吸吮乳汁，这样会给孩子留下一个很强的记忆，过一两个小时再让他吸吮时，他就能很好地进行吸吮。未经早吸吮的孩子往往要费很大力气才能教会他如何正确进行吸吮。

由于尽早地让婴儿吸吮了乳头，可使母亲体内产生更多的泌乳素和催产素，而母婴间持续频繁的接触，使这些反射不断强化，这样母亲的乳汁在婴儿出生后马上就开始分泌了。而没有经过早吸吮的母亲，大约在2天后才开始泌乳。

当母亲看到孩子学会了吸吮，自己的乳汁正源源不断地流入孩子口中的时候，心中就会无比欢欣，对进行母乳喂养满怀信心。

细节9 妈妈尚未开奶，宝宝怎么办

有些妈妈生下宝宝后没有马上开奶，或者奶水很少，这个时候如果宝宝饿了该怎么办呢？

一般情况下，在宝宝出生1~2周后妈妈才会真正下奶。但在宝宝出生的第一周必须让他多吸吮以刺激妈妈的乳房，使之产生泌乳反射，才能使妈妈尽快下奶。如果此时用奶瓶喂宝宝吃其他乳类或水，一方面容易使宝宝产生乳头错觉，不愿再费力去吸妈妈的奶；另一方面因为奶粉冲制的奶比妈妈的奶甜，也会使宝宝不再爱吃妈妈的奶。这样本来完全可能母乳喂养的妈妈会因宝宝吸吮不足，而造成奶水分泌不足，甚至停止泌乳。

那么，宝宝一时吃不饱，会不会饿坏呢？不会的。因为宝宝在出生前，体内已贮存了足够的营养和水分，可以维持到妈妈开奶，而且只要尽早给宝宝喂奶并坚持不懈，那么少量的初乳就能满足新生宝宝的需要。年轻的妈妈千万不能因奶水暂时不多就丧失母乳喂养的信心。

细节10 新妈妈要掌握正确的哺乳方法

乳汁分泌的多少与喂哺的技巧有着一定关系。正确的哺乳方法可减轻母亲的疲劳，防止乳头的疼痛或损伤。无论是躺着喂、坐着喂，母亲全身肌肉都要放松，体位要舒适，这样才有利于乳汁排出，同时，眼睛看着孩子，将孩子的胸腹部紧贴母亲的胸腹部，下颌紧贴母亲的乳房。

母亲将拇指和四指分别放在乳房的上、下方，托起整个乳房（成锥形）。先将乳头触及婴儿的口唇，在婴儿口张大、舌头向外伸的一瞬间，将婴儿进一步贴近母亲的乳房，使其能把乳头及乳晕的大部分吸入口内，这样婴儿在吸吮时既能充分挤压乳晕下的乳窦（乳窦是贮存乳汁的地方），使乳汁排出，又能有效地刺激乳头上的感觉神经末梢，促进泌乳和喷乳反射。

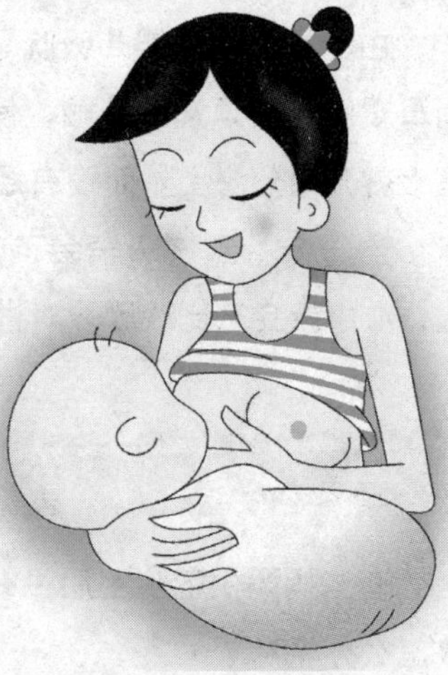

如果婴儿含接乳头姿势不正确，比如单单含住乳头，则不能将乳汁吸出来。婴儿因吸不到乳汁，就会拼命加压于乳头，往往会造成乳头破裂、出血，喂奶时母亲就会感到疼痛，从而减少哺乳次数，缩短哺乳时间，这样乳汁分泌就会减少。

哺乳时间与次数不必严格限定，婴儿饿了就喂，吃饱为止，坚持夜间哺乳。如果乳汁过多，婴儿不能吸空，就应将剩余的乳汁挤出，以促进乳房充分分泌乳汁。要树立母乳喂养的信心，不要轻易添加奶粉，那样容易使母乳越来越少。如果乳汁确实不足，就应补充配方奶粉，但仍要坚持每天母乳哺乳三次以上。

如果奶量充足的话，一次哺乳时间不要超过20分钟，吸吮时间过长，乳头皮肤容易破损而继发细菌感染。其实，在最初的2分钟里，婴儿已经吸掉了乳房内总奶量的一半，而4分钟里已吸去了80%左右。但是，剩下时间内的吸吮动作也是必要的，它可以促使乳汁分泌。

哺乳婴儿时，一定要把婴儿抱起来，不要躺在床上哺乳，更不能让婴儿含着乳头睡觉，因为这样很容易使乳房堵塞婴儿口鼻而发生窒息。喂好奶后让婴儿向右侧卧，头略垫高一些，防止呕吐引起窒息。母婴必须分被或分床睡（至少应做到分被睡）。

专家提示

乳头平坦或凹陷时怎么哺乳?

如果乳母的乳头平坦或凹陷，婴儿吸奶时就会有很大的困难。这时可以用玻璃奶罩将整个乳房罩住，让婴儿吸玻璃奶罩上的橡皮奶头。也可以将乳汁挤出或用吸奶器吸出，然后再喂给婴儿。市场上有一种电动吸奶器，吸力较大，甚至可将内陷的乳头吸出。因此，可先用吸奶器将内陷的乳头吸出，再给婴儿吸吮。

细节11 新妈妈不宜躺在床上给孩子喂奶

许多年轻的母亲有躺在床上给孩子喂奶的习惯，特别是夜间这样做的更多。但是这种做法是不当的，会导致不良后果，很容易使婴儿发生急性化脓性中耳炎。

这主要与婴儿免疫功能不健全、病菌容易侵入鼓室有关。由于婴儿的咽鼓管短，位置平而低，母亲躺着喂奶，很容易使细菌分泌物或呕吐物侵入，从而引起急性化脓性中耳炎。

专家提示

正确的喂奶姿势应该是母亲坐在椅子上或床上，将婴儿抱起，左肘部抬高45度，将婴儿头部放在左肘部，再让婴儿吮吸乳汁。人工喂养婴儿也是这样，一定要让婴儿头部抬高45°，这样可以防止乳汁流入耳内引起污染。

产后保健小百科：哺乳会影响乳母的体形美吗

有些年轻的妈妈，为了保持自己娇美的体形，产后不亲自给宝宝哺乳，而用牛奶或其他营养品代替。其实，这种做法会适得其反。

孕期母体储存的部分脂肪是为产后哺乳而准备的。因此，分娩后哺育宝宝，随着乳汁的大量分泌，母体增加了热能消耗，可防止产后发胖，有利于产后体形的恢复。同时乳房松弛变形与孕晚期乳房胀大程度有关。防止乳房松弛变形的关键是产后要正确使用乳托，而不是放弃哺乳。

哺乳时由于有宝宝的吸吮，刺激了乳头，使母体中的一种名叫缩宫素的激素分泌增加，此激素可使因怀孕而增大的子宫收缩，臃肿的腹壁迅速复原。同时，宝宝吸吮可以促进子宫腔内的分泌物尽快排出以及子宫的复原。哺乳还可减少受孕概率。此外，哺乳妇女卵巢癌、乳腺癌发病率显著低于不哺乳妇女。可以说，哺乳有益于妇女的健康。

另外，宝宝在吃母乳时，可以刺激母体产生一种称为催乳素的激素，这种激素的作用可使乳房的肌上皮细胞和乳房悬韧带接受刺激，有助于防止乳房的过度下垂。哺乳还可以加速乳汁分泌，促进母体的新陈代谢和营养循环，减少皮下脂肪的蓄积，从而也可以有效地防止肥胖。

为了保持体形优美，乳母要注意饮食合理、营养全面，并适当做体育锻炼。哺乳时两侧乳房轮流喂奶，防止两侧乳房因泌乳量不均而造成乳房大小不同。佩戴型号合适的胸罩。坚持运动和正确的喂奶会使支撑乳房的肌肉发达，防止乳房下垂，减少腹部的脂肪堆积，恢复优美的体形。

细节12 哺乳中母亲的正确姿势

体位舒适：哺乳可采取不同姿势，重要的是让母亲心情愉快、体位舒适和全身肌肉松弛，有益于乳汁排出。

母婴必须紧密相贴：无论婴儿抱在哪一边，婴儿的身体与母亲身体应相贴，头与双肩朝向乳房，嘴处于乳头相同水平位置。

防止婴儿鼻部受压：须保持婴儿头和颈略微伸展，以免鼻部压入弹性乳房而影响呼吸，但也要防止头部与颈部过度伸展造成吞咽困难。

母亲手的正确姿势：应将拇指和四指分别放在乳房上、下方、托起整个乳房哺乳。避免“剪刀式”夹托乳房（除非在奶流过急，婴儿有呛溢时），那样会反向推乳腺组织，阻碍婴儿将大部分乳晕含入口内，不利于充分挤压乳窦内的乳汁。

母亲哺乳常取姿势：

第一种是卧位哺乳，即侧卧或仰卧位。

第二种是坐位哺乳。要求椅子高度合适，而且没有把手用于支托婴儿，椅子不宜太软。椅背不宜后倾，否则使婴儿含吮不易定位。哺乳时母亲应紧靠椅背促使背部和双肩处于放松姿势。用手臂支托婴儿，还可在足下添加脚蹬以帮助机体舒适、松弛，有益于排乳反射不被抑制。

采用坐位“环抱式”哺乳，尤其适用于剖宫产及双胎婴儿，因为这可避免伤口受压疼痛，也可使双胎婴儿同时授乳。

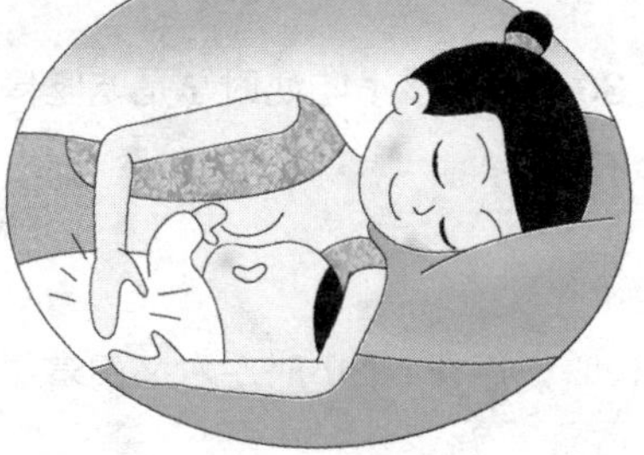

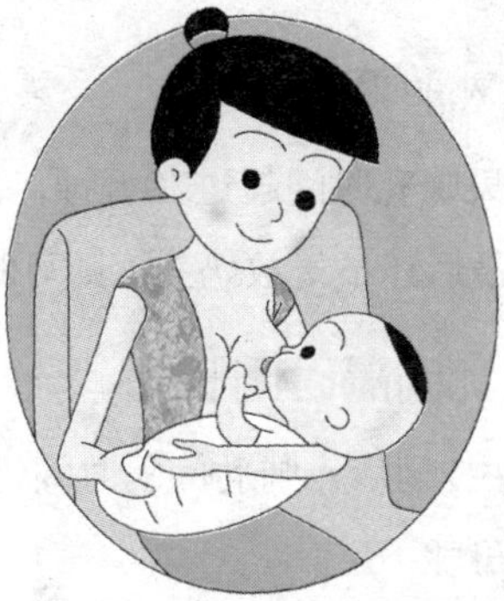

细节13 哺乳中婴儿的正确姿势

正确的含接姿势：每次哺乳先将乳头触及婴儿口唇，诱发觅食反射，当婴儿口张大、舌向下的一瞬间，即将婴儿靠向母亲，使其能大口地把乳晕也吸入口内。这样婴儿在吸吮时能充分挤压乳晕下的乳窦，使乳汁排出，又能有效地刺激乳头上的感觉神经末梢，促进泌乳和排乳反射。

紧密相贴：婴儿的嘴及下颌部紧贴乳房，身体紧靠母亲。颌部肌肉做出缓慢而有力，并伴有节律地向后伸展的运动，直至耳部。如出现两面颊向内缩的动作，说明婴儿含接姿势不正确。

细节14 母乳是否充足巧判断

观察孩子能否吃饱

如果婴儿吃饱了，会自动吐出奶头，并安静入睡3~4小时，每天大便2~3次，金黄色，稠粥样。如果婴儿睡了1小时左右，就醒来哭闹，喂奶后又入睡，反复多次，大便量少，甚至便秘，说明婴儿没吃饱。

观察孩子大便次数

每天换尿布少于8次，大便次数少于1次，说明母乳不足。

观察宝宝体重增长情况

宝宝在出生后1周至10天的时间内，尚处于生理性体重减轻阶段，10天以后宝宝的体重就会增加。因此，10天以后起每周为宝宝称重一次，将增加的体重除以7，如果得到的数值在20克以下，则表明母乳不足。

哺乳时间长短

如果哺乳时间超过20分钟，甚至超过30分钟，孩子吃奶时总是吃吃停停，而且吃到最后还不肯放奶头，则可断定奶水不足。

哺乳间隔时间长短

出生2周后，哺乳间隔时间仍然很短，吃奶后才1个小时左右又闹着要吃，也可断定母乳不足。

乳房是否感到胀满

产后2周左右，乳房很胀，则表明母乳充足。

细节15 提倡母婴同室与按需哺乳

所谓母婴同室，就是让母亲和孩子一天24小时在一起，这是建立母子感情的良好开始。除非新生儿因为早产、抢救等一些因素，原则上应该满足母婴同室的要求。

分娩后，应让孩子一直睡在母亲身旁，或睡在母亲身边的小床上，孩子和母亲最好始终不要分离，因为母婴同室可以使母亲放松身心，才有可能分泌出大量的母乳喂哺婴儿。婴儿越早吸吮，奶就越多，而母婴同室恰恰方便了这种良性循环的喂哺方式。

所谓按需哺乳，就是孩子饿了就开始哺乳，不要硬性规定时间。母亲感觉乳房胀满或孩子睡眠时间超过3小时，就要把孩子叫醒予以喂奶。

为什么要这么做呢？因为产后一周是逐步完善泌乳的关键时刻，泌乳要

专家提示

“母婴同室”不等于母婴同睡一张床，婴儿的床一定要与母亲分开，母婴睡在一张床上是不安全的。据统计，全世界每年都会发生在睡眠中婴儿被捂死、压死的事情。另外，“母婴同床”也不利于培养新生儿的独立性，不利于休息及卫生。“母婴同室”的消毒制度必须严格，因为新生儿抵抗力极弱，传染病容易流行。护士每日2次用过氧乙酸喷雾进行消毒，还要通风换新鲜空气。产妇及家属在护理新生儿时千万要注意卫生。探视的家属不宜过多，患有传染病，特别是呼吸系统传染病的家属应避免探视。

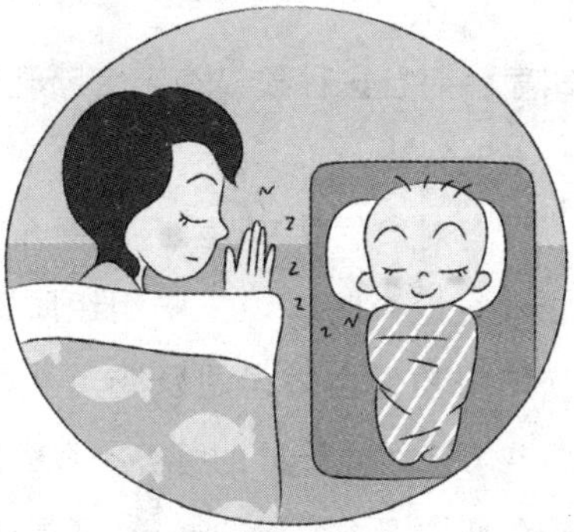

靠频繁吸吮来维持，乳汁才能越来越多。

此外，对新生儿来说，在最初一周内要适应与在子宫内完全不同的宫外生活，非常需要一种安慰，而吸吮乳头则是他们所渴求的最好安慰。

让婴儿睡在母亲身旁，当母亲看到孩子各种可爱的表情，听到孩子的哭声时，便能促使喷乳反射的产生。而宝宝经常看到母亲微笑的面容，闻到奶香的气息，听到母亲熟悉的声音，得到深情的爱抚，不但能增进食欲，而且有利于神经系统的发育。

细节16 喝催乳汤的学问

为了尽快下乳，许多产妇产后都有喝催乳汤的习惯。但是，产后什么时候开始喝催乳汤和喝多少催乳汤都是有讲究的。

过早喝催乳汤，乳汁下来过快过多，新生儿吃不了，容易造成浪费，还会使产妇乳管堵塞而出现乳房胀痛。若喝催乳汤过迟，乳汁下来过慢过少，也会使产妇因无奶而心情紧张，分泌乳量会进一步减少，形成恶性循环。

产后喝催乳汤的方法

掌握乳腺的分泌规律：一般来说，孩子生下来以后头7天乳腺分泌的乳汁比较稀，略带黄色，这就是初乳。大约在产后第8天，乳腺开始分泌真正的乳汁。一般在分娩后第3天开始给产妇喝鲤鱼汤、猪蹄汤等下奶的食物。

注意产妇身体状况：若是身体健壮、营养好、初乳分泌量较多的产妇，可适当推迟喝催乳汤的时间，喝的量也可相对减少，以免乳房过度充盈，从而引起不适。如果产妇身体比较差，就可早些服用催乳汤，喝的量也适当多些，但也要适可而止，以免增加胃肠的负担，出现消化不良。

细节17 新妈妈营养不良影响宝宝智力发育

产后乳母营养不良主要影响宝宝神经细胞数目增殖和体积的发育。动物实验发现，断乳前营养不良可引起脑重量及脱氧核糖核酸含量的减少，其中小脑最为明显，而且这种损害在宝宝断乳后即使补充营养也无法弥补。

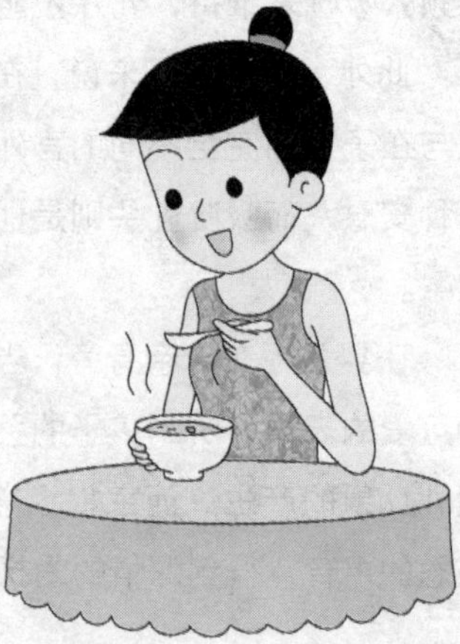

在对产后第1年因严重营养不良而死亡的婴儿进行检查时发现：脑组织脱氧核糖核酸、核糖核酸和蛋白质含量及脑重量都明显低于正常婴儿。产后乳母早期营养不良会严重影响宝宝大脑各部位细胞数量的增长，以及脱氧核糖核酸的堆积。此外，产后营养不良还可影响婴儿脑的髓鞘化及细胞内酶的成熟，从而影响宝宝的智力发育。

细节18 产后乳房胀痛巧处理

产后2~3天产妇往往会感觉乳房胀痛，体温会轻微升高，最早可在产后24小时就胀奶。这是因为乳房充血，腺泡里开始蓄积乳汁，乳腺管尚不通畅所致。有一部分产妇在腋窝下有副乳腺，腋下会出现肿胀、硬结、疼痛等症状。如果乳房胀痛明显，同时持续体温超过38℃以上，乳腺局部有红肿，伴有头痛，就应注意是否有发展成乳腺炎的可能，应及早就医检查。

让孩子尽早吸吮

让孩子早吸吮是解除乳房胀痛的最好办法。产后30分钟就开始让孩子吸吮乳头，此时虽然还没有明显的乳汁排出，但吸吮动作可促使乳腺管开放，并及时将乳汁排出，减少乳汁淤积。

挤奶

婴儿吸吮能力不足时，可借助吸乳器把乳汁吸出。用吸乳器吸奶时手法要轻柔，负压不要过大，并随时变换角度。挤奶的同时进行乳房按摩，通过刺激与压力促进乳腺管的开放，将过多的乳汁挤出。

挤乳汁的方法是：拇指与其余四指分开，四指并拢在乳房的下方或侧方，向胸壁方向轻轻用力，并使压力沿乳房基底部向胸壁方向逐渐按摩，有助于改善乳房的静脉回流，再由乳腺基底部逐渐移向乳晕部。如此反复可使乳腺泡中的乳汁移向乳窦。最后拇指与食指在乳晕处向胸壁方向挤压，一张一弛，并挤压各个方向。

另外，为了防止发生产后乳房胀痛，在怀孕晚期，可挤去乳房内少量初乳。

服用散结通乳的中药

可以口服散结通乳的中药，如柴胡6克、当归12克、王不留行9克、漏芦9克、通草9克，水煎服。实践证明，这些中药可以改善乳汁淤积引起的乳房胀痛。

冷敷法

当乳汁分泌较多、乳腺管尚不十分通畅时，冷敷法是简便有效的治疗方法。用冷水或冰水敷在乳房的周围可以止痛，并暂时收缩血管，减少乳汁的分泌，为乳房按摩或挤奶赢得时间。

佩戴合适的乳罩

佩戴合适的乳罩，将乳房托起，有利于乳房的血液循环，可以减少疼痛。

药膳作为辅助治疗

王不留行炖母鸡：母鸡1只，宰杀后洗干净。炒王不留行60克，装入鸡腹内缝合，炖至鸡熟，分2次食肉、喝汤。此方中的王不留行可通利血脉。

莴苣粥：将生甘草9克煎熬成汤，然后捞去甘草，加入莴苣60克、糯米30克和粳米30克熬粥。每日分2次服食，3～5日为1个疗程。

赤豆酒酿蛋：取赤豆50克，糯米甜酒酿250克，鸡蛋4个，红糖适量。将赤豆淘净，加水煮烂，入甜酒酿烧沸，打入鸡蛋，待蛋凝熟透加红糖。其功效为养血散瘀，利水通乳。适用于产后血虚头痛，乳汁不通，或恶露不下之腹痛。

专家提示

发生产后乳房胀痛，产妇会感觉不适，甚至有精神紧张、烦躁，特别是乳房有硬块，触痛时更觉痛苦。所以，丈夫及家人一定要给予安慰，并积极采取以上措施，防止乳腺炎的发生。

细节19 新妈妈哺乳期乳房细护理

有的妇女生下孩子后拒绝哺乳，代之人工喂养，目的是为了保持乳房的原形，以防下垂。请不必担心，只要按照科学方法哺乳，保养得当，乳房是不会下垂的。那么产后乳房应当怎样护理呢?

准妈妈要注意乳房的清洁卫生，经常用温开水清洗乳头。

第一次喂奶前后要注意进行乳房护理，用清洁的植物油涂在乳头上，使乳头的痂垢变软，再用4%的硼酸水擦洗乳房、乳头及乳晕，若无硼酸也可用温水清洗。这样做是为了彻底清除乳头内深藏的污垢和细菌，防止引起新生儿胃肠道感染。

产妇不要蓄指甲，因为指甲缝易存污垢，还易划伤婴儿娇嫩的皮肤。喂奶前要洗净双手，可以轻轻按摩或热敷乳房，以协助排乳，减轻乳房胀痛。若乳房胀痛有硬块时，可以轻揉乳房根部，由外向里揉，再把乳汁挤出或吸出，保持乳腺管通畅，防止发生乳腺炎。

每次喂奶要先吃空一侧乳房，再吃另一侧，下次喂奶反顺序进行。喂奶后用手挤空或用吸奶器吸空剩余的乳汁，以利乳汁分泌。挤出几滴乳汁涂抹在乳头和乳晕上，可起到保护作用。要选择纯棉质地的胸罩，注意不要太紧。

喂奶后也要清洗乳房，以防孩子鼻咽处的细菌进入乳房，引起乳腺炎。再涂上润肤乳液，并轻轻按摩，如此可增加乳汁的分泌。

如果乳头破裂，局部涂10%安息香酊。破裂严重时停止喂奶，等伤口好后再继续喂奶。

如果有疾病或其他原因不能喂奶，应在产后24小时内开始回奶。口服乙烯雌酚5毫克，每日3次，连服3天。炒麦芽水煎服代茶饮亦可。如果乳房胀痛明显，可用芒硝500克分包敷在乳房上，尽量少饮汤水协助回奶。

细节20 新妈妈乳房疾病巧防治

母乳营养丰富，温度适中，最适合婴儿的营养、消化与吸收，所以，必须注意保护好乳房，防止乳房疾病，以保证母乳对婴儿的提供。

定时哺乳

产后12~24小时即可哺乳，以后每隔3~4小时哺乳一次，不可使乳房过于充盈。随着宝宝长大，哺乳次数渐减。每次哺乳必须让宝宝吸尽乳汁。若产后不哺乳，应立即采取回乳措施。

正确哺乳

睡觉时不可让宝宝含乳头入睡，以免宝宝熟睡时鼻气相吹，邪毒随乳头袭入乳房。哺乳最好采取坐式，一次将宝宝喂饱，不可吃吃停停，边睡边吃。

注意卫生

哺乳前，用温水擦洗乳头，并将自己和宝宝的双手洗干净，不要让宝宝养成一边吃奶一边揉乳房的习惯。

保持心情愉快

哺乳期新妈妈应保持心情愉快，若过于悲伤、忧虑、愤怒，以致情志不畅，乳汁就会不同，导致乳结。所以，在哺乳期，新妈妈要调整好情绪。

热敷乳房

若乳结已成，乳房胀硬有包块，可用热毛巾外敷乳房，或轻轻按摩。

细节21 上班后的母乳喂养

许多妈妈在宝宝4个月或6个月以后，产假期满就得返回工作岗位，这时妈妈就不便按时给宝宝哺乳了，需要进行混合喂养。而此时宝宝正需要添加辅食，如果喂养不当，很容易引起消化不良。同时，这个时期宝宝体内从母体中带来的一些免疫物质正在不断消耗、减少，若过早中断母乳喂养会导致宝宝抵抗力下降，消化功能紊乱，影响宝宝的生长发育。

这个时候的喂养方法，一般是在两次母乳之间加喂一次牛奶或其他代乳品。如果条件允许，妈妈在上班时仍按哺乳时间将乳汁挤出，或用吸奶器将乳汁吸空，以保证下次乳汁能充分分泌。吸出的乳汁在可能的情况下，用消毒过的清洁奶瓶放置在冰箱里或阴凉处存放起来，回家后用温水煮热后仍可喂哺。每天至少应泌乳3次（包括喂奶和挤奶），因为如果一天只喂奶一两次，乳房受不到充分的刺激，母乳分泌量就会越来越少，不利于延长母乳喂养的时间。总之，要尽量减少牛奶或其他代乳品的喂养次数，尽最大努力坚持母乳喂养。

细节22 保持乳房弹性的方法

妇女在妊娠期和哺乳期受体内激素的影响，为适应孩子哺乳的需要，乳房会增大。这时新妈妈需要做的是保持乳房的弹性。

哺乳期应佩戴胸罩，将乳房托起。感觉奶胀就马上喂奶，这样不仅可促进乳汁分泌，而且还可防止支持组织和皮肤过度伸张而使弹性降低。哺乳时不要让孩子过度牵拉乳头。每次哺乳后，用手轻轻托起乳房，按摩10分钟。每天至少用温水清洗乳房两次，不仅有利于乳房清洁，而且能增强韧带弹性，防止乳房下垂。哺乳期不要过长，孩子满10个月即应断奶。

肥胖也是导致乳房松垂的重要原因之一，因此应适当控制脂肪的摄入量，增加水果、蔬菜的摄入。同时，产后适当运动，做做产后胸部健美操，可以使胸部肌肉发达有力，对乳房弹性的恢复也会有帮助。

另外，哺乳能够促进母体催产素的分泌，而催产素会增强乳房悬韧带的弹性。

细节23 细心辨别乳房湿疹的症状

发生急性乳房湿疹后，乳房皮肤常出现粟粒大小的小丘疹或小水疱，潮红、瘙痒，抓挠后湿疹易破损，出现点状渗出及糜烂面，有较多浆液渗出，可伴有结痂、擦烂、脱屑等。

亚急性乳房湿疹多由急性湿疹迁延而来。乳头、乳晕及其周围皮肤出现小丘疹、鳞屑和糜烂面结痂，皮肤损伤处奇痒，有灼热感，夜间症状加重。

慢性乳房湿疹可由急性、亚急性湿疹反复发作、迁延而成。乳头、乳晕部皮肤增厚、粗糙，乳头皲裂，色素沉着，表明覆盖有鳞屑，伴有渗出液及阵发性疼痒。

乳房湿疹应采用综合治疗。尽量避免各种不良刺激，如致敏和刺激性食物、剧烈搔抓、热水洗烫等；紧张、劳累、情绪变化、神经系统功能紊乱往往和湿疹的发病有着紧密关系；能够调节神经功能障碍的药物对湿疹也有较好的疗效，如维生素B_1、维生素B_{12}、谷维素、利服宁等。

细节24 哺乳妈妈禁用香皂洗乳房

专家指出，使用香皂会洗去皮肤表面的角化层细胞，促使细胞分裂增生。如果经常去除这些角化层细胞，就会损害皮肤表面的保护层，会使乳房局部过于干燥和细胞脱落，从而使表皮层细胞肿胀。若过多使用香皂等清洁用品清洗，可碱化乳房局部皮肤，破坏保护层。

香皂不仅能使皮肤表面碱化，还会促进皮肤上碱性菌群增长，使得乳房局部的酸化变得困难。此外，用香皂清洗还会洗掉保护乳房局部皮肤润滑的物质——油脂。而乳房局部皮肤要重新覆盖上保护层，并要恢复其酸性环境则需要花费一定的时间。

所以，如果哺乳期妇女经常使用香皂擦洗乳房，不仅对乳房保健毫无益处，相反还会因乳房局部防御能力下降和乳头干裂而招致细菌感染。

要想充分保持哺乳期乳房局部的卫生，让宝宝有足够的母乳，最好还是用温水清洗，尽量不用香皂。如果迫不得已需要香皂或酒精清洗消毒，则必须注意尽快用清水冲洗干净。

细节25 注意保护乳头

在哺乳前，应用温水将乳头擦洗一次，并且用软布吸干水分，然后用手轻轻挤压乳房。最初挤出的两三滴乳汁应弃之不用，这样能保证乳腺管通畅，不致让婴儿猛吸。另外，大约10%的乳母其乳腺管开口处有各种细菌，它们会利用残余的乳汁不断繁殖。虽然这些细菌大部分都不会致病，但偶尔也会有少数致病菌混杂其中，故最初两三滴乳汁最好不让孩子吃。

喂完奶后，应该用手帮助乳头轻轻退出，千万不要用力拔出，否则容易造成乳头皲裂。吃完奶后，再挤出一两滴乳汁涂在乳头上，保护乳头的皮肤。

细节26 扁平凹陷乳头巧矫正

乳头凹陷通常为先天性的，是乳腺先天畸形中最多见的一种。乳头凹陷主要是乳腺导管过短，牵拉乳头组织所致，可发生在双侧或单侧。此外，癌症、创伤、手术或乳腺炎后纤维化，也可造成乳头内陷。乳头凹陷给哺乳和女性健美带来烦恼，还会给清洗带来困难，容易积垢而引发炎症。先天性乳头内陷的女性孕后因乳房充盈，累及乳晕部会加剧内陷，使婴儿无法吸吮，严重影响哺乳，而由此导致的乳汁淤积易导致继发感染，引起急性乳腺炎。

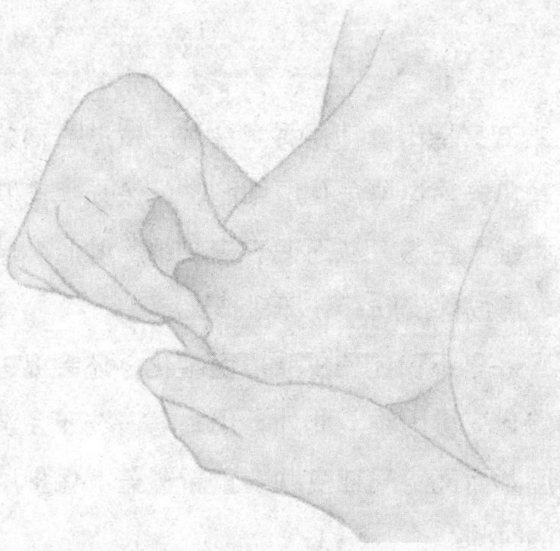

扁平乳头可通过婴儿吸吮来矫正，也可做乳头拉伸练习，用拇指和食指捏住乳头两侧向外做拉伸。

凹陷乳头可通过做乳头十字操来纠正。用两手拇指平放在乳头两侧，慢慢地由乳头两侧向外牵拉，随后拇指平放在乳头上下侧，上下纵行牵拉，牵拉乳晕及皮下组织，目的是拉断使乳头凹陷的纤维组织，使乳头向外突出。

细节27 乳房小并不会影响乳汁分泌

乳房主要由脂肪和腺体组成。乳房的大小主要与脂肪的多少有关，而泌乳量与腺体多少以及对乳头的刺激有关，与乳房的大小无关。

因此，只要坚持母乳喂养，让婴儿多吸吮，坚持夜间哺乳，就会使乳量增多。产妇不必担心，乳房小并不会影响乳汁分泌量。

细节28 副乳不一定需要治疗

有的妇女在哺乳期腋下会出现疙瘩，有时还会胀痛，并伴有液体溢出，去医院检查说是副乳。什么是副乳呢?

副乳是指在胚胎仅有9毫米时，从腋窝一直到腹股沟这两条线上，有6~8对乳腺的始基，到出生前，除仅保留胸前的一对外，其余都退化了。少数妇女有多余的乳腺没有退化或退化不全的异常现象，可发生在单侧或双侧，常见的部位在腋窝，亦可见于胸壁、腹部、腹股沟、大腿外侧，偶见于面颊、耳、颈、上肢、肩、臀、外阴等处，易被误认为皮下结节、淋巴结或肿瘤。

凡具有腺体组织的副乳和正常乳房一样，受各种性激素的影响，呈周期性变化，月经前肿胀、有胀痛感，哺乳时还会分泌出少量乳汁来。停止哺乳后，副乳缩小，分泌亦消失。副乳不是病，无症状者不用治疗。

细节29 患急性乳腺炎不一定要停止母乳喂养

乳腺炎发病的基础就是因为乳汁没有及时从乳腺中排出，造成乳汁淤积。所以在感到乳房疼痛、肿胀甚至局部皮肤发红时，一般不要停止母乳喂养，而要勤给孩子喂奶，让孩子尽量把乳房的乳汁吃干净，否则可使乳腺炎继续加重。但在乳腺局部化脓时不要让孩子吃患侧乳房，而可以吃健康一侧乳房的母乳。只有当化脓较严重，外科医生切开后仍不能治愈，并且在乳腺上发生乳瘘时，才有必要暂时停止母乳喂养，但这种情况是极少发生的。患急性乳腺炎时一般不要停止哺乳，不过，具体情况要听从医生的意见。

细节30 为什么会一只乳房奶胀，另一只乳房奶少

有些哺乳妈妈常常出现一只乳房奶水充足，而另一只较少的情况。这多是因为母亲往往喜欢让宝宝先吃奶胀的一侧乳房，当吃完这一侧乳房时，宝宝大多已经饱了，不再吃另一侧乳房，这样，奶胀的一侧乳房因为经常受到吸吮的刺激，分泌的乳汁越来越多，而奶水不足的一侧由于得不到刺激，分泌的乳汁就会越来越少。久而久之，就会出现妈妈的乳房一边大一边小，一边胀，一边不胀，断奶后再也难以恢复。

宝宝长期只吃一侧乳房的乳汁，时间长了会造成偏头、斜颈、斜视，甚至宝宝的小脸蛋也会一边大一边小，后脑勺一边凸一边凹。这对宝宝健康十分不利。

出现这种情况怎么办呢？方法是，每次哺乳时，先让婴儿吸吮奶少的一侧，这时因为宝宝饥饿感强，吸吮力大，对乳房刺激强，奶少的那一侧乳房泌乳就会逐渐增多。大约5分钟，宝宝可以吃到乳房中大部分的乳汁，然后再吃奶胀的一侧。这样两侧乳房的泌乳功能就会一样强。

细节31 乳头皲裂巧处理

乳头皲裂多是由于哺乳时婴儿含接乳头的方式不正确，没有把大部分乳晕含入口中造成的。发生乳头皲裂后，会给母亲造成很大的痛苦，如果不及时治疗，容易引起乳腺炎。需要改进哺乳方法，加强乳头保护。

为预防乳头皲裂，要从孕期开始纠正扁平的内陷乳头，常用温水擦洗乳头，然后涂上凡士林，使乳头变得坚韧。

哺乳前，先按摩乳房，并挤出少量乳汁涂在乳头和乳晕上，使之变软，以利于婴儿吸吮。如有轻度皲裂可继续哺乳，先让婴儿吸吮损伤较轻的一侧，再吸吮较重的一侧。

要注意纠正婴儿只过分用力吸住乳头的不正确吮吸方式，应让婴儿张大嘴将乳晕和乳头部分全部吸住，这样就不易引起乳头皲裂。

细节32 哺乳期感冒能否喂奶

感冒是常见病，产褥期妇女易出汗，抵抗力降低，很容易感冒。许多产妇不敢吃药，怕影响乳汁的成分对孩子不利，又怕把感冒传染给孩子，应该怎么办呢?

如果感冒了，但不发高烧，仍可以哺乳，哺乳时可戴上口罩。同时产妇应多喝水，多吃清淡易消化的食物，服用感冒冲剂、板蓝根冲剂等药物，同时最好有人帮助照看孩子，自己能多有点时间睡眠休息。刚出生不久的孩子自身带有一定的免疫力，不用过分担心会将感冒传给孩子而不敢喂奶。

如果感冒后伴有高烧，产妇不能很好地进食，十分不适，应到医院就诊，必要时给予对乳汁影响不大的抗生素，同时仍可服用板蓝根、感冒冲剂等药物。

高烧期间可暂停母乳喂养，停止喂养期间，还要常把乳房乳汁吸出，以保证继续泌乳。产妇本人要多饮水或新鲜果汁，好好休息，感冒即可很快好转。

细节33 患肝炎的新妈妈能母婴同室并给婴儿喂奶吗

能否母婴同室取决于母亲是否会将疾病传染新生儿。如母亲在肝炎急性期或慢性急性发作期，就不能与新生儿同室。肝炎恢复期或肝炎病毒携带的产妇一般可实行母婴同室。

能否母乳喂养应视具体情况而定。孕妇感染甲肝病毒后，体内很快产生甲肝抗体，至今没有在甲肝产妇乳汁中发现甲肝病毒；戊肝母亲用乳汁喂养婴幼儿未见感染发病，说明戊肝病毒不经母乳传播；乙肝产妇乳汁是否有传染性尚不能定论，只要母亲乳头不破溃出血，就可以母乳喂养。不过乙肝大三阳的母亲最好不要给婴儿喂奶，因为有可能传染婴儿；研究表明，丙肝产妇和丙肝抗体阳性产妇的乳汁中存在丙肝病毒的可能性较小，可以给婴儿喂奶。

细节34 不宜母乳喂养的情况

乳房疾病

严重的乳头皲裂、乳房脓肿等，可暂时停止哺乳。

感染性疾病

患上呼吸道感染伴发热，产褥感染病情较重者，或必须服用对孩子有影响的药物者。梅毒、结核病活动期也不宜哺乳。

病毒感染

甲型肝炎病毒是经消化道传播，通过哺乳容易感染孩子，因此，在急性期应暂缓母乳喂养。乙型肝炎单纯表面抗原（HbsAg）阳性者不必禁止母乳喂养，大三阳者，因传染性强，不应母乳喂养。如已确诊艾滋病病毒（HIV）感染，原则上也不宜母乳喂养。

心脏病患者

心脏病Ⅲ～Ⅳ级患者（轻微活动即出现心慌、胸闷、憋气等症状）或孕前有心衰病史者，不宜哺乳。

癫痫病

由于抗癫痫药对婴儿危害较大，故多主张禁止母乳喂养，但小发作或用药量少的，也可以用母乳喂养。

哺乳期母亲再次怀孕

母亲再次怀孕时也要停止哺乳，因为怀孕后乳汁的营养成分会发生变化，继续哺乳对母婴的健康都不利。

母亲服药

母亲服药期间要注意这些药物在乳汁中的浓度，如果乳汁中的浓度比血液中高，就会造成母亲生病婴儿吃药的情况，而婴儿的肝、肾功能都相对较差，药物容易积聚，导致中毒。但若母亲已经康复，不再吃药时，应该恢复母乳喂养。

母亲接触毒物

有些乳母因工作需要会接触农药或铅、汞、锡、砷等化学毒物，这时也应该停止哺乳而改用人工喂养。否则，这些毒物有可能通过被污染的衣服或乳汁传递给婴儿，对婴儿的生长发育不利。

细节35 不要用奶瓶给宝宝喂奶喂水

在喂哺新生儿时，有时会出现一种异常现象，孩子虽然很饿，但是不愿吸吮母亲的乳头，刚吸一两口就大哭不停。原来这是因为孩子使用过橡皮奶头，这种现象医学上称为“奶头错觉”。

用奶瓶喂养与母亲哺乳在婴儿口腔内的运动情况是不同的。用奶瓶喂养时，橡皮奶头较长，塞满了整个口腔，婴儿只需用上、下唇轻轻挤压橡皮奶头，不必动舌头，液体就会通过开口较大的橡皮奶头流入口内。而吸吮母亲乳头时，婴儿必须先伸出舌头，卷住乳头拉入自己的口腔内，使乳头和乳晕的大部分形成一个长乳头，然后用舌将乳头顶向硬腭，用这种方法来挤压出积聚在乳晕下（乳窦中）的奶汁。

相比之下，橡皮奶头和母亲的乳头无论在形状、质地及吸吮过程中口腔内的动作都截然不同。吸吮橡皮奶头省力，容易得到乳汁；而乳房必须靠有力的吸吮刺激才能促进泌乳和喷乳。如果婴儿拒绝吸吮母亲的乳头，这样就严重地影响了母乳喂养的顺利进行。

细节36 不要宝宝一哭就喂奶

医生提倡按需喂哺宝宝，但这并不是说宝宝一哭就得喂。因为宝宝啼哭的原因有很多，也许是尿湿了，也许是想要人抱了，也许是受到惊吓了，妈妈应该做出正确的分析判断。如果把宝宝抱起来走一走，或是给他换掉脏尿布，他就能安静下来，停止啼哭，那么就可以不必喂奶。喂奶过于频繁，一方面会影响妈妈休息，造成奶水来不及充分分泌，宝宝每次都吃不饱；另一方面频繁吸吮也会使妈妈的乳头负担过重，容易破裂，疼痛难忍，无法哺乳。

一般情况下，未满月的宝宝每天吃奶次数较多，为10~12次；1个月左右的宝宝可以每隔3个小时喂一次；2个月以后宝宝就可以每隔3个半小时吃一次奶，这样比较符合宝宝胃肠排空规律。但这也不是绝对的，还是要根据宝宝和妈妈的实际情况来调整喂奶时间。

细节37 熟悉宝宝对乳房的反应

不同的婴儿对乳房的反应不同。

迫切型：这类婴儿见到乳房后就迫不及待地把乳头含进嘴里，并且使劲吸吮，直到吃饱为止。这类婴儿约占50%，胃口较大，比较好养，但喜欢咬乳头，使母亲乳头皮肤损伤。

激动型：这类婴儿吃奶时非常激动，含住乳头后不是立即吸吮，而是马上松开乳头，但是他们不再去找寻乳头，而是哭闹。这类婴儿需要抱起来安慰、抚摸，使他们心情安定下来后再哺乳。一般地说，过几天后，婴儿吃奶时就不再那么激动了。

迟缓型：这类婴儿在最初几天里吃奶时显得无力或缺乏兴趣，等到乳汁入口时才开始吸吮。如果母亲催促，反而更不愿意吸吮。这种情况经常使母亲心烦意乱，失去信心。对这类婴儿，母亲要有耐心，哺乳时先挤一口奶到婴儿口中，让他闻到奶香、吃到奶味，这样他就会对吸奶产生兴趣，开始吸吮。

品尝型：这类婴儿吃奶时先把乳头含在口中，吸吮一口乳汁后含在口内，细细品尝。母亲的催促会惹婴儿生气，甚至拒绝吸吮。对这类婴儿，母亲应先挤几滴乳汁放在乳头上，然后用乳头轻触婴儿口唇，激发他吃奶的兴趣。

时断时续型：这类婴儿吃几口后休息一会儿，断断续续，不需要催促，最后总能吃饱，但每次哺乳时间较长。这类婴儿在不吸吮时容易入睡，母亲应在婴儿清醒的状态下哺乳，不要催促婴儿吸奶。因哺乳时间较长，母亲乳头皮肤容易溃破，应注意保护。

细节38 乳头扁平或过短怎么办

乳头扁平或较短的孕妇在临近预产期时，每天晚上在按摩乳房的同时纠正异常乳头。产后在喂奶前先按摩乳房，刺激泌乳反射并挤出一些乳汁使乳头周围（乳晕）变软，有利于宝宝的含接。同时喂奶时，让宝宝先吸吮平坦一侧的乳头，因此时宝宝的吸吮力强，易吸吮乳头和大部分乳晕。其实乳头的长度并不重要，关键是应将乳头连同乳晕含在口里，在口腔内形成"长奶头"使宝宝能够有效地吸吮，从而促使母乳喂养的成功。

细节39 乳头过大

正常乳头大小直径1厘米左右，达1.5厘米左右的便是大乳头，这和遗传因素有关。哺乳前用一手的拇指和食指揉搓乳头十几次，哺乳时再用拇指和食指牵拉乳头，使其变细变长，并将乳头放于婴儿嘴旁，刺激其张大嘴含接，以便将乳头和乳晕一起送入婴儿口中。经数次训练，婴儿便会适应，并自如地吸到乳汁了。

细节40 乳汁不足

造成母乳不足的原因一是由于乳腺组织发育不良；二是产妇的健康状况、情绪、营养、精神因素受到影响；三是开奶迟，吸吮次数少，造成乳汁淤积；四是乳腺管阻塞，造成乳汁淤积。

如果哺乳妈妈乳汁不足，应先找出乳汁少的原因，根据原因针对性地从以下几个方面做努力。

- 母乳稍微不足时，不要马上想到添加代乳品，应该积极主动地想办法增加乳汁。最好的办法是增加吸吮的次数，婴儿吸吮可以使母体内的催乳素分泌，促进泌乳细胞分泌乳汁，并使泌乳细胞周围的肌细胞收缩，使腺泡内的乳汁压向乳窦，产生射乳反射。有时母乳充足的母亲也会有“母乳不足”这样一个过程，但坚持1～2周后，奶量就明显增多。

◎ 要注意休息，保证充分的睡眠和愉快的情绪，这是最好的催奶剂。母亲情绪安定、精神愉快，及保证充足的睡眠有利于通过神经内分泌系统的调节促进乳汁分泌。

◎ 要调节饮食，选用营养丰富、易消化吸收的膳食。除一日三餐外，每天要加餐二三次，并且做到多喝汤（鲫鱼汤、鸡汤、蹄子汤等）。只有补充丰富原料，才能制造出乳汁。

◎ 按需哺乳，两个乳房要交替喂养。也就是每次都要将乳汁吸净，每次至少保证吸净一个乳房的乳汁，再吸另一个乳房。婴儿吃饱后，将多余的乳汁用吸奶器吸出或用手挤出，使乳房不断分泌新鲜乳汁。

◎ 如出现乳腺管阻塞，除增加婴儿吸吮次数以外，应增加手法按摩，如用一手指尖从胸壁向乳头方向捋动，也可将两手放于乳房两侧揉动，轻拍乳房或热敷乳房。

细节41 常见的婴儿吃奶问题

吃几口就睡，睡一会儿就哭

有的婴儿吃奶五六分钟后就睡着了，吃时劲道也不足，但放到床上没几分钟又醒了，而且哭闹。于是再吃、再睡，如此反复，弄得母亲非常疲劳。这种现象至今还没有很好的解释，可能是消化系统和神经系统功能不协调，也可能是哺乳使婴儿得到安慰感，因而有催眠作用。随着婴儿年龄的增大，懂事之后，这种现象就会消失，婴儿饥饿时会吃饱后才睡。

吃两三分钟后就哭闹

有的婴儿吃奶两三分钟后就感到疲乏，并哭吵、烦躁，这很可能是因为该侧乳房里的乳汁已被吸完，而婴儿尚未吃饱。此时，应马上让婴儿吸吮另一侧乳房，观察其是否安静下来，如果很安静地吃奶，说明刚才没有吃饱；如果换另一侧乳房也不吃，则说明有其他原因。

吃几口，哭几声，再吃几口，又哭几声

这种情况大多是鼻塞的缘故。首先检查一下两侧鼻腔内是否有分泌物或鼻屎，同时观察、鼻黏膜是否充血。如果是充血引起的，则可在吸奶前10分钟于两鼻腔内各滴1滴0.5%的呋喃西林麻黄素滴鼻液。

吃饱了刚睡就醒

有时婴儿吃饱后即入睡，但睡不了几分钟就哭闹，这种情况的原因可能是腹部积气、腹痛，或间歇性烦躁。

吃个半饱就睡着了

有的婴儿在出生后2～3周内发生这种情况，这可能是因为这阶段的婴儿还没有完全清醒过来，以睡为主，所以吃得不多。处理的办法是顺其自然，婴儿饿了就喂（注意，不是一哭就喂）。随着婴儿的长大，情况就会逐渐好转。

发脾气

乳汁不足时，婴儿会大发脾气，突然把颈部向后一挺，大哭起来，然后再试图含住乳头。如果还吃不到，又把颈部向后一挺，哭得更厉害。这时，只能用配方奶粉补偿了。母亲不要为乳汁不够而着急，否则会影响乳汁分泌。

产后保健小百科：母乳性黄疸是怎么回事

少数母乳喂养的新生儿（占总数的0.5%～2%）出生后1周时黄疸非但没有消退的迹象，反而日趋严重，往往在生后2～3周时达高峰。但此时婴儿胃口很好，体重仍然稳步增加，大便黄色，也没有其他不舒服的表现。这时应该考虑母乳性黄疸。遇到这种情况，可以先试给婴儿服用微生态制剂3～4天，多数黄疸会逐渐消退。如无效，则应停止母乳喂养3天，可用配方奶来代替。如果确实是母乳所致，黄疸便会很快消退。3天后再给婴儿哺乳母乳时，黄疸又会出现，但程度会比以前要轻得多。如果停止哺乳母乳3天后黄疸仍不消退，那么就可能不是母乳性黄疸，此时应请医生寻找原因，以免耽误诊治。母乳性黄疸不会影响孩子的脑发育，不必为此担忧。

细节42 多余乳汁的处理

当乳汁吸不完时，首先要看婴儿的体重是否按正常的速度增加。如果婴儿的体重增长缓慢，说明是婴儿吃得少，而不是乳汁多，那么应从改善婴儿的消化、吸收功能着手。

如果婴儿生长情况良好，则说明奶量过多。此时，应该在每次喂奶前先挤出一些奶放在消毒奶瓶中，然后让婴儿吃中间一部分，因为这部分奶所含的蛋白质、脂肪都比较丰富，而且浓度恒定，很适合婴儿生长发育的需要。等婴儿吃完以后，再用手或吸奶器将乳房中剩余的乳汁挤出。将最后一部分奶与婴儿吸吮前挤出来的奶混合起来，其成分便与中间一段奶相仿，将奶低温保存，万一母亲不在家时，便可给婴儿吃。奶多是好事，但如果一直吃不完，乳房中始终有较多的残余奶存在，那么不但乳汁的分泌量会逐渐减少，而且母亲容易发生乳腺炎。因此，每次哺乳后都应使乳房排空。

细节43 乳母生病时用药对孩子有什么影响

乳母服药后，不同的药物在乳汁中浓度也不同。

（1）乳汁中药物浓度高于乳母的血液浓度，如红霉素、眠尔通等，因此这类药物应该慎用。

（2）药物在乳汁中和血液中的浓度相仿，如磺胺类、异烟肼、灭滴灵等这类药物应该少用。

（3）乳汁中的药物浓度低于血液浓度，如大部抗生素和维生素。这种情况下，虽然乳汁中药物的浓度不高，但如果婴儿对这种药物过敏，可引起过敏反应，故也应该小心使用。

（4）乳汁中基本上不含相关药物，如头孢类抗生素、心得安、保泰松等药物，乳母服用这些药物对婴儿的影响不大。

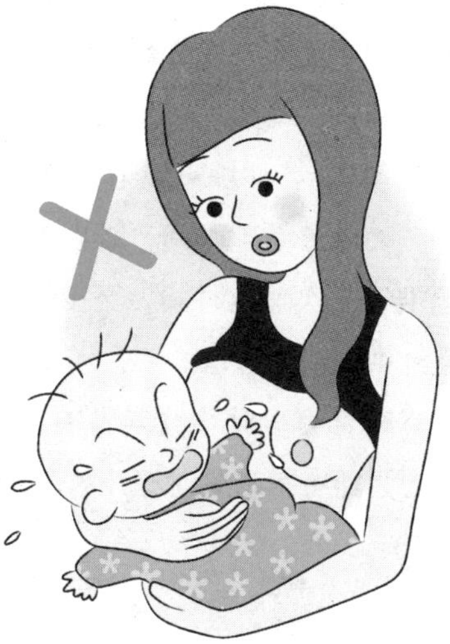

由于婴儿各项发育还不健全，所以对某些药物的反应较大。例如，乳母用吗啡止痛，尽管乳汁中吗啡浓度低于血液中的浓度，但仍会抑制婴儿呼吸；乳母服用氨霉素后，新生儿可能出现面色苍白、气急、全身发灰等症状，甚至死亡，即灰婴综合征；乳母用链霉素、卡那霉素会影响婴儿的听力；乳母注射阿托品后，婴儿有时会出现口干、面色潮红等症状；乳母服用利血平后，婴儿可出现面色潮红、鼻塞、心跳过慢等不良反应。因此，乳母在用药以前要向医生说明自己正在哺乳，以供医生选择药物时参考。

细节44 哺乳期用药须谨慎

产妇用药大多可经乳汁进入婴儿体内。如果乳汁中药物浓度过高，其不良反应便会影响和伤害婴儿健康，所以，产妇用药时必须谨慎。

理论上讲，凡分子量小于200的药物摄入后均可在母乳中出现。一般而言，常用的消炎药（青霉素、先锋霉素）和一些止痛、退热、镇静药在母乳中浓度低，产妇常用剂量不至于对婴儿产生毒性作用。有些药物（苯巴比妥类）即使服用一般剂量，服用过久也可引起婴儿蓄积中毒；抗甲状腺药物能引起婴儿甲状腺肿大；抗癌药物能引起婴儿骨髓抑制；红霉素可损害婴儿肝功能；卡那霉素可导致婴儿中毒，发生耳鸣、听力减退及蛋白尿；磺胺类药物可发生新生儿黄疸；氨茶碱可破坏、抑制婴儿的骨髓功能；异烟肼代谢物进入乳汁可引起婴儿肝中毒；阿托品可抑制乳汁分泌。因此，产妇在服用上述药物时应停止哺乳。

为了婴儿的健康，产妇患病用药，需在医生指导下进行，并掌握如下原则：

- 除了哺乳期禁用药物外，其他药物在乳汁中的排泄量很少超过产妇用药量的1%～2%，此量一般不会给婴儿带来危害，不要中断哺乳。

- 调整哺乳时间，减少婴儿吸吮的药量。如产妇应在哺乳后立即服药，尽可能推迟下次哺乳时间，至少间隔4小时哺乳，以便有更多的药物排出体外，减少乳汁中的药物含量。

- 怀疑乳汁中含某些有害物质时，应进行检查，发现问题立即采取相应措施，阻断有害物质对婴儿的伤害。

细节45 哺乳期妇女忌用或禁用的西药

能使母亲退乳的西药：如左旋多巴、麦角新碱、雌激素、维生素B_6、阿托品和利尿药物。

很少进入乳汁但可引起乳儿变态反应的药物：青霉素类抗生素，包括青霉素、新青霉素Ⅱ、新青霉素Ⅲ、氨基苄青霉素等。

量少危害大的磺胺类药物：如磺胺异噁唑、磺胺嘧啶、磺胺甲基异噁唑、磺胺脒、丙磺舒、甲氧苄氨嘧啶、磺胺间甲氧嘧啶（制菌磺）、双嘧啶片、复方新诺明等药物属弱酸性，不易进入乳汁，对婴儿无明显影响。但是，婴儿药物代谢酶系统发育不完善，肝脏解毒功能差，即使少量药物被吸收到婴儿体内，也能产生有害影响，导致血浆内游离胆红素增多，可使某些缺少葡萄糖6—磷酸脱氢酶的婴幼儿发生溶血性贫血。所以，哺乳期不宜长期、大量使用此类药物，尤其是长效磺胺制剂，更应当限制。

抗结核病药物异烟肼（雷米封）：对婴儿尚无肯定的不良反应，但因其需长期使用，为避免对婴儿产生不良影响，最好改用其他药物或停止哺乳。

广谱抗菌药甲硝唑（灭滴灵）：常用于治疗滴虫性阴道炎及厌氧菌感染。虽然对婴儿的损害尚未最后确定，但主张最好不用。

容易发生婴儿中毒的氯霉素：婴儿特别是新生儿，肝脏解毒功能尚未健全，若通过乳汁吸入氯霉素，容易发生婴儿中毒，抑制骨髓功能，引起白细胞减少，甚至引起致命性的灰婴综合征，应禁用。

容易进入乳汁的四环素、强力霉素：此两种药物都是脂溶性的，极易进入乳汁。特别是四环素可使婴儿牙齿发黄形成四环素牙，并可使婴儿出现黄疸，应禁用。

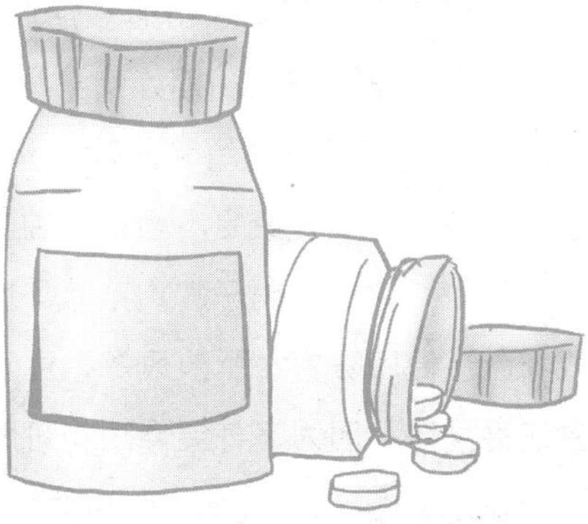

可引起婴儿听力降低的药物：硫酸阿托品、硫酸庆大霉素、硫酸链霉素等，在乳汁中浓度较高，应忌用。

引起婴儿甲状腺肿的抗甲状腺药物：甲硫氧嘧啶，可由母乳抑制乳儿甲状腺功能，应禁用。

■ 氨基比林类药物：索米痛片（去痛片）、阿尼利定（安痛定）等，能很快进入乳汁，应忌用。

■ 抗病毒类药物：金刚烷胺，常有医生给患者用于抗感冒，乳母服此类药后，可致婴儿呕吐、皮疹、尿潴留，应禁用。

■ 抗癌药：母亲患了癌症应停止哺乳，否则抗癌药随乳汁进入婴儿体内会引起骨髓抑制，出现颗粒性白细胞减少。

总之，通过乳汁影响婴儿健康的药物很多，哺乳期的母亲用药应格外小心。如患有疾病，最好遵照医嘱办事，以免使婴儿的健康受到损害。

细节46 哺乳期妇女慎用的中药

中药不良反应相对较少，但经验告诉我们，下述5类中药哺乳期的妇女应该慎用。

■ 补益中药：人参、党参、黄芪等。在刚分娩后产妇不宜服用太过补益作用的中药。例如，人参含有多种有效成分，如作用于中枢神经及心脏血管的人参辛苷、能降低血糖的人参宁、作用于内分泌系统的配糖体等。这些成分能使人体产生兴奋作用。如果哺乳期妇女服用了人参，这种兴奋作用就可以导致服用者出现失眠、烦躁、心神不安等不良反应。孕妇分娩后体力消耗很大，非常需要卧床休息。如果此时服用人参，反而因兴奋而难眠，影响精力、体力恢复。所以，哺乳期妇女忌用人参补益身体。

■ 活血中药：红花、丹参、牛膝、乳香、没药等。在分娩过程中，内外生殖器官多有损伤。服用活血作用强的药物，有可能影响受损血管的自行愈合，造成流血不止，甚至大出血。活血作用药物服用过多，易促进血液循环，加速血液流动，不利于哺乳期妇女身体恢复。因此，产后7天内，不宜服用活血作用强的药物。可用一些缓和的活血药，以利于子宫收缩，帮助排出产后宫腔内淤血，促进子宫早日康复。当归、益母草都是很好的柔和补血、活血药。

■ 温热中药：附子、肉苁蓉、肉桂、干姜、半夏等。一些温性药物，可以益气养血、健脾暖胃、驱散风寒，适宜哺乳期妇女服用。但若太过热性的药物，则会伤害身体。因为辛辣温燥药物可助内热，使哺乳期妇女上火，出现口舌生疮、大便秘结或痔疮等。内热加大，促使乳母出汗过多，有损身体。内热可通过乳汁，促使婴儿内热加重，不利于新生儿健康成长。

■ 寒凉泻下药：大黄、牛黄、芒硝、番泻叶等。过于寒凉泻下药，不利于身体虚弱的哺乳期女性，产后要慎用此类中药。

■ 滋腻中药：熟地黄等。太过滋腻的药物会影响哺乳期妇女的脾胃功能。为了保证消化系统运转正常，哺乳期妇女应避开此类中药。

细节47 哺乳期的饮食安排

（1）高质高热，易消化为主。产妇经过痛苦又消耗体力的分娩之后，营养、精力损失很大，加上哺乳和劳作，热能消耗也很大。产妇每天的热能消耗要比非孕期高出40%。

（2）由于失血太多，产妇要补充具有造血功能的铁质和优质蛋白质，特别是动物内脏可多食用。如果能配合维生素B_{12}、维生素C、维生素K等，则更佳。

（3）牛奶、内脏、大豆、鸡汤、猪蹄汤、新鲜鱼汤等对母乳分泌很有好处，产妇可大量饮食。此外，每天要保证喝5～6杯白开水。

（4）维生素A具有美容作用，维生素B可防止皮肤粗糙，维生素C具有减轻褐斑的作用，维生素E能防止皮肤老化。各种维生素和保养牙齿的钙，预防肥胖和毛发脱落的碘，含有矿物质的蔬菜、水果、海藻类等，孕妇大可放心地食用。

（5）各种含丰富维生素和矿物质的食物。

维生素A：猪内脏、牛内脏、鸡内脏，鳝鱼、蛋黄、菠菜、青菜、青椒、蜜橘、胡萝卜。

维生素B：猪内脏、牛内脏、牛奶、蛋类、芹菜、海草类、蒸后发酵的大豆、鱼松、沙丁鱼。

维生素B_6：猪肉、牛肉、沙丁鱼、鲑鱼、蛋黄、大麦、大豆、动物内脏、蚝。

维生素C：牛内脏、圆椒、菠菜、番茄、蜜橘、柿子、草莓、菜花、豆芽、土豆。

维生素D：蛋黄、牛内脏、猪内脏、大白菜、草菇。

细节48 催乳食谱

豆腐酒酿汤

原料：豆腐200克，红糖、酒酿各50克。

做法：将豆腐、红糖、酒酿放入锅内，加水250～300毫升，煮约15分钟即可。

功效：催乳，营养。

用法：每日2次，喝汤，食豆腐。

猪蹄黄花菜汤

原料：猪蹄1对（750克），黄花菜100克，冰糖30克。

做法：洗净黄花菜、猪蹄，放入砂锅，加入清水1000毫升及冰糖，在炉火上炖至猪蹄肉熟烂时即可。

功效：催乳，营养。

用法：喝汤，食猪蹄肉。

排骨汤

原料：猪小排骨250克，萝卜100克，盐3克，醋2毫升，葱、姜各5克。

做法：将排骨洗净，顺骨缝切开，剁成3厘米长的段；萝卜削皮，切成滚刀块。锅内放水1000毫升烧开，放入排骨和醋，煮开，撇去浮沫，放入姜片、葱（打结），烧开后，将萝卜块倒入，盖上盖，改用小火炖2小时，待肉熟烂离骨时，加入盐，拣去葱、姜即成。

功效：催乳，营养。

用法：喝汤，吃肉。

鸡鱼蹄豆汤

原料：鸡肉、鲫鱼肉、猪蹄、赤小豆各100克。

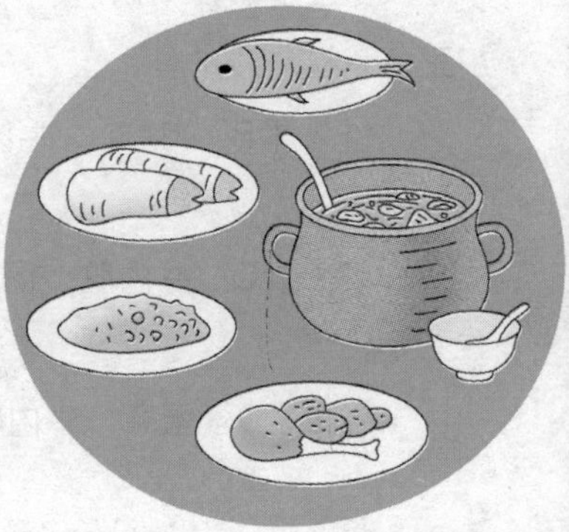

做法：将鸡肉、鲫鱼（去鳞、鳃及内脏）肉、猪蹄肉及赤小豆分别清洗干净，一起放入砂锅或不锈钢锅中。注入清水1升，大火烧沸后改为小火，至骨酥肉烂和豆熟烂。起锅前可加入适量红糖或食盐调味，分次服食或佐餐食用。

功效：鸡肉温中益气，补髓填精，治产后乳少；鲫鱼健脾利湿，下乳通乳；猪蹄通乳，补血，托疮；赤小豆能利水除湿，通乳汁，宽胸理气。四味配合适用于产妇乳汁不通，乳汁缺少，且有利于产妇康复。

黑芝麻猪蹄汤

原料：黑芝麻100克，猪蹄500克，盐3克。

做法：黑芝麻炒焦，研末；猪蹄洗净，从脚缝剖为两半，砂锅中放水500毫升，再将猪蹄放入砂锅中，炉火煮至蹄肉酥烂，加入盐后离火即成。

功效：催乳，营养。

用法：饮汤，食猪蹄肉。

花生鸡爪汤

原料：鸡爪10只（200克），花生50克，黄酒5毫升，葱、姜、盐各3克，鸡油10毫升。

做法：将鸡爪剪去爪甲，洗净，加黄酒、姜片、水，煮30分钟，再加入花生、盐，小火焖煮1.5～2小时，撒上葱花，淋上鸡油。

功效：催乳，营养。

用法：饮汤，吃鸡爪肉。

鲤鱼大枣汤

原料：鲤鱼1条（500克），大枣30克，盐1克。

做法：将鲤鱼去鳞、内脏、鳃，洗净，放入砂锅中，加水约500毫升、大枣及盐，煮至鱼肉熟烂即可。

功效：催乳，营养。

用法：食鱼，饮汤。

黑芝麻甜酒

原料：黑芝麻15克，甜酒（米酒）150毫升。

做法：将黑芝麻炒焦，研末。甜酒放入锅内，加适量清水，将黑芝麻放入拌匀，放炉上煮约15分钟即可。

功效：催乳，营养。

用法：随意食用。

花生猪骨粥

原料：粳米500克，猪骨1000克，花生仁150克，盐3克，香油10毫升。

做法：将粳米淘洗干净，猪骨洗净，剁成小块（去净骨渣）；花生仁热水浸泡剥去皮。将猪骨熬汤，再取汤与粳米、花生仁加适量清水、植物油煮成粥，加入盐及香油调匀。

功效：催乳，营养。

用法：趁热食粥。

带鱼花果汤

原料：带鱼500克，干无花果4枚，盐3克。

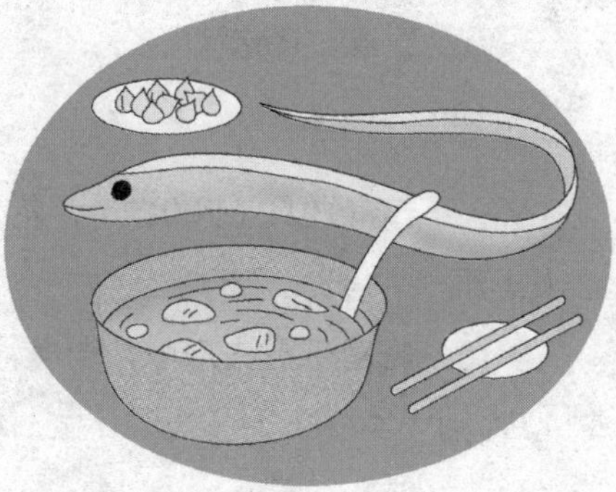

做法：将带鱼头和内脏除去，清洗干净，切成段备用；无花果洗净共入砂锅或不锈钢锅中。

注入清水淹没带鱼，大火烧沸后，改用小火煮沸至鱼熟烂，加盐调味。

细节49 中药催乳

产后缺奶或无奶，中医分两型，即气血虚型缺奶和气血滞型缺奶，要辨证用药。

气血虚型缺奶：表现为乳房不胀痛，面色苍白，皮肤灰暗干燥，饮食不佳，舌淡红无苔，脉多虚。一般需服用补血益气与通乳药物。黄芪15克，党参、当归与通草各10克，水煎汤，另炖烂猪蹄2～4只，取猪蹄肉汤与药液同服。或用豆腐10克、红糖50克与适量水煮后，再加米酒一杯拌匀，豆腐与汤一起吃下。还可用猪蹄2只与生花生同炖成烂泥状，连汤同吃，数量不限。

气血滞型缺奶：乳房胀满疼痛，心口窝饱胀作痛，易激怒，舌苔薄黄，脉弦。选用行气活血药物，可取漏芦10克，王不留行与花粉各6克，水煎服，日服2次，连服3～6天。或用蒲公英120克捣烂后敷乳房处。

平时体质虚弱的缺奶产妇可用十全大补丸、河车丸或人参养荣丸等与上述汤药同服。

细节50 促进乳汁分泌的食疗

产妇分娩后的食疗，也应根据生理变化特点循序渐进，不宜操之过急。尤其在刚分娩后，脾胃功能尚未恢复，乳腺开始分泌乳汁，乳腺管还不够通畅，不宜食用大量油腻催乳食品。在烹调中少用煎炸，多取易消化的带汤的炖菜。食物以偏淡为宜，遵循“产前宜清，产后宜温”的传统，少食寒凉食物，避免进食影响乳汁分泌的麦芽、麦乳精、啤酒等。

下列食疗方可在产后1周左右选用：

清炖乌骨鸡：乌骨鸡肉1000克，洗净切碎，与葱、生姜、盐、黄酒等拌匀，上铺党参15克、黄芪25克、枸杞子15克，隔水蒸20分钟即成。适用于产后虚弱，乳汁不足者。

芪肝汤：猪肝500克，切片洗净，加黄芪60克，放适量的水同煮。烧沸后加黄酒、盐等调料，用小火煮30分钟。适用于因气血不足而乳汁不足者。

花生炖猪蹄：猪蹄2个，洗净，用刀划口。花生200克，与猪蹄放入锅中，加入适量的盐、葱、生姜、黄酒和清水，用旺火烧沸后再转用小火熬至烂熟。适用于阴虚少乳者。

母鸡炖山药：母鸡1只，洗净，将黄芪30克、党参15克、山药15克、大枣15克置入鸡肚，浇上黄酒50毫升，隔水蒸熟。l～2天内食完。适用于脾胃虚弱少乳者。

熘炒黄花猪腰：猪肾500克，剖开，去筋膜，洗净，切块。起油锅，九成热时放入生姜、葱、蒜及腰花爆炒片刻。猪腰熟透变色时，加黄花菜50克和适量的盐、白糖，煸炒片刻，加水、湿淀粉勾芡即成。具有补肾通乳的功效。

细节51 按摩乳房促进乳汁分泌

每次哺乳前，将湿热毛巾覆盖在左、右乳房上，两手掌心按住乳头及乳晕，顺时针或逆时针方向轻轻揉摩15分钟左右。

用手挤奶：准备一个收集奶水用的广口杯子，消毒备用。将双手洗净，杯子放置在乳房下方，身体略前倾，用手将乳房托起。大拇指、食指分别放在上、下乳晕处，用大拇指和食指内侧向胸壁处挤，乳头夹在两指之间，挤在乳晕下方之

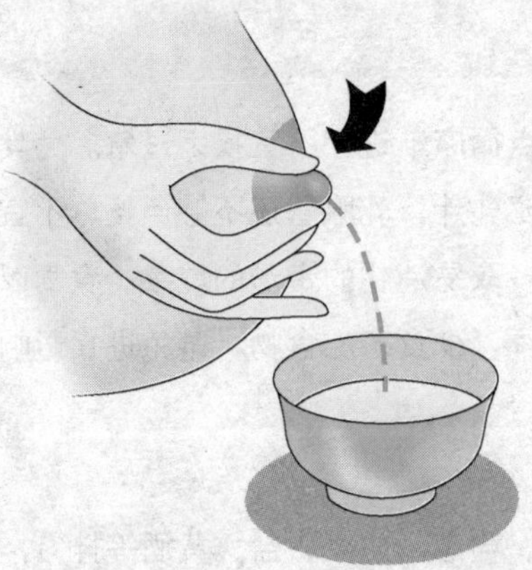

乳窦上，经挤→松→挤→松，反复几次，乳汁就会滴出。同样，再从左、右两侧挤压乳晕，要使所有乳房中的乳汁都排出来，以利于下次的泌乳。经常按摩和挤奶，可使乳房保持松软，乳头可以伸展，有利于宝宝吸吮。

若乳房很胀，乳头疼痛，可用吸奶器来挤奶，吸奶器使用前要消毒。使用方法是先将橡皮球内空气挤压出去，将玻璃罩口对准乳晕周围，紧贴皮肤不能漏气，放松橡皮球，将乳头和乳晕吸进罩内。挤压和放松橡皮球几次后，乳汁便会流进吸奶器的膨大部。

细节52 用仙人掌外敷去乳汁淤积

产妇出现乳汁淤积会表现为乳房灼热、疼痛、红肿，伴有寒热、恶心、烦渴等症状，有的产妇腋窝还会有肿块，但血常规化验结果正常，B超检查也没有异常。这是由于产后1周内乳汁分泌充足，宝宝进食量相对较少，引起乳汁淤积造成的。

目前对乳汁淤积的治疗方法很多，包括外敷性激素、热敷、吸乳器吸乳、内服药物、仙人掌外敷等方法。

下面介绍仙人掌外敷法：将仙人掌去刺，搅成糊状敷在乳房硬肿处，并超过硬肿范围（腋窝处的淋巴结不予外敷），敷好后用纱布覆盖。24小时后，大部分患者肿胀、疼痛缓解，体温正常。仙人掌外敷对今后的泌乳没有影响，主要缓解产后乳汁淤积，具有清热化淤和分解乳汁中糖分的作用。

细节53 新妈妈溢乳怎么办

产妇乳汁不经宝宝吸吮而自然流出为溢乳。一般来说，妇女哺乳期气血旺盛，乳汁自溢，这属于生理现象。如果脾胃虚弱，气血不足，气不摄乳，则可使乳汁清稀，随生随溢；如果情志不舒，精神抑郁，肝郁化火，则乳汁为热所迫而外溢。

治疗气血两虚型可用“十全大补汤”，以补气养血，收敛乳汁，一般3～5剂就能好转；肝经郁热型可用“丹栀逍遥散”，以清热舒肝抑乳，一般5～7剂就可治愈。此外，溢乳的产妇常食海蜇皮或莲心汤，可减少溢乳现象。

细节54 什么情况需要退奶

产妇因患活动性肺结核、传染性肝炎、严重心血管病、肾脏病、某些血液病、内分泌疾病或体质虚弱等，不允许喂奶，或由于工作、学习、宝宝等原因不能喂奶时，需要及早计划退奶。

需退奶者最好在分娩后就开始用药，以抑制泌乳反射的建立，尤其要避免宝宝吸吮乳头。

大量的雌激素、孕激素、雄激素都能抑制泌乳，其中以雌激素效果最佳。可口服乙烯雌酚5毫克，每日3次，连服3～5天，或肌内注射乙烯雌酚5毫克，每日1～2次，连续2～3天。若已经下奶再回奶，用药效果则比较差。除使用药物外，还要少进汤水。乳房过胀可将芒硝敷于两侧乳房，待药物变潮成不透明粉末时再换新药，一般2～3天有效；也可用焦麦芽煎水服，口服克罗米芬或维生素B，以减轻奶胀。

细节55 乳母如何补充钙

科学家调查发现，喂养孩子6个月或者更长时间的母亲，其脊椎骨质密度平均降低5.1%，股骨质密度平均降低4.8%，而用牛奶喂养或者母乳喂养不到1个月的妇女，骨钙几乎没有丢失。研究人员认为，对于大多数健康的妇女来说，因哺乳丢失的钙将会很快得到恢复，母乳喂养孩子6～9个月断奶的妇女一年后恢复了丢失的骨钙，而哺乳期超过9个月的妇女的骨钙却没有得到恢复。由此看出，年轻和营养不良的乳母，长期哺乳可能会丢失大量的骨钙，这就可能导致她们绝经后骨质疏松。

母乳是宝宝的最佳食物，用母乳哺育宝宝，还可避免自己日后患乳腺癌的危险。因此，为了避免母亲哺乳时间过长增加患骨质疏松症的危险，年轻的乳母要注意多吃富含钙和维生素D（钙的吸收量受维生素D的影响）的食物。此类食物有粗杂粮、牛奶、鱼类、禽蛋、动物内脏、大豆及其制品等。

细节56 产后乳房保健

哺乳时要讲究方法：每次喂奶，先让宝宝吸一侧乳房，吸空后，再吸另一侧，反复轮换，以免乳房大小不均。哺乳时不要让宝宝过度牵拉乳头，每次哺乳后，用手轻轻托起乳房按摩10分钟，以免乳房下垂。

进行适当的锻炼：运动能增强神经分泌系统的功能，促进新陈代谢，消耗体内过多的营养和糖，有效地防止肥胖，能使你的身材更健美。坚持做俯卧撑、扩胸等运动，可促使胸肌肉发达有力，增强对乳房的支撑作用。

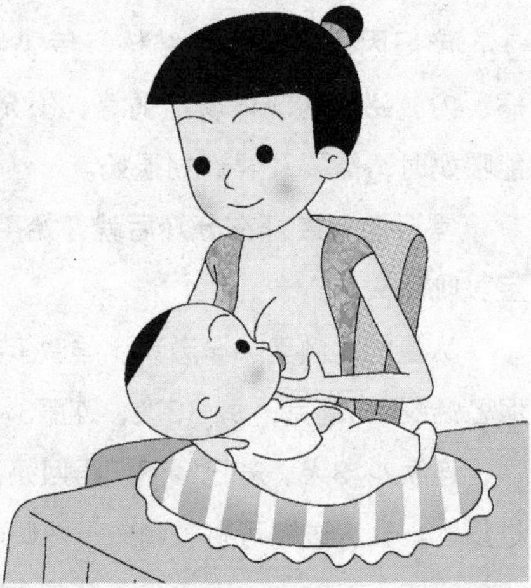

断奶不宜太迟：最好在宝宝周岁左右给宝宝断奶。过分延长哺乳时间，乳汁分泌量减少，会使乳房变的干瘪，断奶后乳房会失去丰满，影响曲线美。

细节57 产后回奶的方法

因病或其他原因不能授乳或婴儿长至1岁左右需断奶者，就应回奶。回奶的方法很多，如果产后一开始就不需要喂奶，回奶宜早进行，尤其在乳房还没开始胀痛时进行效果为好。

回奶的方法主要有自然回奶和人工回奶两种。一般来讲，因哺乳时间已达10个月至1年而正常断奶者，可使用自然回奶法；而因各种疾病或特殊原因在哺乳时间尚不足10个月时断奶者，则多采用人工回奶方法。另外，正常断奶时，如果奶水过多，自然回奶效果不好时，亦可使用人工回奶方法。

自然回奶

自然回奶，即逐渐减少喂奶次数，缩短喂奶时间，同时应注意少进汤汁及下奶的食物，使乳汁分泌逐渐减少以致全无，不要再让宝宝吸吮乳头或挤奶。

在回奶时可采取胀回法，即任乳房胀满，忍受疼痛，经1周左右，便可胀回。在回奶期，必须忍受，切忌断续让宝宝吮吸，或因胀痛而挤奶，这样做必然将延长回奶时间。

人工回奶

人工回奶，即用各种回奶药物使乳汁分泌减少的方法。

■ 在乳汁尚未分泌之前，用芒硝250克，分2包用纱布包好，分别敷在乳房处，再行包扎。24小时更换一次，连用3天。

■ 用生麦芽90克，水煎服，两天1剂，连服3天。

■ 乙烯雌酚5毫克，每日2次，连服5天，同时紧束双乳，少进汤类。用药期间减少对乳房的刺激，不做乳房按摩，不挤乳。不过此药易发生恶心、呕吐、头疼、头晕等副作用。

■ 维生素$B_6$200毫克，每日3次。2天后改为100毫克，每日3次，共服3天。

■ 溴隐亭0.25毫克，每日2次，口服，连用14日，对已有大量乳汁分泌而需停止哺乳者效果较为理想。

细节58 回奶时的乳房护理

断奶后可能会出现不同程度的奶胀，要注意保护乳房，保护不好就会诱发乳腺炎。若乳汁仍然很多，可用束胸布紧束乳房，或先用按摩的方法挤出乳汁后，再用布将乳房束紧。以后如果不感到乳房过胀，可不再挤奶，以免刺激乳房分泌乳汁。

在回奶后妈妈不能用手挤乳房，也不要让宝宝吸吮，奶量将会逐渐减少直至没有。不要刺激乳房，否则易诱发乳腺疾病。在回奶时，乳房会比较胀满，经一周左右，便会减轻。如果胀得特别疼，就需要挤出来一些，不然容易导致乳腺炎。切忌断续让宝宝吮吸，否则会延长回乳时间。妈妈乳房胀痛时，可以用麦芽加水煮，加冰糖和菊花当茶饮，再加蒲公英和夏枯草，以减轻乳胀。

细节59 回奶时的饮食注意事项

断奶以后，乳母应该少喝汤水，以利于减少乳汁分泌和较快回奶。

妈妈回奶时，乳房肿胀，适宜食用清淡食物，忌食高脂肪食物，如黄油、奶油、鸡汤、鸭汤等；减少营养，禁吃炖鸡、炖肉或营养性药膳；注意不要吃鱼、虾、蟹、鲫鱼等；不吃甜腻食品，如奶油、蛋糕、猪蹄等。

回奶时，不宜吃羊肉、狗肉、鹿肉、公鸡肉等热性食物，以免增加内热，引发乳腺炎。

断奶以后，不宜食用辛辣燥热之品，如辣椒、葱、蒜、胡椒、生姜、芥末、酒等，以免生热化火，引起乳腺炎。

需要回奶时，可以选择食用富含维生素B_6的食物。比如，大麦富含维生素B_6，是一种常用的退乳食物。能使乳汁分泌减少的食物还包括麦芽、香菜、韭菜等。

细节60 回奶饮食推荐

生枇杷叶茶

材料：生枇杷叶15克（去毛）。

做法：煎汤代茶饮。

番泻叶茶

材料：番泻叶4克。

做法：开水冲泡代茶饮。

山楂六神曲茶

材料：生山楂30克，六神曲5克。

做法：煎汤代茶饮。

花椒红糖汤

材料：花椒12克，红糖30克。

做法：花椒洗净，备用，锅置火上，加水400毫升，放入花椒，煎成250毫升，加入红糖搅拌溶化即可。

大黄牛膝麦芽茶

材料：生大黄6克，怀牛膝15克，炒麦芽50克。

做法：加水分两次煎服，每日1剂。

炒麦芽茶

材料：炒麦芽60克。

做法：煎汤代茶饮。

营养功效：炒麦芽有回乳消胀的作用，用于断乳及治疗乳汁淤积、乳房胀痛。

红糖小麦麸

材料：小麦麸60克，红糖30克。

做法：将麦麸炒黄，再入红糖，搅拌均匀，烧制片刻，放碗内，一日多次食用，两日食完。

营养功效：可辅助治疗断奶后乳房胀痛，乳汁不回。

炒麦芽车前水

材料：炒麦芽50克，车前子10克，川牛膝15克。

做法：炒麦芽、车前子、川牛膝，水煎代茶饮。

营养功效：炒麦芽能疏肝和胃，车前子利尿，使乳汁从其他途径排出，故能回乳。

枇杷叶牛膝饮

材料：枇杷叶5片，土牛膝10克。

做法：枇杷叶、土牛膝水煎饮服，每日1次，连服3天。

营养功效：枇杷叶有清热、润肺等作用，土牛膝有活血祛瘀、清热除湿的功效。此方可逐渐减少乳汁分泌，消除乳房肿胀。

陈皮甘草水

材料：甘草6克，陈皮24克。

做法：陈皮、甘草水煎，多次饮服。

营养功效：此方常用于胸腹胀满等症，哺乳期服用可起到回乳作用。

红花当归饮

材料：红花6克，赤芍、当归、川牛膝各9克。

做法：红花、赤芍、当归、川牛膝水煎服。

营养功效：此方有活血化淤、散郁开结的功效，可活血养血，可预防回乳期乳房胀痛。

麦芽粥

材料：粳米150克，生麦芽、炒麦芽各50克。

调料：红糖1汤匙。

做法：（1）将麦芽放入锅中，加适量清水煎煮，去渣。

（2）锅置火上，放入麦芽汁、粳米煮粥，等粥煮熟时，加入红糖搅拌溶化即可。

营养功效：生麦芽、炒麦芽都有回乳作用，此粥可行气消食，健脾开胃，退乳消胀。

回乳粥

材料：粳米100克，炒麦芽30克，枳壳6克。

调料：红糖适量。

做法：（1）粳米淘洗干净。

（2）锅置火上，放适量清水，加入炒麦芽、枳壳煎煮，去渣，放入粳米煮粥。等粥熟时，加入红糖搅拌即可。

（3）每日一剂，连食5～7天。

营养功效：此粥有回乳作用，适合断奶期妈妈食用。

大麦土豆汤

材料：土豆300克，大麦仁100克，葱花5克。

做法：（1）将土豆去皮，切成小丁。大麦仁去除杂质后洗净。

（2）炒锅置火上，倒入适量油烧热，放入葱花煸香，加适量水，放入大麦仁烧沸，再加上土豆丁煮熟，加盐调味即成。

营养功效：大麦富含维生素B_6，民间常用于退乳。

核桃仁炒韭菜

材料：韭菜250克，核桃仁50克。

调料：盐1/2茶匙。

做法：（1）核桃仁提前泡水15分钟，捞出后沥干备用；韭菜洗净，切段。

（2）锅中放油，放入核桃仁煸炒，变色后盛出备用。

（3）锅里留底油，放入韭菜翻炒，放入核桃仁，加盐炒匀即可。

营养功效：韭菜味甘辛，性温，无毒，有温补肝肾、下气散血、健胃提神之功效。

韭菜炒豆腐丝

材料：韭菜150克，豆皮100克。

调料：盐2克，糖1克，酱油3克。

做法：（1）韭菜洗净，切段；将豆腐皮先切丝，洗净后再切成段。

（2）炒锅置火上，倒油，放入高汤、豆腐丝和适量的盐、糖、酱油，用小火慢慢翻炒5分钟。

（3）使豆腐丝完全吸收汤的味道，再放入韭菜继续炒半分钟即可。

韭菜炒肉丝

材料：韭菜250克，瘦猪肉150克。

调料：姜丝5克，盐1/2茶匙，水淀粉1茶匙，熟猪油适量。

做法：（1）韭菜洗净，切段；瘦猪肉切成细丝。

（2）锅置火上，放入熟猪油烧热，爆香姜丝，倒入肉丝翻炒至变色，随即放入韭菜煸炒，加盐、水淀粉炒匀即可。

韭菜炒豆腐干

材料：韭菜100克，豆腐干300克。

调料：葱丝、姜丝各4克，盐1/2茶匙，酱油1茶匙。

做法：（1）韭菜去老叶，洗净，切段；豆腐干洗净，切丝，用开水煮3分钟，捞出沥干备用。

（2）炒锅置火上烧热，放油烧至六成热，入葱、姜爆香，随即下入韭菜、豆腐干翻炒，加盐、酱油调味炒熟即成。

韭黄炒鸡蛋

材料：鸡蛋2个，韭黄200克。

调料：葱4克，盐1/2茶匙。

做法：（1）鸡蛋打散放入碗内，加盐打匀。

（2）炒锅加油烧热，倒入蛋液，炒熟铲出。

（3）另起锅加油烧热，倒入韭黄，大火快炒，加盐调味，倒入鸡蛋翻炒几下，装盘即可。

细节61 正确的断奶方法

婴儿长到10个月时就可以断奶。如果断奶时期正好赶上炎夏或寒冬季节，可以稍微推迟一些，因为夏季断奶婴儿易患肠胃病，严冬断奶婴儿易着凉。断奶也不可太迟，最晚1周岁左右就应断奶。否则，由于婴儿月龄较大，其所需的营养物质会不断增加，单纯依靠母乳已不能满足要求，势必妨碍婴儿的生长发育。

给婴儿断奶应该逐步进行，不可采取强硬的方法，以免造成婴儿心理上的痛苦和恐惧。同时若突然改变婴儿的饮食习惯，其肠胃不能适应，对婴儿健康也有害。断奶的方法是逐渐增加辅食，逐渐减少哺乳量，慢慢地过渡到新的喂饮方式。待孩子对新的饮食习惯以后，就可自然而然地断奶。

细节62 断奶应当选择适当时机

宝宝接近1周岁时，其消化功能和咀嚼功能已有很大提高，如果此时宝宝饮食品种和数量已明显增多，并形成一定规律，营养供应充足，能满足生长发育需要，那么就可以考虑准备断奶。

必须选择宝宝身体状况良好时断奶，否则会影响宝宝的健康。断奶后，宝宝改吃牛奶和辅食，其消化功能需要有一个适应过程，此时宝宝的抵抗力有可能略有下降，因此断奶要考虑宝宝的身体状况，生病期间更不宜断奶。

尽可能采用自然断奶法，逐步减少喂母乳的时间和量，代之以牛奶和辅食，直到完全停止母乳喂养。不要用药物或辛辣品涂在乳头上，迫使宝宝放弃母乳，以免给宝宝心理上造成不良影响。

断奶最好选择气候适宜的季节，避免在夏季炎热时断奶，选择春、秋、冬三季较为理想。如果母乳充足，宝宝的体质又不够好，那么迟一些断奶也是可以的，但不宜延长到1岁半以后。

细节63 断奶后怎样预防身体发胖

有些年轻的母亲到了应该给孩子断奶的时候，却迟迟下不了决心，是因为她们认为，一旦断奶以后，奶水中的营养成分便会储藏于体内，会使自己发胖，这是错误的看法，是缺乏科学依据的。

引起肥胖的原因是摄入的热量多于消耗的热量，多余的热量便会转化成脂肪，储存在皮下，导致肥胖。哺乳期为了使奶水充足，许多乳母十分讲究营养，每天鱼、蛋、鸡、鸭不断，再加上忽视产后锻炼，就容易发胖。断奶后，夜间不需要喂奶，睡眠情况更好了，人也就更容易发胖。

要预防产后发胖，需从调整饮食结构和加强锻炼入手，要少吃高脂肪食物，主食和含糖量高的水果也应限制。同时，还应多做仰卧起坐运动，以锻炼腹部肌肉，每天上下午各锻炼1次，每次10~20下。这种锻炼法可防止脂肪在腹部积蓄，有利于恢复产后体形。

产后保健细节同步指南

第七章 新妈妈心理健康

细节1 新妈妈产后心理的变化

产妇经过十月怀胎，一朝分娩后，整个身心会发生较大的变化。

产妇体重减轻，腹部恢复平坦，但不会有轻松的感觉，因为夜间要照顾宝宝，常会感到特别疲倦。如果亲自哺乳，还会感到整天被孩子纠缠，特别烦躁；如果是人工喂养，更会被孩子一天数次的吃、喝折磨得疲惫不堪。

由于经常抱孩子，产妇会感到背痛或其他部位的疼痛，常会出现产后心理适应不良、睡眠不足、照料婴儿过于疲劳等情况。

很多产妇产后会认为自己体态臃肿而失去魅力。如果正处于哺乳期，乳头胀痛，奶水向外渗，很难感到性交的快乐，缺乏对性的欲望。有时会感到受挫、迷茫和无助，情绪低落，郁闷不乐；有时会感觉没有人关心，感到孤独、失望、委屈，经常无缘无故流眼泪。这是因为产后体内的雌激素和孕激素水平下降，与情绪波动有关的儿茶酚胺分泌减少，体内的内分泌调节处在不平衡状态，使产妇心绪和感情非常敏感，情绪容易波动。

细节2 新妈妈产后情绪的调整

产妇家人应了解产妇这一特殊心理变化，体谅产妇，帮助调节产妇的情绪，对产妇给予照顾和关怀。特别是丈夫，应该拿出更多的时间来陪伴妻子，经常进行思想交流，设法转移产妇的注意力，帮助妻子料理家务或照顾婴儿。

新妈妈要学会自我调整，试着从可爱的宝宝身上寻找快乐。这一时期要尽可能多地休息，多吃水果和粗纤维蔬菜，不要吃巧克力和甜食，少吃多餐，身体健康可使情绪稳定。尽可能地多活动，如散步、做较轻松的家务等，但避免进行重体力运动。不要过度担忧，应学会放松；不要强迫自己做不想做或可能导致心情烦躁的事。把自己的感受和想法告诉丈夫，让他与你共同承担并分享，这样会使你渐渐恢复信心，愉快地面对生活。

产后保健小百科：新妈妈精神巧保养

去嗔怒：外界的刺激无时不有，不快之事总会发生。遇到不快时，新妈妈应加以克制，转换注意力，或看看风景、听听音乐等。

断妄想：在产褥期，新妈妈应去除杂念，不与人争，忘掉杂念则心自宁。

节思虑：新妈妈产后须少思虑，即使有事业在身，也应暂时放下，待产假结束后再忙事业。

除悲哀：悲哀太过则伤肺。新妈妈应做到事过不留、言过不想，不看悲情小说、电影等。

细节3 为什么新妈妈产后易哭泣

经历了分娩的疼痛，大多数新妈妈产后都会感到很委屈，容易哭泣。一般把从开始分娩至产后第7天出现的一过性哭泣或忧郁状态，均归为产母郁闷。

据调查，50%~70%的新妈妈均发生过产母郁闷。发生这种情况多是由于分娩后体内孕激素和雌激素急速降低，引起情绪不稳。其诱因多种多样，如家属没有来探视，丈夫沉默不语；担心新生儿出现黄疸，或夜哭；担心乳汁分泌过少。产科方面的原因如想到分娩疼痛，或拖延了出院的日期等。这些均可导致新妈妈情绪低落，以致哭泣。

大多数新妈妈在产后一周内发生这些症状，病程短暂，一般预后良好，但有的可发展为产后抑郁。因此要做好新妈妈早期的心理调适工作，家属应了解新妈妈产褥期感情很脆弱、易受伤害这一特点，故应给予足够的理解、关心、体贴和照顾，当新妈妈哭泣或发脾气时，要谦让、安慰，使新妈妈顺利度过这一时期。

细节4 疲倦是产后情绪低落的主因

疲倦是造成新妈妈产后情绪低落的主要原因。在护理新生宝宝阶段，新妈妈最缺乏的就是睡眠。

新生宝宝每天需喂食很多次，新妈妈晚上睡觉时，也要起来喂好几次奶。极度的疲乏往往使新妈妈感到忙乱不堪，心情烦乱而致情绪低落。

在这一阶段，新妈妈应在白天尽量多休息，在晚上尽早入睡，以保证足够的睡眠时间，可以配合宝宝的作息时间，趁宝宝睡觉时，妈妈也抓紧睡一会儿，而不要再去做家务。

细节5 什么是产后抑郁症

据观察发现，约有2/3的产妇在产后会出现一定程度的焦虑、不安、情绪低落，容易发生产后抑郁症。发生抑郁前，产妇常有产后心理适应不良、睡眠不足、照料婴儿过于疲劳等情况出现。但大多数程度较轻，而且对产妇的生活及哺育婴儿等方面没有什么影响，属于一种正常的情绪反应。

产后抑郁症的主要特征

■ 常感到心情压抑、沮丧、情感淡漠。表现为孤独、害羞、不愿见人或伤心、流泪，甚至焦虑、恐惧、易怒，每到夜间加重。

■ 自我评价较低，自暴自弃、自责，或对身边的人充满敌意或戒心，与家人关系不和谐。

■ 创造性思维受损，主动性降低。表现为反应迟钝，注意力难以集中，工作效率和处理事务的能力下降。

患有产后抑郁症的产妇会伴有厌食、睡眠障碍、易疲倦、性欲减退等症状，还可能伴有一些躯体症状，如头昏、头痛、恶心、胃部灼烧感、便秘、呼吸加快、心率加快、泌乳减少等。重者甚至会感到绝望，出现自杀或杀婴的倾向，有时陷于错乱或昏睡状态。

大多数产后抑郁症患者可在3~5个月恢复，一般认为产后抑郁症的预后较好，约2/3的患者可在一年内康复，如再次妊娠，则有20%~30%的复发率。

细节6 新妈妈为什么容易患产后抑郁症

分娩前后的紧张心理：由于分娩带来的疼痛与不适，会使产妇感到紧张与恐惧。出现滞产、难产时，如果产妇的心理准备不充分，紧张与恐惧的程度就会增加。如果产程持续时间较长，就会导致躯体和心理的应激增强，容易造成心理的不平衡，从而诱发产后抑郁。

角色的突然转变：产妇往往对突然承担的母亲角色毫无心理准备，无法适应，照料婴儿的事务要从头学起，这会对产妇造成一定的心理压力。孩子出生后头一年，母亲觉得日子非常难过，手忙脚乱，精疲力竭，尤其是睡眠不足。如果孩子经常哭闹，或缺少家人的情感支持，特别是缺少来自丈夫和长辈的帮助，加上大家关注的焦点也转向了婴儿，这对未成熟的女性是难以忍受的，就非常容易出现情绪困扰，从而诱发产后抑郁。

有躯体疾病的产妇易发生产后抑郁：产妇感染、发热时，易引起产后抑郁症。有精神病家族史，特别是有家族抑郁症病史的产妇，产后抑郁症的发病率较高。如果产妇此前曾经有过抑郁症，则出现产后抑郁症的可能性也会增加。观察发现，产后抑郁症患者中约有1/3以前曾出现过抑郁症。

产妇体内激素的变化：孕妇在怀孕期间，体内雌性激素水平很高，一旦分娩，激素水平就急剧下降。这种突然改变与产后抑郁症的发生也有关系。怀孕期间，孕妇体内的内啡肽类物质也有所增加，而这些物质与人的愉悦感有关。一旦分娩，体内的内啡肽类物质骤然下降，使产妇患抑郁症的危险增加。产后抑郁症多见于以自我为中心、成熟度不够、敏感（神经质）、情绪不稳定、好强求全、固执、认真、保守、严守纪律、社交能力不良、与人相处不融洽和内向性格的人群中。

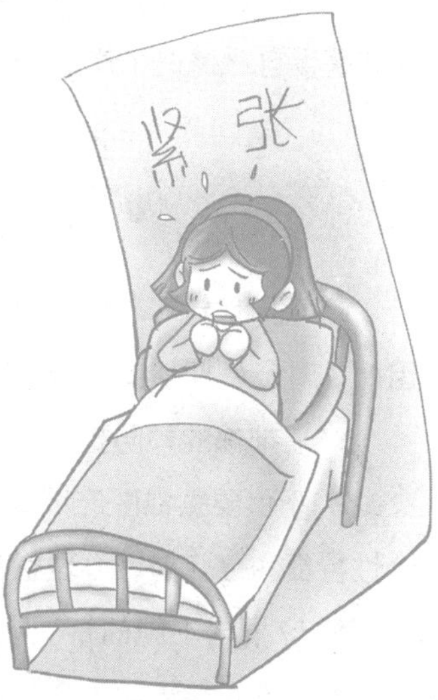

产后抑郁症的社会因素：产后抑郁症还与产妇的年龄、民族、职业、文化程度、孕产期保健质量、产后母乳喂养、产妇成长过程中所经历的不幸事件等因素有关，居住环境低劣、家庭经济条件差、产后亲属冷漠等都是引发产后抑郁症的危险因素。

细节7 新妈妈产后抑郁自我测试

产后抑郁的表现与一般的抑郁症有些不同，新妈妈不妨自我测试一下，近两周内自己是否有以下表现和感受：

产后抑郁的表现

- 白天情绪低落，夜晚情绪高涨，呈现昼夜颠倒的现象。
- 几乎对所有事物失去兴趣，感觉到生活无趣无味，活着没意义。
- 食欲大增或大减，新妈妈体重增减变化较大。
- 睡眠不佳或严重失眠，因此白天昏昏欲睡。
- 精神焦虑不安或呆滞，常为一点小事而恼怒，或者几天不言不语，不吃不喝。
- 身体异常疲劳或虚弱。
- 思想不能集中，语言表达混乱，缺乏逻辑性和综合判断能力。
- 有明显的自卑感，常常不由自主地过度自责，对任何事都缺乏自信。
- 有反复自杀的意念或企图。

产后抑郁的诊断

第一种情况：如果这9道题的答案，有5条回答“是”的话，且这种状态持续了2周的时间，就要怀疑自己是否患有产后抑郁了。

第二种情况：如果这9道题的答案只有1条答“是”，但每天都出现，那么也应该警惕自己遭遇了产后抑郁。

细节8 新妈妈应注重预防产后抑郁症

产后抑郁症不仅会影响产妇和婴儿的健康，而且会影响婚姻、家庭和社会。因此，对产后抑郁症应给予充分的重视，应该从多方面积极预防。

产后抑郁的预防措施：

- 不仅要重视围产期母儿的生理、生长发育的变化，还应十分关注孕产妇的个性特征和分娩前后心理状态的变化。
- 应根据不同的情况，运用医学心理学、社会学知识，采取不同的干预措施，解除致病的心理因素，减轻产妇心理负担和躯体症状。对具有抑郁倾向的妇女实施孕期干预，可明显降低产后抑郁症的发病率。

■ 应加强围产期保健。在产前检查中，不仅要向孕妇提供与分娩相关的知识，帮助孕妇了解分娩的过程，还要教给孕妇一些分娩过程中的放松方法，以减轻孕妇在分娩过程中的紧张、恐惧心理。

■ 应积极处理孕期异常情况，尽可能消除不良的情绪与躯体刺激。积极开展孕产妇的心理卫生保健，了解孕妇的个性特点和既往病史，及时消除孕产妇的不良心理因素。

■ 对于存在不良个性的孕妇，应给予相应的心理指导，减轻或避免精神刺激。

■ 对既往有精神异常病史或抑郁症家族史的孕妇，应定期请心理卫生专业人员进行观察，并让其充分休息，避免疲劳过度和长时间的心理负担。

■ 对高龄初产妇及纯母乳喂养的产妇，应当给予更多的关注，指导和帮助她们处理、减轻生活中受到的应激压力。

■ 对于有焦虑症状、剖宫产的产妇，及存在抑郁症高危因素的孕产妇，应给予足够的重视，提供更多的帮助，使其正确认识社会，正确处理生活难题，树立信心，从而改善不良心理状态，提高其心理素质。

■ 发挥社会支持系统的作用，尤其是要对丈夫进行教育和指导，改善夫妻关系和婆媳关系，改善家庭生活环境。

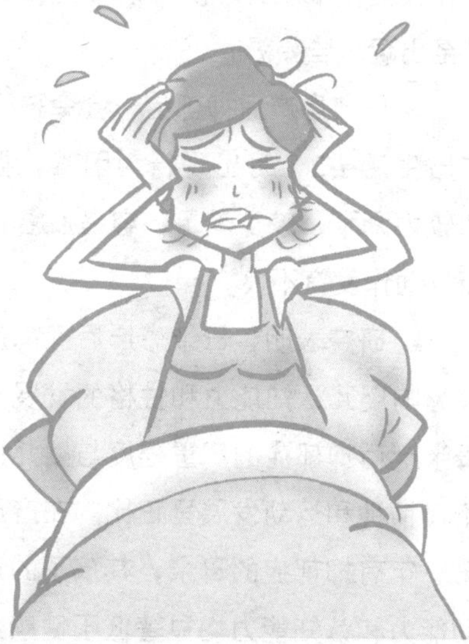

■ 妇女在怀孕、分娩期间的部分压力来源于医护人员的态度。因此，医护人员在与产妇接触过程中，应格外注意自己的言行，用友善、亲切、温和的语言，表达出更多的关心，让产妇保持良好的精神状态，顺利度过分娩期和产褥期，降低抑郁症的发生率。

细节9 产后抑郁症对母子危害大

■ 产后抑郁症会给产妇本人带来痛苦。她们情绪低沉，郁郁寡欢，有时觉得有乌云压顶之感，严重者觉得生不如死。

■ 一旦出现产后抑郁症，产妇往往不能很好地履行做母亲的职责。对于一个健康的产妇而言，养育孩子也是一件非常繁重的工作，若产妇患了抑郁症，则往往更难于应付，会有力不从心之感，有的产妇则根本无法照顾婴儿，从而影响了孩子的生长发育。

■ 由于母亲终日情绪低落，也会对婴儿的心理发育产生不良影响。

■ 产妇一旦患了抑郁症，对夫妻关系也会产生不利影响。研究发现，产妇一旦患了抑郁症，就很难与丈夫进行有效的交流。

■ 产后抑郁症可造成母婴连接障碍。母婴连接是指母亲和婴儿间的情感纽带，它通过母婴间躯体接触、婴儿的行为和母亲的情绪来传递。研究表明，母婴连接不良时，母亲可能拒绝照管婴儿，从而影响婴儿的正常发育生长。据报道，孩子多动症就与婴儿时期的母婴连接不良有关。

■ 患产后抑郁症的母亲常常不愿抱婴儿，或不能给婴儿喂食，不愿观察婴儿温暖、饥饿与否。婴儿的啼哭也无法唤起母亲注意。由于缺少母亲温柔的抚摸，婴儿会变得难以管理。母亲与婴儿相处不融洽，母亲往往厌恶或害怕接触孩子，甚至出现一些妄想。

■ 母亲患产后抑郁症，会令孩子在出生后头3个月出现行为困难，婴儿较为紧张，较少满足，容易疲惫，而且动作发育不良。

■ 研究表明，母亲患产后抑郁症会影响婴儿认知能力和性格的发展。母亲产后抑郁症的严重程度与婴儿的不良精神和运动发展呈正比。在产后第一年有抑郁症的母亲，其孩子的运动能力和认知能力均显著低于健康妇女的孩子。

专家提示

一旦产后抑郁症的诊断成立，就应立即开始治疗。这不仅仅可防止母亲病情加重，避免向产后精神病发展，也可使婴儿尽早地感受到母亲的慈爱和温暖，健康快乐地成长。

细节10 积极应对产后抑郁症

通过对产后抑郁症患者的心理治疗，可增强患者的自信心，提高其自我价值意识，了解患者的心理状态和个性特征，给予患者足够的社会支持。

如果患者的病情比较严重，可以考虑采用药物治疗。现在可供选择的药物品种很多，患者可到专科医生处就诊，获得系统的治疗。有感染、贫血症状的产妇，应及时给予抗生素、铁剂、维生素C，以增强机体抵抗力。对于轻度抑郁症患者，可给予安定类药物。

值得注意的是，许多母亲都不知道或害怕去看医生，她们害怕一旦接受治疗就会被迫与自己的宝宝分开，还有的人害怕服用药物会影响孩子，担心药物会通过乳汁进入孩子体内，因此贻误了病情。虽然治疗抑郁症的药物可通过乳汁进入孩子体内，但其含量极其低微，不会对孩子产生太大影响。

产后保健小百科：忧郁妈妈容易抚养出暴力儿童

研究发现，产后患抑郁症的妇女，其孩子到11岁时，与那些产后没有抑郁现象的妇女所生的同龄孩子相比，前者更易出现暴力行为，如在打架时使用武器。研究还指出，母亲若反复受阴郁症困扰，会使孩子出现暴力行为的风险进一步升高。

研究人员对122个家庭进行了调查，在母亲怀孕、生产三个月后，以及孩子1岁、4岁和11岁时，定期询问母亲有无抑郁症状与孩子的行为特征。调查结果显示，大多数孩子没有出现暴力行为，但是生产三个月后患有抑郁症的母亲所生的孩子易出现暴力行为，特别是抑郁症反复发作的母亲所生的孩子更易出现暴力行为。

研究人员说，忧郁的母亲抚养的婴儿日后之所以较容易出现暴力行为，可能是他们较难控制愤怒的情绪。抚养者为婴儿所做的最重要的事情之一就是安抚他们、对他们讲话，使他们感到舒适，而这些都有助于婴儿平静下来。而忧郁的母亲较难把精力集中在婴儿身上，或难以像正常人那样用亲切逗趣的口气跟孩子讲话，使孩子较难学会如何减轻自己不安的情绪，从而面临日后容易出现行为问题的风险。

产后保健细节同步指南

第八章　新妈妈锻炼保养方案

细节1 新妈妈应通过体育锻炼来恢复体形

产妇要想恢复原来体形，应在分娩后进行必要的身体锻炼，这样可以使产妇尽早恢复全身肌肉的力量，减少脂肪，增加肌肉，提高腹肌及会阴部肌肉的张力，消除腹部、臀部、大腿等处的多余脂肪。

适合新妈妈锻炼的项目

腹部锻炼：产妇仰卧床上，将手放在肩上，做深呼吸，使腹部膨胀，然后轻轻呼气，同时用力收缩腹部肌肉，使腹部下陷。从产后第二天到第四周末进行。此运动有利于收缩腹部肌肉，有利于恢复松弛的腹部。

上肢锻炼：平卧床上，两腿稍放开，两臂平伸，与身体成直角，然后慢慢抬起两臂，保持肘部平直。当两手接触后，慢慢放下两臂。此运动从产后第二天做到第四周末，有利于恢复双臂及胸部肌肉的力量。

下肢腰背肌锻炼：平卧床上，两臂放于身体两侧，与身体稍微分开，然后轻轻抬起双膝、臀部及后背，使身体呈弓形。此法从产后第三天做到第四周末，有利于恢复大腿肌肉及腰背部肌肉的力量。

腹肌及臀部锻炼：产妇仰卧床上，两膝及臂屈曲，以两肘及两足支撑，向内翘起骨盆部，在抬头的同时，用力收缩臀部。此法从产后第四天做到第六周末，有利于恢复松弛的腹部及臀部线条，减少脂肪。

胸膝卧位锻炼：产妇跪于床上，并使脸及胸部尽量贴紧床面，两腿并拢，上体向下，头转向一侧。如此动作保持每次10分钟左右，每天做2~3次，可防止子宫后倾，促进恶露排出。此法从产后第14天做，不可过早进行。若产妇身体较弱，也可用俯卧30分钟代替，此法可做至产后8周。

肛门与阴道肌肉锻炼：产妇平卧床上，两脚交叉，大腿并拢，尽量将会阴及肛门肌肉收缩，提起后稍坚持一会儿再放松。如此反复进行，对会阴部及阴道肌肉张力的恢复和预防子宫脱垂及增加性功能都十分有益。

细节2 产后何时开始锻炼好

曾经有学者建议学习欧美国家的习惯，废除坐月子，产后尽早运动，尽早恢复正常饮食，但从我国的传统习惯来看，仍需要有近一个月的休养时间，并提倡以科学合理的方法调整产后生活。产后的运动应是适当、循序渐进和动静交替的。产后适当活动，有利于促进子宫收缩及恢复，帮助腹部肌肉、盆底肌肉恢复张力，保持健康的形体，有利于身心健康。

产后12~24小时产妇就可以坐起，并下地做简单活动。生产24小时后就可以锻炼，根据自己的身体条件做些俯卧运动、仰卧屈腿、仰卧起坐、仰卧抬腿、肛门及会阴部与臀部肌肉的收缩运动。

上述运动简单易行，可以根据自己的能力决定运动时间和次数。注意不要过度劳累，开始做15分钟，每天1~2次。

细节3 产后前5天的运动

经阴道分娩的产妇，产后6～12小时内起床稍做活动，产后第2日可在室内随意走动；行会阴侧切或剖宫产的妇女，可推迟到产后第3日稍做活动。

■ 产后第1天：在床上做抬头运动：仰卧，双手置腹部，头从枕上抬起，可连做两个8节拍。

■ 产后第2天，在床上做上肢运动：仰卧，双臂水平外展，然后内收，做2个8节拍。将上臂举过头部，再慢慢收回，做2个8节拍。

■ 产后第3~4天，可做床上运动：双膝跪于床上，双手紧贴床面，臀部做摇摆运动，反复进行5～6次；也可取以上姿势，做拱背动作，身体成桥形将腹壁向脊柱紧缩并缩紧髋部肌肉。

■ 产后第5天，可做下肢屈伸动作及缩肛运动：仰卧，两手平放于躯干两侧，将右下肢向腹部屈曲，然后放平伸直。左下肢做同样的动作，共2个8拍。另外，有节奏地做肛门收缩、放松动作，也做2个8节拍。

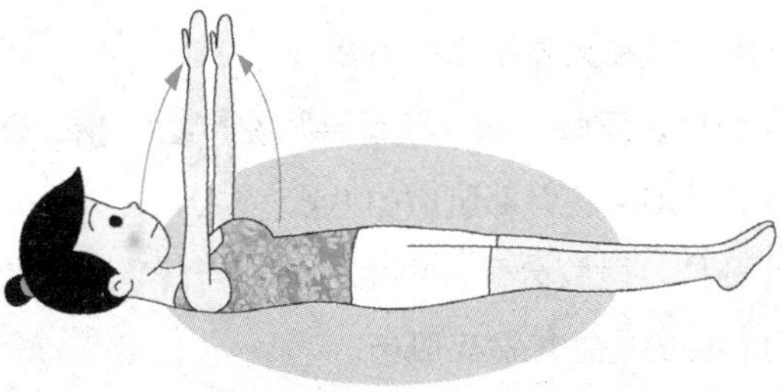

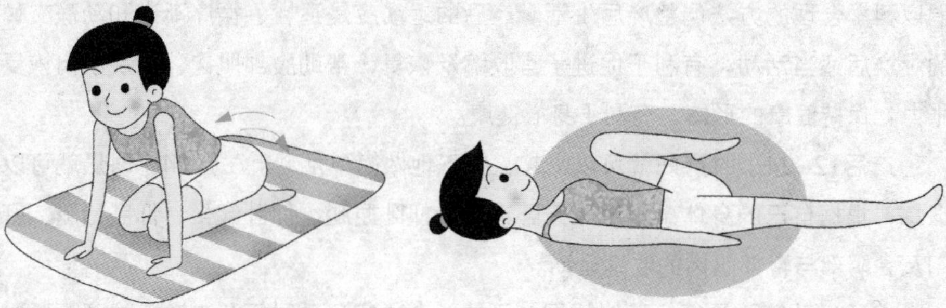

细节4 产后自我按摩

自我按摩是锻炼前的序曲，宜从产后第2天开始。产妇仰卧床上，在腹壁与子宫底部（约在肚脐下三寸处），用拇指进行按摩。在腹部两侧及中下部轻推按揉，沿结肠环走向进行按摩。每晚按摩一次，每次5~10分钟。按摩可以刺激子宫肌收缩，促使子宫腔内恶露顺利排出，同时增加腹肌张力，刺激胃肠蠕动，预防内脏下垂，防止静脉血液的滞留。

细节5 产后保健操

健康的产妇在产后6~8小时即可坐起用餐，24小时便可下床活动。发生感染或难产的产妇可推迟2~3天以后再下床活动。产妇一旦可以下床即可开始做产后保健操。

新妈妈产后保健操

呼吸运动：仰卧位，两臂伸直，放在体侧，深吸气，使腹壁下陷，内脏牵引向上，然后呼气，可以运动腹部、活动内脏。

举腿运动：仰卧位，两臂伸直，平放于体侧，左右腿轮流举高，与身体成一直角，目的是加强腹直肌和大腿肌肉的力量。

挺腹运动：仰卧位，双膝屈起，双足平放在床上，抬高臀部，使身体重量由肩及双足支持，目的是加强腰臀部肌肉的力量。

缩肛运动：仰卧位，两膝分开，再用力向内合拢，同时收缩肛门，然后双膝分开，并放松肛门。目的是锻炼盆底肌肉。

细节6 每天生活中随时可进行的锻炼

在等待红绿灯时，不要光是站着，这时可以做紧缩臀部的动作。打电话时，用脚尖站立。孩子睡着时，为避免发出声响，也可以踮着脚尖走路。拿着较重的物品时，可以伸屈手臂。因为产后忙于换尿片及抱孩子，总是弯腰，所以有机会要深呼吸，伸直背，挺直腰杆。平时乘坐电梯时，尽量贴墙而立，将头、背、臀、脚跟贴紧墙壁伸直，这样做可以使你的身材保持挺拔。

专家提示

哺乳期不宜采用的锻炼方式：

在哺乳期间，新妈妈的关节可能会变得松弛，这时应避免给关节和腹部增加压力的锻炼方式，比如跑、跳、打网球、爬楼梯、举重等。

细节7 哪些新妈妈不宜做保健操

凡属于下列情况的产妇不宜做保健操：

- 产后体虚发热者。
- 血压持续升高者。
- 有较严重心、肝、肺、肾疾病者。
- 贫血及有其他产后并发症者。
- 剖宫产手术者。
- 会阴严重撕裂者。
- 产褥感染者。

细节8 产后锻炼注意事项

产后进行适当运动可以促进血液循环，增加热量消耗，防止早衰，恢复生育前原有的女性美。但要注意时间不可过长，运动量不可过大。根据个人的体质情况逐渐延长时间，适当加大运动量，逐步由室内走向室外，运动形式可选择散步、快步走、保健操等，动作幅度不要太大，用力不要过猛，要循序渐进，量力而行。

采用剖宫产的产妇，应从拆线后开始运动。阴道或会阴有伤口的产妇，在伤口恢复以前避免进行影响盆底组织恢复的运动，应从轻微的活动开始，逐步进行运动。

如果是自然阴道分娩的产妇，可以尝试双膝并拢，摇动骨盆。如果你已适应了这种锻炼方式，再试着在户外缓慢行走，也可以推着你的宝宝散步，但是不要使你心跳加速，只需感觉血液循环加快就行了。逐渐把散步的时间延长到10~15分钟，然后再延长到30分钟。当你感觉身体能够承受这样的运动量时，在医生的允许下，可以选择安全的健身运动，逐渐加大运动量，千万不要太勉强或过于劳累，以自己精神愉快、不过度疲劳为限。

适合产后进行的健身运动有散步、脚踏车练习、游泳、运动量不是很大的健身操等。运动前应当排空膀胱。腹直肌分离的产妇应带上收腹带后再进行运动。不要在饭前或饭后一小时内做。运动出汗后，要及时补充水分。每天早晚各做1次，至少持续两个月，时间由短渐长。

专家提示

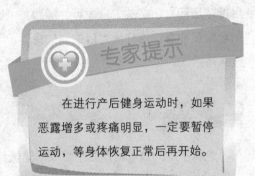

在进行产后健身运动时，如果恶露增多或疼痛明显，一定要暂停运动，等身体恢复正常后再开始。

细节9 改善腰功能的运动

产后，由于经常给宝宝换尿布、洗澡等，产妇需要经常弯腰，因此较多产妇会发生腰痛。最好能在台子上给宝宝换尿布、洗澡，减少弯腰的次数。同时配合做一做预防腰痛的保健操，会有较好的效果。可从产后2周左右开始进行。

■ 两腿稍分开，一边呼气，一边将腰部慢慢向前弯曲，双手碰到地板上；起身，一边吸气，一边将上身慢慢向后仰（如图1、图2所示）。

■ 坐在椅子上分开双膝，将头伸入两膝之间似的慢慢弯曲上身（如图3所示）。

■ 仰卧，抱膝，抬起上半身，维持这一姿势回到仰卧状态，像摇椅一样，时起时落（如图4所示）。

■ 仰卧，双手扶住床沿。扭动腰部，把左腿伸向床的右侧。脸转向左侧。上半身尽量平放在床上。两腿交替做（如图5所示）。

■ 双脚分开1米站立，举起右手向对侧做侧弯，左、右交替（如图6所示）。

■ 站立，双手后扣，向前弯腰，慢慢高举双臂（如图7所示）。

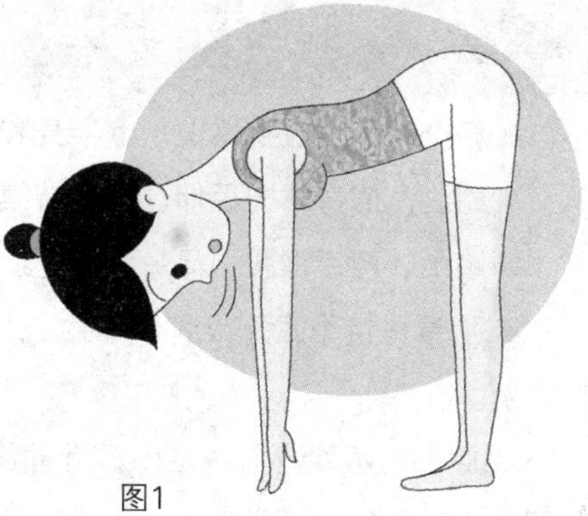
图1

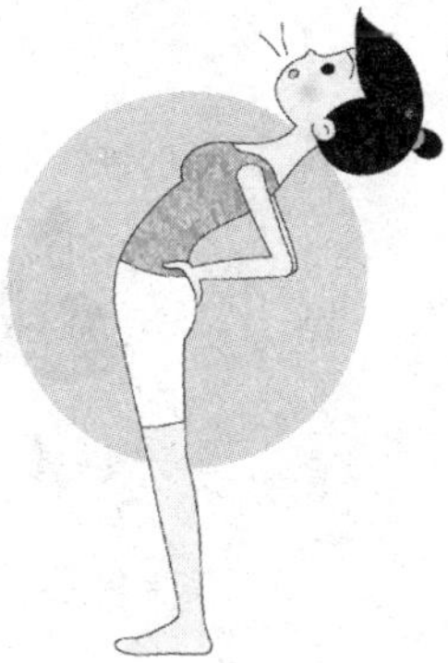
图2

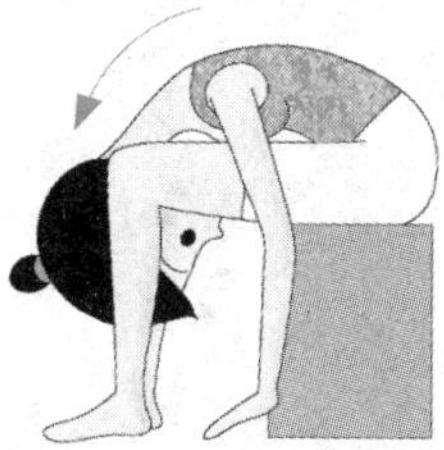
图3

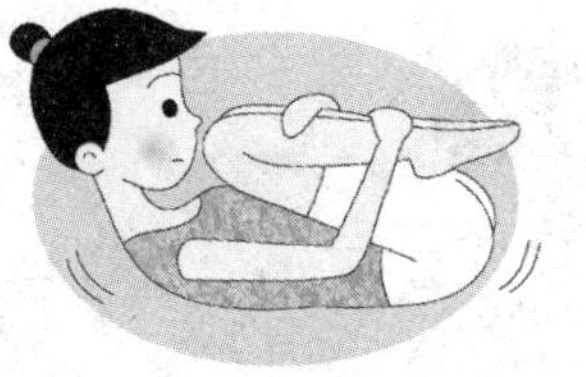
图4

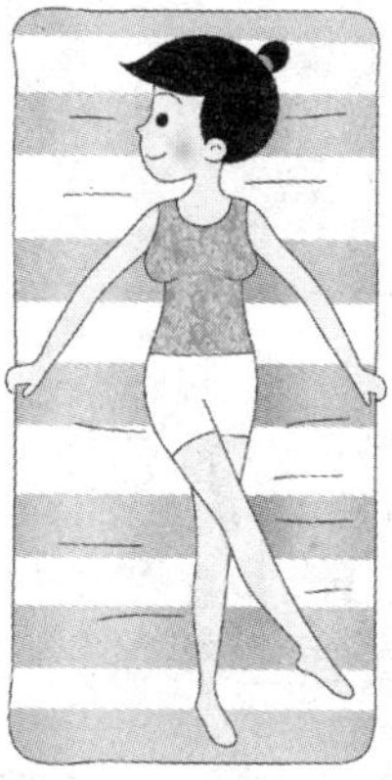
图5

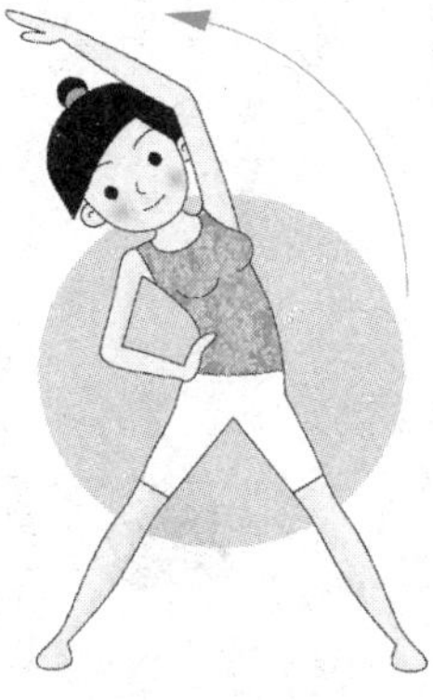
图6

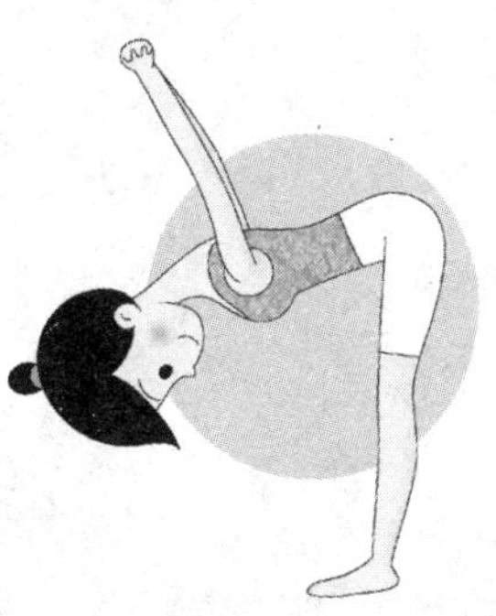
图7

细节19 强健腰肌的运动

■ 俯卧，手放在身体上，上半身和腿向后抬起，坚持5秒钟（如图8所示）。

■ 站立，使身体向后仰，用力持续5秒钟（如图9所示）。

■ 跪坐，两手叉腰，尽最大可能使躯干后仰、还原（如图10所示）。

■ 下身保持稳定，或者坐在凳子上，两手置于肩部，左右旋转腰部（如图11所示）。

■ 仰卧，两膝弯曲，足跟靠近骨盆，以足掌及肩部支撑，向上抬起骨盆并提紧肛门（如图12所示）。

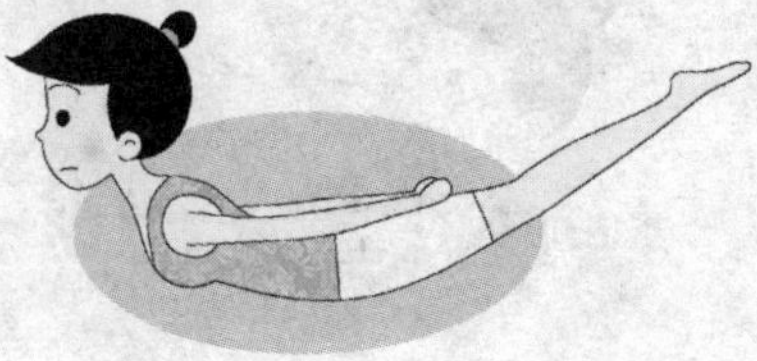

图8

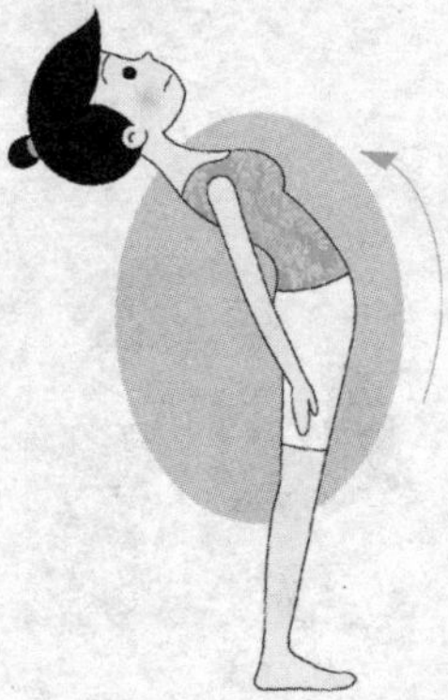

图9

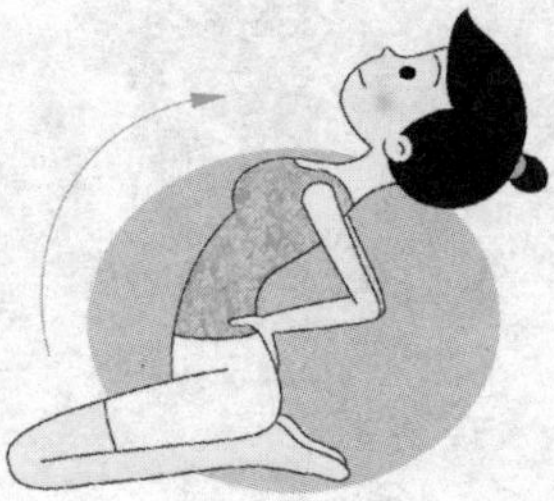

图10

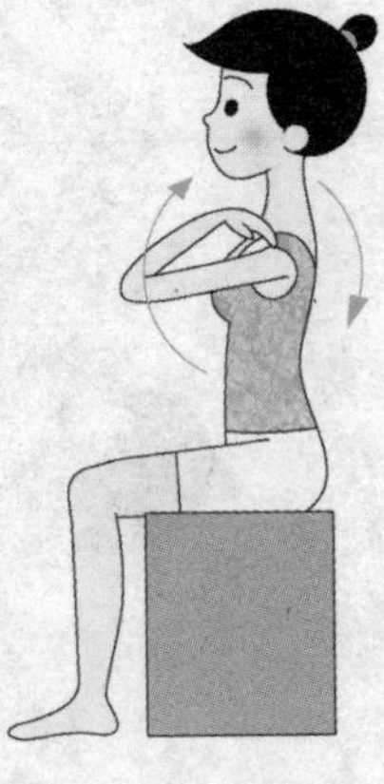

图11

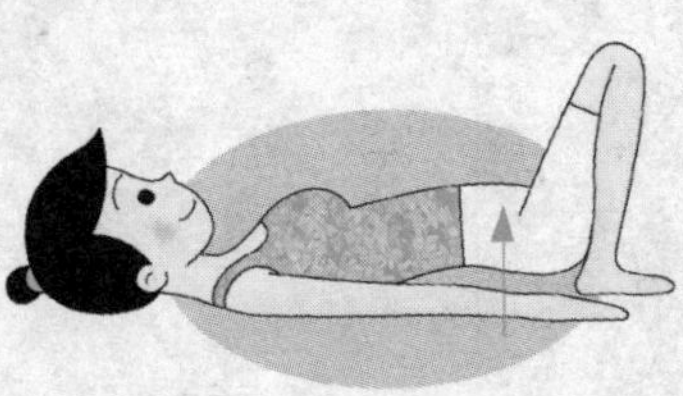

图12

细节11 产后2～6周保健操

本套操易学易做，在促进身体复原的同时，还能增强腹部肌肉和盆底支持组织的力量，恢复体态的健美，而且有助于预防子宫及生殖器位置不正、松弛、脱垂等妇科疾病。一般从产后第2天开始至第2周末，按顺序做1～7节。

（1）产后第2天就要开始做胸式和腹式深呼吸，每天做2次。

胸式深呼吸做法：仰卧，两手轻轻放在胸部，深吸气后稍加停顿，再呼出，重复5遍。

腹式深呼吸做法：两手轻轻放在中腹部，慢慢吸气至腹部稍鼓起，然后再把气呼出，重复5遍。深呼吸时双手随之起伏。

（2）上肢运动。妇女产后往往上肢疲劳，手发麻、发胀。这节操可促进上肢的血液循环，有助于缓解手和上肢的不适感。产后第2天起，每天做2次。

做法：仰卧，两臂平伸于体侧，握拳，掌心向下。然后两臂上举合掌，再将两臂在胸前交叉合抱互相揉捏，重复5遍（如图13所示）。

（3）下肢运动。可解除脚和腿的疲劳，为以后腹部的锻炼做好准备。从产后第3天起，每天做2次。

做法：仰卧，两腿伸直。先把两脚脚趾向中央互相接触；再将两脚轮流勾伸；然后两腿轮流弯屈；最后两脚交替用脚跟在另一只脚背上轻敲3下。重复4遍。

（4）俯卧运动。产后第3天起采用俯卧的姿势，能促进子宫复原，恢复到前倾位置。每天做2次。

做法：把枕头垫在上腹部，两手互叠垫在颌下，两腿伸直，俯卧5～10分钟（如图14所示）。

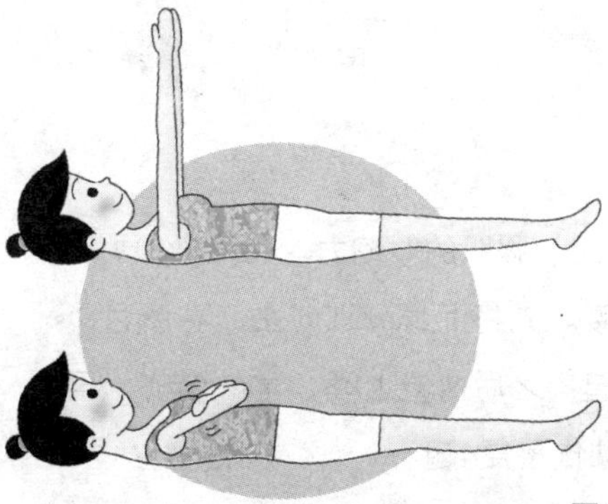

图13

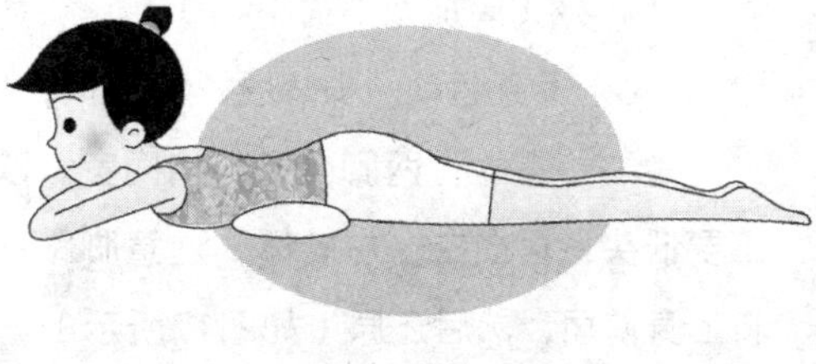

图14

（5）提肛运动。这是需要重视的一节操。可以锻炼提肛肌，增加阴道肌肉和会阴的紧张度，防止生殖器官松弛、脱垂，并有助于日后性生活的美满。产后第4天起，每天做2次（注意：做了会阴侧切手术或会阴裂伤的产妇，要等伤口愈合以后再做）。

做法：仰卧、屈膝，腿、脚并拢，手放两侧；然后提肛（即收缩肛门），并且尽可能保持几秒钟，再放松。重复4遍。

（6）腹部运动。妇女产后腹部松弛，容易形成俗话说的“大肚囊子”，要想恢复腹直肌的紧张度，使腹部平坦，从产后第5天起，每天做2次腹部运动。

做法：仰卧，并腿屈膝然后起身，两臂前伸，掌心向下，两手轻触双膝，并坚持2～3秒钟，再还原（如图15所示）。重复4遍。

（7）盆底运动。使松弛的盆底肌得到加强，防止子宫位置不正。产后第3周起，每天做2次。

做法：仰卧，两手放在脑后，并腿屈膝。接着将腰、臀同时抬起挺直，并收缩会阴，然后还原（如图16所示）。重复4遍。

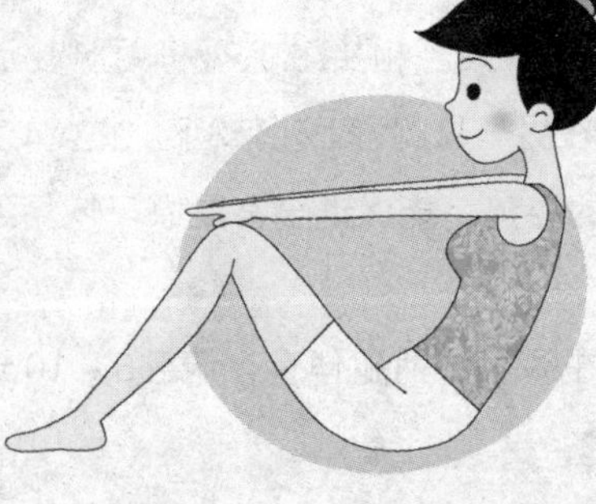

图15

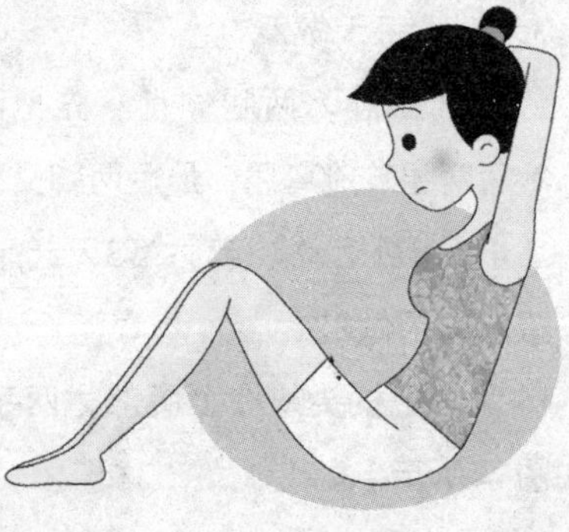

图16

产后4～6周加做下面8～10节。

（8）上身运动。锻炼腰、腹肌肉，增强腹肌、膈肌的收缩力。每天做2次。

做法：直立，两脚分开与肩同宽，双手叉腰。先将上身分别向左、右侧屈，不要低头；再向左、右转体，注意脚跟不要抬起；之后两臂上举，掌心向前，再将上身前屈，然后还原（如图17所示）。整个动作重复4遍。

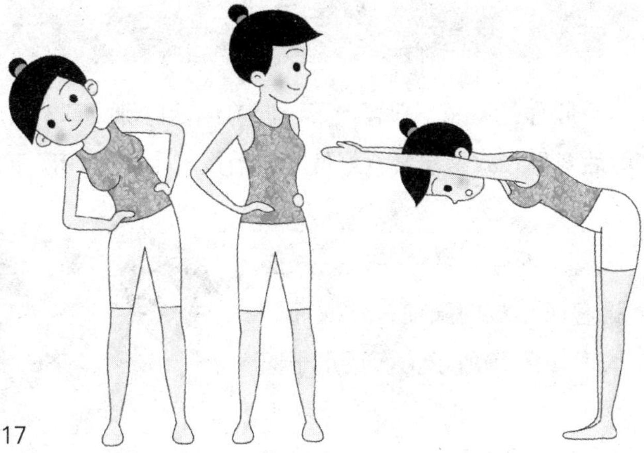

图17

（9）四肢运动。锻炼腰、四肢和胸大肌，增强躯干与四肢的协调性。每天做2次。

做法：直立，两脚略微分开。先把两臂平伸于体侧，掌心向下；接着两臂上举，掌心向前，同时收腹，抬起脚后跟，将全身提高；然后下蹲，两臂自然放在体侧，注意腰部要挺直（如图18所示）。重复4遍。

（10）趾立运动。有助于体态的健美，并培养正确的姿势。每天做数次。

做法：双手轻轻按住椅背，挺胸收腹，两脚交替以足前部站立，坚持2～3分钟。

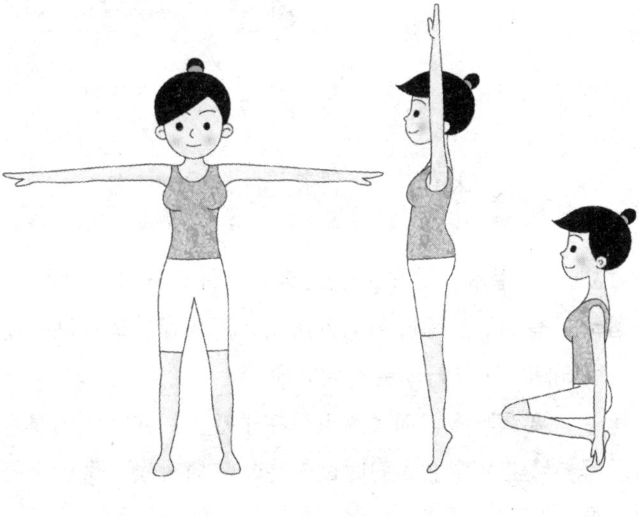

图18

细节12 塑形体操

拔草式：双膝保持弯屈，双臂向下、向前伸，仿佛拔草。然后快速将两臂拉回，双肘在背后弯屈，双拳攥紧，好像吃力地拔草（如图19所示）。适用于恢复胸部健美。

仰卧骑车式：仰卧，两手抱头，一腿伸直，另一腿弯曲，拉向胸前，依次屈、伸，似骑车状（如图20所示）。适用于腹部健美。

提臀：仰卧，髋与膝稍屈，双脚平放，两臂放在身体两侧。深吸气时尽力抬起臀部，使背部离开床面，然后慢慢呼气并放下臀部，恢复原位（如图21所示）。

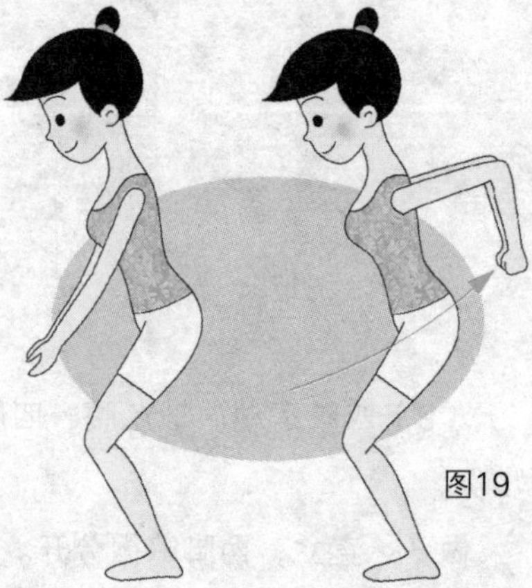

图19

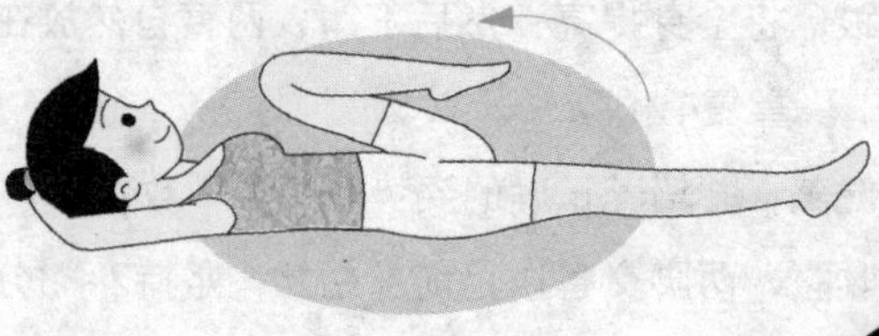

图20

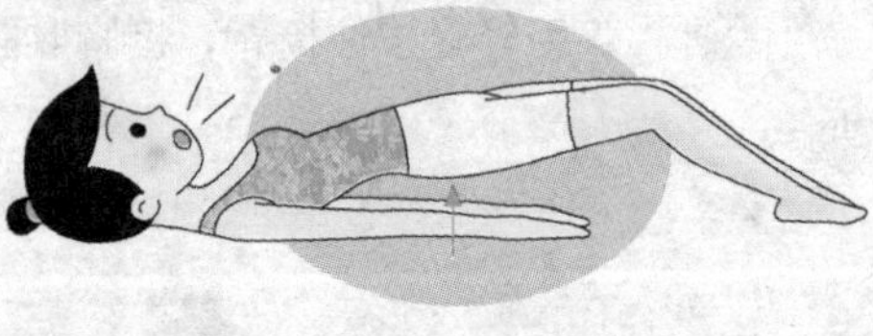

图21

细节13 剖宫产者额外的辅助运动

假如做了剖宫产手术，除了上述的运动以外，还需要做一些辅助运动。呼吸与咳嗽的运动，有助于清除肺部的分泌物，而腿部的运动则有助于促进血液循环，因为在这段期间，可能行动会不太方便。

呼吸与咳嗽：要深呼吸，而其重点是在于呼气。在吐气的时候，用双手或枕头支撑伤口。维持膝盖的弯曲，同时试着在吐气的时候，做一个轻咳的动作，而不是做正常的咳嗽，否则会引起疼痛。

腿部运动：坐在床上，脚趾头向前伸展。将脚趾头向上扳，然后再把脚趾头向下推。连续动作大约做20次，迅速移动脚趾，能够使血液循环加快。双脚可以同时向相反的方向移动，一只脚向上、一只脚向下地运动。接着，张开双脚，做脚踝的环绕运动，首先要顺时针环绕，然后再逆时针环绕。压紧膝盖，贴着床面再放松。此项运动有助于大腿部的运动，并促进血液循环。也可一次弯曲一只脚，将脚跟滑上床，然后在换膝盖弯曲的时候，伸直另一只脚，交替滑动。

细节14 腹部肌肉的运动

骨盆摇摆

该项运动对产后恢复非常有益，又有助于减轻疼痛，特别是在剖宫产后更是如此。

仰卧，屈膝，脚掌贴于床面。一只手置于背部，同时感到有轻微的空隙；深吸气，随后再慢慢呼气。同时将背部肌肉平贴在床上，压在手上，数4下，然后放松，重复数次，使肌肉力量增强。同时可做骨盆收缩运动。

大腿滑动

仰卧，屈膝，脚掌贴于床面。吸气并呼气，腹部肌肉同时用力，然后做骨盆摇摆运动；使肌肉紧张地收缩，维持脚掌平贴床面姿势。滑动双脚，往两面移动。试着让背部保持平躺状态。当背部与床面开始有空隙时，再将双腿并拢，弯曲膝盖，同时压缩腹部。接着再重复进行。最初，因腹肌无力，双腿张开程度不大，当腹肌越来越有力时，双腿张开程度也随之加大。

蜷曲

仰卧，屈膝，脚掌平贴床上。在最初几周，最好是头部下方置一小枕。吸气再呼气，同时压缩腹部肌肉，收缩下颚，抬头与肩膀平，尽可能压缩腹肌，不使腹部膨胀。数4下后慢慢降低头部，做6～8次，甚至10～12次。活动双手至大腿部，使肌肉慢慢变得有力。

细节15 骨盆肌肉的运动

骨盆肌肉压缩：坐式或躺式，背部向上推至前方，仿佛憋尿一般。收缩耻骨、尾骨肌群，数4下，以平躺姿势呼吸。恢复原状，重新做6次。每次上厕所时做此运动，可提高阴道、尿道、肛门括约肌肌力，使会阴、阴道很快恢复孕前状态。

上升运动：仰卧，抬头拉紧背部与前方肌肉，使肌肉愈收愈紧到最大限度，然后缓慢地放下，自我感到骨盆肌肉在运动。反复做5～6次。

性活动的运动：要求配偶予以协助。做爱时阴道用力夹紧阴茎，当用力收缩阴道肌肉时，可以询问丈夫的感受。如果丈夫感觉不强烈，那还需要努力，以增进肌肉的力量，增强性器官的活力（此法需在产后6～8周后进行）。

专家提示

在骨盆肌肉收缩时不要屏住呼吸，收缩骨盆肌重在质量而不在次数上，要确保每一束肌肉纤维都能运动到位。

细节16 产妇不能依赖腹带收腹

许多产妇为了保持优美的体形，月子里就带上腹带，穿上紧身的内裤，以至弯腰都十分困难。能下地活动时，便换上健美裤，紧紧地绷在身上，希望这样能使体形恢复如初。

产妇的这种想法可以理解，但是腹部是人体大血管密集的地方，把腹部束紧后，静脉就会受到压力而引发下肢静脉曲张或痔疮。与此同时，由于动脉不通畅，血管的供血能力有限，会导致心脏的供血不足，脊椎周围肌肉受压，妨碍肌肉的正常活动以及血液的供应。因而，长期束腰会引起腰肌劳损等症状。

另一方面，如果产妇束腰、紧腹时勒得太紧，还会造成腹压增高，生殖器官受到的盆底支持组织和韧带的支撑力下降，从而引起子宫脱垂、子宫后倾后屈、阴道前壁或后壁膨出等症状，并且容易诱发盆腔静脉淤血、盆腔炎、附件炎等妇科病。在影响生殖器官的同时，还会使肠道受到较大的压力，饭后肠蠕动缓慢，出现食欲下降或便秘等。

如果是剖宫产，一般在手术后的7天内用腹带包裹腹部，这是促进伤口愈合的需要。但是，腹部拆线后就不宜长期用腹带。另外，因为身体过瘦或内脏器官有下垂症状者，腹带有对内脏起到举托的功效，待脏器举托复位后应该将腹带松解为宜。

如果产妇是正常的分娩，就应该加强锻炼，多做抬腿运动、仰卧起坐等，可增强腹肌张力，而最重要的是哺乳。据法国科学家研究发现，蓄积在臀股部的脂肪几乎是专为哺乳准备的，因此产后哺乳不但可促进子宫的复原，还有助于恢复体形。

细节17 正确做仰卧起坐的秘诀

仰卧起坐可锻炼腹部肌肉，但要减掉腹部多余脂肪，正确地做仰卧起坐是有秘诀的。

运动开始

步骤1：平躺在铺有地毯的地板或运动垫上，将手放在两侧，伸展双腿。

步骤2：将膝盖微微弯曲，脚跟贴住地板。如果感到背部太弯或太紧，可将膝盖再多弯一点，直到感觉舒适为止。不要强迫背部紧贴地板。

步骤3：将双手放在颈后。如果放得太高，每次运动时便会压迫头部并且可能扭伤颈部。

步骤4：深呼吸，吸气时收缩腹部肌肉，自然的将肩膀抬起离开地板。让颈部挺直，但不要紧张，身体抬起，与地板的角度不要超过30度，慢慢将上身躺回地板同时呼气，重复10～15次。

紧缩腹部

步骤1：维持腹部紧缩，数到4，然后放低身体并立刻再抬起，支撑住再数4下，重复5～10次。

步骤2：将一只手臂伸到头部后方（如果是站着，姿势好像是要触及天空一般），这样能增加腹部肌肉的“重量”。换一只手臂，重复做5～10次。

细节18 寻回双腿的魅力

妇女生育后双腿会产生很大变化，是因为在怀孕期间，尤其是在怀孕后期受日益膨大的子宫压迫，使下肢静脉回流受阻，一方面形成程度不同的妊娠水肿，组织间隙水分增多，带来双腿皮肤紧绷，待水肿消去就显得皮肤松弛；一方面造成下肢静脉曲张，分娩以后尽管静脉回流情况得到改善，但已较难恢复到孕前的水平，加之产后较长时间卧床加剧下肢静脉曲张，使青筋盘旋扭曲于浅表。更因为怀孕期间及产后一段时期缺少运动，使双腿肌肉萎缩，逐渐为脂肪所填充。

这里有两种保养办法：

（1）在产后使用弹力绷带或医用弹力套袜。这是最为简便实用的保养之法。

它可以压迫下肢静脉，迫使血液向心脏回流，从而消除或减轻下肢肿胀、胀痛等症状。在怀孕后期，采用此法护理双腿亦可减轻水肿程度。

（2）产后做双腿健美操。在产后第5天至满月，即可适当运动双腿，以锻炼腿部肌肉，改善下肢静脉血液的回流。锻炼时取坐位于地，将下肢伸直并拢，腰部挺直，两手臂伸直放到身后，手指伸开支撑地面，吸气时脚尖尽量上翘，呼气时脚尖尽量伸直；然后仰卧，两下肢伸直略分开，两臂放在身体两侧，吸气时左脚伸直，与上身成直角，足尖翘起。两只脚交替进行。

专家提示

健美操适用于分娩正常的产妇，由于产妇体质大都较虚，故在锻炼期要根据自己的具体情况，量力而行，不可操之过急。每节操做2～3分钟，早、晚各1次，尤其要注意锻炼时呼吸与动作的配合。满月以后则可进行各种大腿肌群锻炼，以恢复大腿肌肉的强度、弹力，适宜的运动有慢跑、双腿伸屈运动、游泳等等。

细节19 大腿的健美

按摩：对腿部的按摩能很好地促进腿部血液循环和新陈代谢，进而防止脂肪堆积，并使腿部皮肤获得更多的血液和营养，使肌肤美丽而柔软。

大腿的肌肉锻炼：有意识地锻炼股肌肉可使大腿皮肤和肌肉组织保持紧绷，并改善大腿和小腿的粗细比例。

屈膝运动：每天将后背紧贴墙面，屈膝抬腿，并尽可能地长时间保持姿势不变，然后两下肢交替进行。这是一种使大腿部肌肉紧绷的行之有效的方法。

收腹抬腿：锻炼时取坐位，两腿伸直并拢，腰部伸直，两手臂伸直放到身后，手指伸开支撑地面，吸气时脚尖尽量上翘，呼气时脚尖尽量伸直；然后仰卧，两下肢伸直略分开，两臂放在身体两侧，吸气时左腿伸直，与上身成直角，足尖翘起。两腿交替进行。

箭步深蹲：两脚前后开立，间距约为1自然步，双手各持1哑铃缓慢下蹲，前面的腿与地面平行，后面的腿尽量伸直，再缓慢站起来，两腿交替前后做。各做3组，由少到多，每组15～25次。

平行蹲腿：两腿平行下蹲，双腿宽度与双肩宽度一致，双手握平棍子朝前推出。每次蹲下时就像坐在凳子上，用双腿与臀部力量支撑身体，手上棍子只用来保持平衡，膝盖不要超过脚尖。做3组，每组15次。如深蹲不稳，可使背部贴墙，以借力保持平稳。

前后跨步蹲腿：左腿向前跨一步，用前腿力量支撑身体，双手握住棍子使其竖立。蹲下，前大腿与上身保持90度角，身体要垂直，跨步时膝盖不要超过脚尖，手中棍子只用来保持平衡。两下肢交替，每条腿8次，做3组。

下蹲后，小腿尽量伸拉。可用棍子平衡身体，全身力量集中于脚尖，身体保持垂直一上一下，上时呼气，下时吸气。做3组，每组15次。这一练习可同时锻炼大小腿肌肉。

细节20 膝盖的健美

按摩：每天按摩膝盖，再涂抹一些护肤乳剂或特制的能促进血液流通的腿部护肤霜加以改善和滋润皮肤。

外用柠檬揉擦：将1只柠檬切成两半，放在膝盖处搓擦皮肤。柠檬因含有丰富果糖、果酸，既可柔软肌肤，也可消除角质鳞片，所以对美膝有效。

膝盖健美操：取坐姿，两手撑于臀后，左腿屈膝。右腿伸直上抬15厘米左右。膝盖向外侧转动，脚背绷直。将右腿尽可能地向外侧移展，至无法移展时再提高5厘米，然后回至保持15厘米的高度并保持不变。连续重复10次后，换左腿做以上动作（如图22所示）。每天练习5次，每次1分钟。通过此练习可使膝盖的皮肤紧绷，防止肌肉松弛，使腿形更加美观。

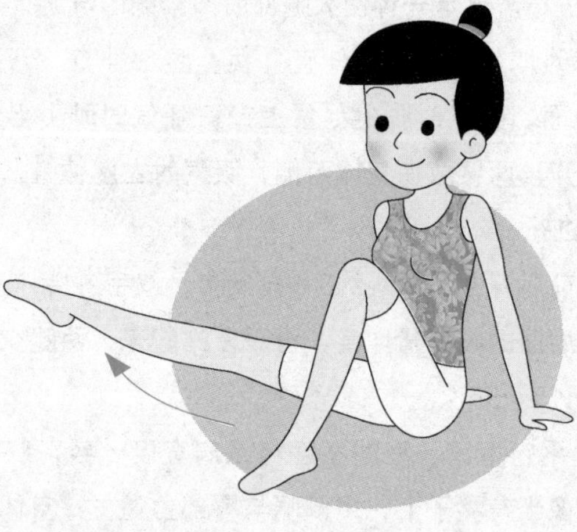

图22

细节21 小腿的健美

小腿是下肢最易裸露的部位，尤其是夏天穿裙子时，小腿的线条将一览无遗。因此通过锻炼增加小腿肌肉的丰满度和弹性就十分必要。

伸腿勾趾：坐在地板上，抬腿使小腿离地约20厘米，并伸直双腿。然后将足趾向身体勾曲，保持一定的时间，由短而长。这个练习可在家中做，非常方便。

骑自行车：快速蹬骑自行车并达到一定的速度也是对小腿进行针对性锻炼的一种方法，太慢则不起作用。

多穿平底鞋走路：线条不十分明显的小腿还可以通过赤脚走路和穿平跟鞋来塑造小腿的形状。而经常穿高跟鞋则可能使小腿因承担负荷变小，而致使肌肉渐渐萎缩，并逐渐变短。走路时一定要留意两腿先后用力是否平均，否则，会使两腿粗细不一。如果发现自己走路有偏重一腿的习惯，要尽快纠正，多用“弱腿”用力。

按摩：每次浴后在掌心蘸一点润肤液，向小腿腿肚、踝部做一番按摩，能使小腿的外形更加良好，防止皮肤粗糙。

细节22　足部的健美

高抬腿：经常把双腿抬高，或尽可能地把腿放在高处，促使下肢血液回流，有利于血液循环，保持局部新鲜血液的供应。

以冷热交替的方式洗脚或洗浴：平时应加强脚部的保养。可用温度较高的热水浸泡双脚约10分钟，擦干后用浮石磨去脚上的硬皮后再用冷水冲洗，以促使局部血管的舒张和收缩。

按摩：洗脚后将双足涂上按摩油进行按摩。先将双手拇指呈扇形交替按摩足背，然后用拇指及食指捏住脚趾尖按顺时针打圈，十趾依次进行，再用双手拇指呈扇形交替按摩脚心，最后用拇指和中指对脚踝处进行揉捏。结束后做绷足、勾脚练习各5次，脚踝向里外转圈各5次。按摩完毕后洗掉油脂，涂上乳液。

多动脚：平时应尽可能地避免长时间地坐着或站着，要经常动动脚趾、转转脚跟、弯弯脚心。在家时最好裸足，给脚以足够放松的机会。

细节23　腿部运动

外展肌上提1：双脚站立并拢，以左手支撑椅背，右腿膝盖部向前弯曲。维持髋部平直，双腿保持平行，提起右腿，尽量朝外侧伸，使外展肌得到运动。此时右边外展肌呈动态运动，左侧呈静态运动，保持与地面呈水平状态。重复交替做6~8次。

外展肌上提2：右侧卧位，右手肘伸出，以右手掌支撑头部，髋骨正对前方，保持身体平行成一直线，收缩腹部肌肉。弯曲右膝，左手置身前以保持身体稳定。尽量提起左脚直至最大幅度，然后缓慢放下。要保持上臂收缩向前姿势，否则腿虽抬高，但却错用了肌肉。重复交替做6~8次。

臀部与内收肌压缩：仰卧，吸气时收缩腹肌，使背部平贴地面，紧压臀部并靠拢，再将臀部上抬，离地面数厘米恢复原状，重复6~8次。或压缩上提时压着大腿，以运动内侧肌。放松时放松大腿并将其分开。

内收肌上提：向右侧卧，用右手支撑头部，弯曲左膝，将左脚横跨于右脚前，小腿平贴地面。右大腿伸直，右脚踝微向上朝天花板。右腿上抬，离开地面数厘米，然后再缓慢放下，有规律地重复上提、放下动作6~8次，直到能做16次时为止（两腿交替进行）。

细节24 臀部健美方法

产褥期过后，一部分妇女臀部脂肪堆积，造成臀部肥大；另一部分妇女则会相反，出现臀部干瘪、肌肉下垂的现象。为了恢复强健而富有弹性的臀部，产妇应做臀部健美操。

做法：

（1）身体俯卧木板床上，两手前伸握住板缘，然后伸直双腿，尽力上举，再屈腿下落。重复做，直至双脚不能举起为止。

（2）坐姿，两腿微屈前伸，两臂向前平举，臀部慢慢向前移动，用力不宜过猛，至疲劳为止。

（3）仰卧，两臂、双腿伸直，身体呈水平状。两腿并拢上抬，离床面约13厘米，再还原，反复做24次为1组。

（4）仰卧，双臂放在身体两侧，两腿分开与肩部同宽并弯曲。臀部抬起，肩膀仍然贴床，大腿与腰背部渐成一线。此时大腿内侧不要用力，而是使用臀部肌肉的力量。

（5）俯卧，双臂左右平伸，双腿并拢伸直。抬头，臀及两腿同时上翘，呈反弓形，保持1分钟，4次为1组（如图23所示）。

（6）双手撑地，一条腿跪地，另一条腿先弯曲至胸前，接着快速并最大限度往后上方伸直，待数次后再换另一条腿，每分钟做15～20次（如图24所示）。

（7）仰卧，两胯上放一物体，然后臀部用力上抬，放松落下，每分钟做20次左右。

（8）俯卧，头偏向一侧，双腿伸直并尽量将腹部上举，每分钟约20次。

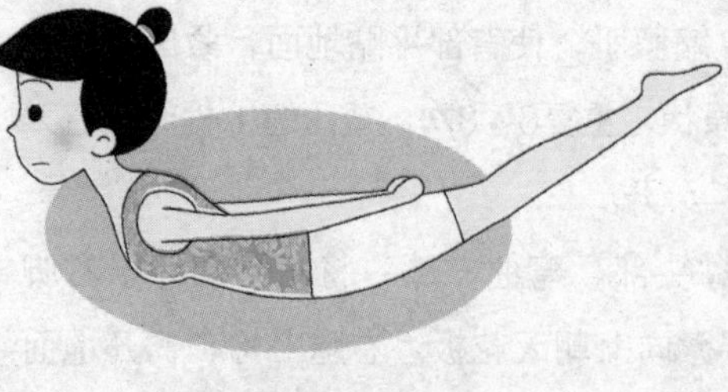

图23

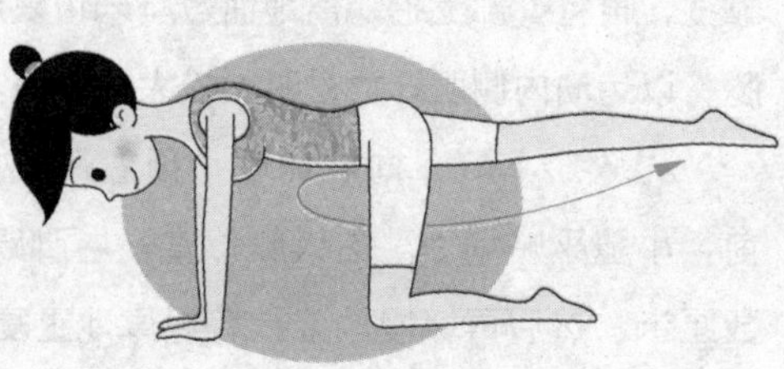

图24

（9）坐地屈腿，两臂侧平举，双腿向一侧伸直，再弯曲，身体后倾，复原。两侧交替做，每分钟20～30次。

（10）上身直贴在椅子背上，头部向前倾，两手握住椅子后侧，然后用力收缩臀部肌肉，再放松，每分钟做20～30饮。

（11）双手置腰部，两腿呈弓箭步，前腿的脚跟抬起落下，上体尽力前倾。两腿交替做，每分钟15～20次。

（12）侧卧，腿部伸直上抬，上体不动。两腿交替做，每分钟20～25次。

细节25 塑臀操

蹲坐踢腿运动：直立，两脚分开，收腹，双手叉腰。屈膝并尽可能下蹲，但臀不要低于膝部。迅速起身，一腿向体侧尽可能高踢。再下蹲做相同动作，踢另一条腿（如图25所示）。

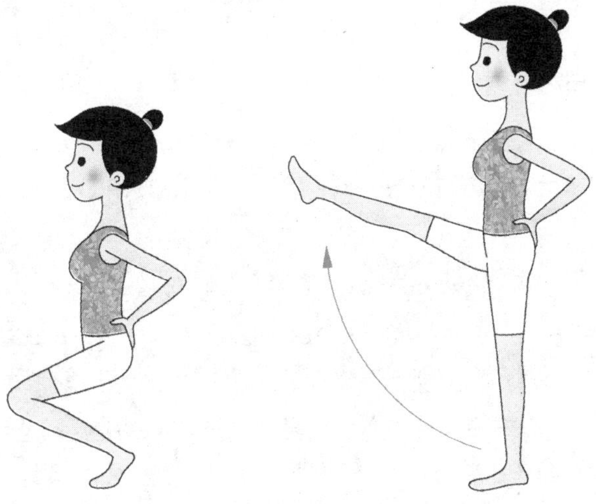

图25

收臀运动：直立，双手叉腰。收紧臀部肌肉，一腿慢慢向后抬起（脚离地十几厘米），放下，脚不触地，再后抬，反复做10次。换腿再做10次。做2遍以上。

抬臀运动：仰卧，两臂平放体侧，双脚踏墙，使腰着地。收紧臀部肌肉并抬离地面数厘米，放下。反复做30次（如图26所示）。

抬腿运动：仰卧，手脚伸直。两脚并拢慢慢抬起，抬起到与地面成直角处稍停，缓慢地放下，在离地面20～30厘米处停下来，静止1分钟左右。注意一开始停止的时间有30秒即可，渐渐地把时间拉长到1～2分钟，静止的越久效果越好。此外要注意背部不可离开地面，膝盖不可弯曲，肩膀和手臂不可用力，腰要绷紧（如图27所示）。

经过塑臀操的锻炼，可使膝盖变小，腰部结实，下腹部脂肪减少，尤其可防止臀部下垂，起到美臀的作用。

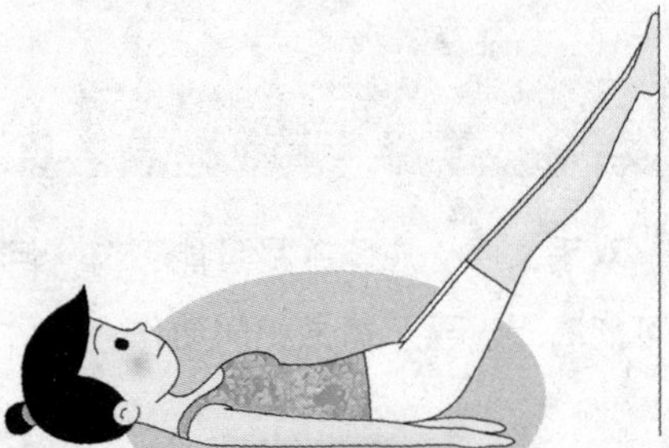

图26

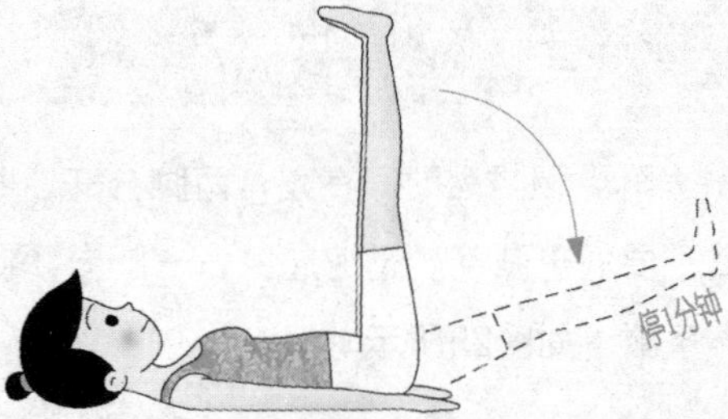

图27

产后保健小百科：产后如何预防肥胖

有些身材苗条的妇女，经过怀孕、分娩之后，身体逐渐肥胖，失去了昔日的风韵。究其原因，主要是怀孕引起下丘脑功能紊乱，特别是脂肪代谢失去平衡的缘故，医学上称为生育性肥胖。产后肥胖的妇女往往出现食欲缺乏、四肢无力、生殖器恢复缓慢，严重的甚至会出现尿失禁、子宫后倾或脱垂等问题。因此，积极预防生育性肥胖应引起孕、产妇及家人的重视。

预防生育性肥胖应注意以下几点：

合理膳食：合理膳食饮食原则是平衡膳食，避免高脂，在保证摄取足够营养、满足母婴需求的前提下，避免营养过剩。可多食些鱼、肉、蛋、豆制品、奶制品，以及新鲜水果、蔬菜，尽量少吃甜食、油炸食品、肥肉等。为了哺乳需要，产后应适当增加营养，但不要偏食鸡、鸭、鱼、肉、蛋，不要以为多吃动物性食品才是增加营养，而应荤素搭配。这样既能满足身体对蛋白质、无机盐、维生素的需要，又可以预防发胖。

早期活动：身体健康，无会阴破裂者，产后24小时后即可下床活动，1周后可做轻微的家务活。因为活动可以增强神经内分泌系统功能，促进新陈代谢的调节，还可以促进脂肪分解，消耗糖分，使体内多余热能得以消耗，从而防止多余的营养物质转化为脂肪在体内堆积。

母乳哺养：母乳是宝宝天然的、营养比例全面的佳品，母乳喂养不仅可以满足宝宝生长发育的需要，而且有利于母亲自身的健美。研究发现，哺乳可以加速乳汁分泌，促进母体的新陈代谢和营养循环，还可以将身体组织中多余的营养成分运送出来，减少脂肪在体内的蓄积，预防生育性肥胖的发生。

做产后操：孕期及产后积极运动是预防生育性肥胖的重要措施。适当的运动可促进新陈代谢，避免体内热能蓄积。一般身体无其他不适者，产后3天即可下床活动。分娩1周后，可以在床上做仰卧位的腹肌运动和俯卧位的腰肌运动，如双腿上举运动、仰卧起坐等，这对减少腹部、腰部、臀部脂肪有明显的效果。

产后避孕：产后性生活应及早采取避孕措施，否则避孕失败导致怀孕或人工流产都会引起身体肥胖。究其原因，产后受孕，体内新陈代谢及性激素分泌出奇的旺盛，进而导致机体糖类合成脂肪的功能增强。

科学睡眠：产后夜晚睡8小时，午睡1小时，一天的睡眠时间即可保证。睡眠时间过多，人体新陈代谢降低，糖类等营养物质就会以脂肪形式在体内积聚造成肥胖。

细节26 产后健胸运动

俯卧撑：身体平直俯卧床上，双手撑起身体，收腹挺胸，双臂与床垂直。胳膊弯曲向床俯卧，但身体不能着床。每天做几个，可逐渐增加（如图28所示）。

扩胸运动：两脚站立与肩同宽，身体直立，两臂沿身侧提至胸前平举，挺胸，双臂后展，坚持30秒。做这一动作时注意扩胸时呼气收臂时吸气（如图29所示）。

展胸运动：将门打开，在门前站立，双脚与肩同宽，双手在身后抓住两边门框。轻轻向前挺胸，整个身体成一条直线，坚持30秒。注意脚跟不能抬离地面，重心前移时双肩放平，不要耸肩（如图30所示）。

撑胸运动：面向墙壁站立，双脚与肩同宽，双臂举至与胸同高，直伸出去，将手掌平放于墙面上，弯曲双肘，胸部贴近墙壁，双肘朝下猛推墙，使身体返回原来状态。注意只用双臂用力，身体挺直不动。如果正在哺乳时进行健胸计划，应尽量在锻炼前哺乳，避免过度剧烈的手臂运动（如图31所示）。

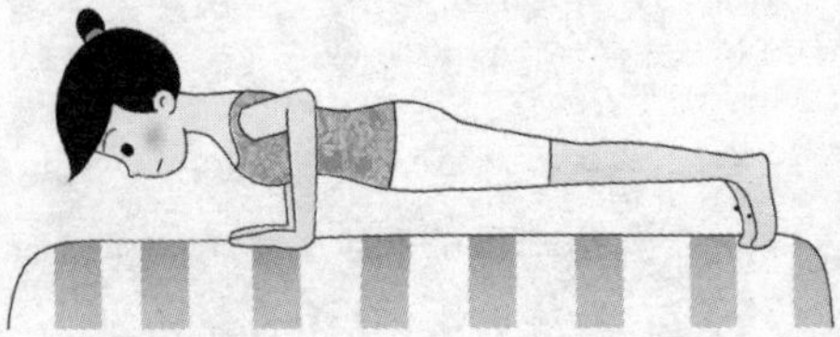

图28

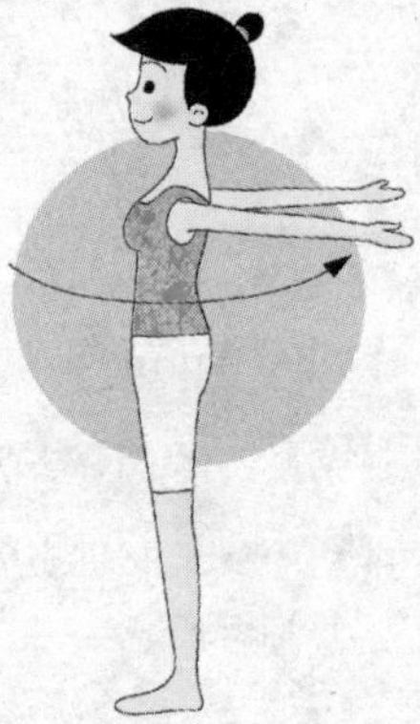

图29

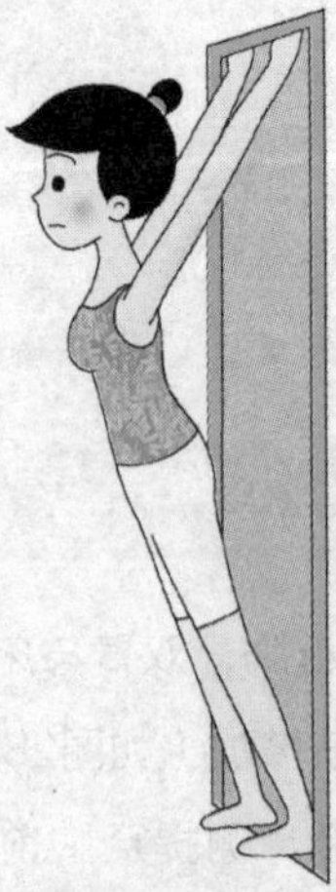

图30

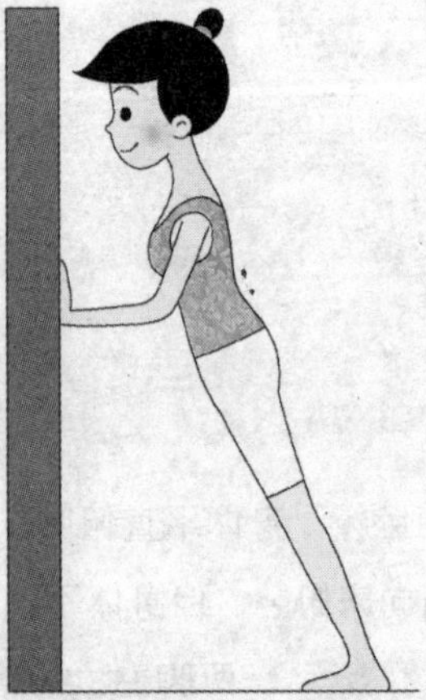

图31

细节27 缩腹运动

蹬腿运动：仰卧床上，两手抱住后脑勺，胸腹稍抬起，两腿伸直上下交替运动。幅度由小到大，由慢到快，由少到多，连做50次左右（如图32所示）。

直角运动：仰卧床上，两手握住床栏，两腿同时向上翘，膝关节不要弯曲，脚尖要绷直，两腿和身体的角度最好达到90°，翘上去后停一会儿再落下来。如此反复进行，直到腹部发酸为止（如图33所示）。

蹬车运动：两手放在身体的两侧，用手支撑住床，两膝关节弯曲，两脚掌蹬住床，手放在身体两侧，两腿尽量向上翘，然后像蹬自行车一样两脚轮流蹬，累了就停下来休息一会儿，然后继续进行（如图34所示）。

下压运动：立在床边，两手扶住床，两脚向后撤，身体成一条直线，两前臂弯曲，身体向下压，停2～3秒钟后，两前臂伸直，身体向上起，如此反复进行5～15次（如图35所示）。

一般来说，产后14天就可以开始进行腹肌收缩、仰卧起坐等运动，喜欢有氧舞蹈的妈妈，则要等上6周才可以开始进行。

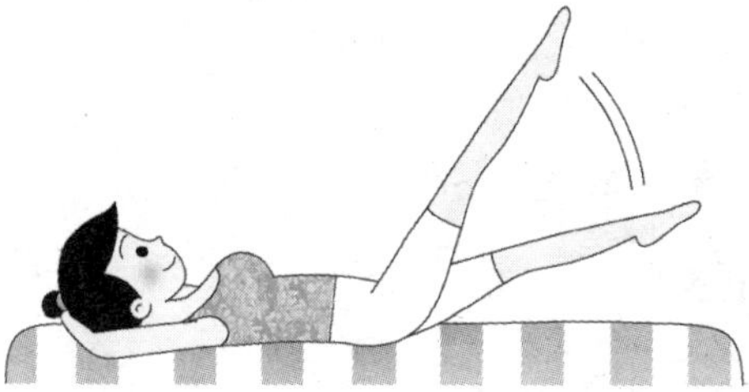

图32

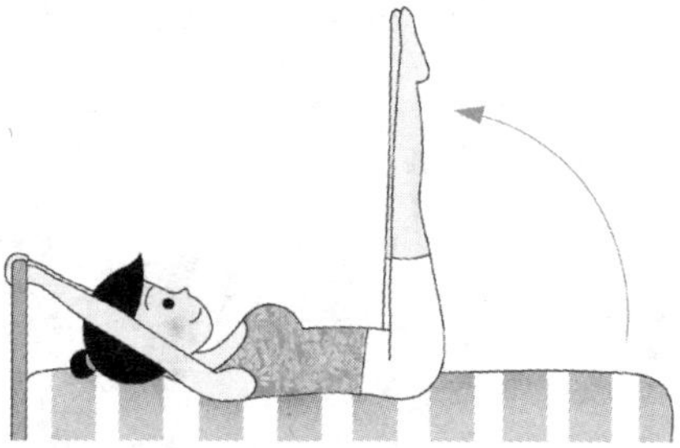

图33

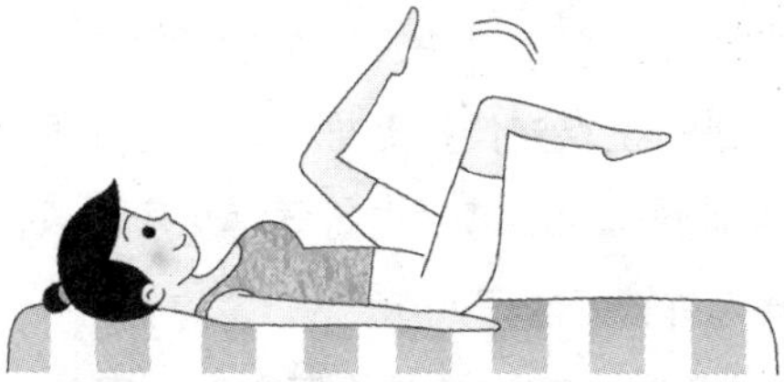

图34

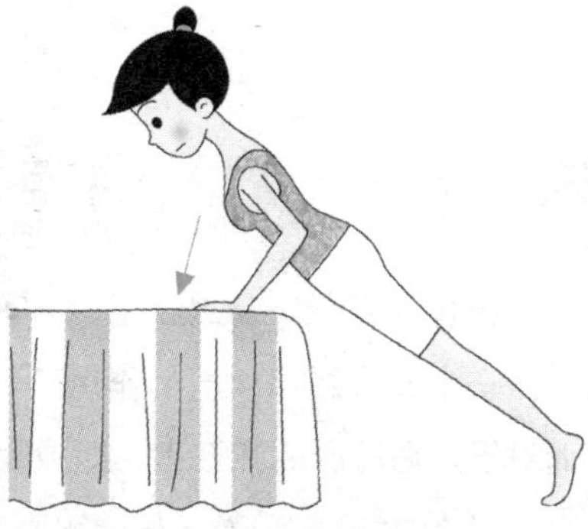

图35

细节28 塑臀运动

转臀运动：身体仰卧，手肘平放于地，双脚合并，曲膝，双膝先向左下压，再向右下压。这个动作可促进循环，使臀部肌肉恢复弹性。需要注意的是压双膝时，脚尖应尽量定足不动，这样功效较佳（如图36所示）。

抱膝运动：平躺在床上，双手抱左膝，将左膝靠向腹部，再换右膝。或以手抱双膝，同时靠向腹部。两腿可交换做，也可以同时做，可美化臀部并收缩小腹（如图37所示）。

爬行运动：手撑起上半身，双脚曲膝，趴在地上，类似擦地，可借出汗将“囤积”体内的水分排泄掉，恢复臀部肌肉弹性。妈妈可用护膝，避免受伤（如图38所示）。

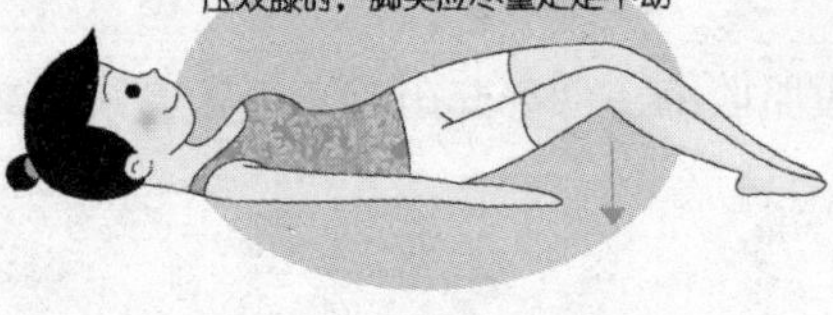
压双膝时，脚尖应尽量定足不动
图36

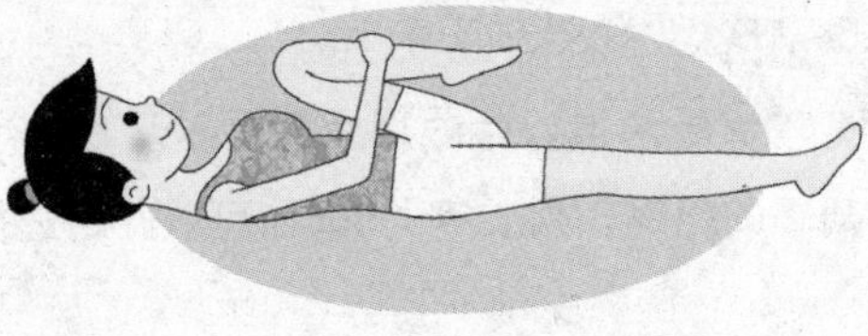
图37

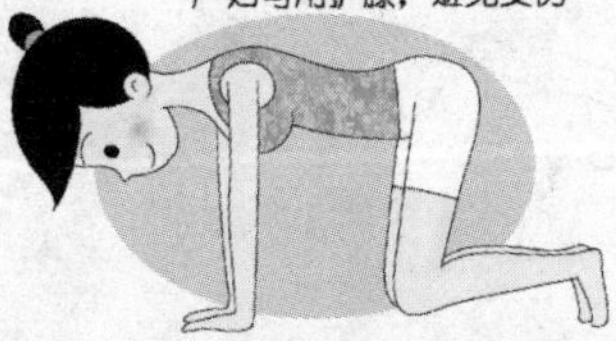
产妇可用护膝，避免受伤
图38

细节29 穴位按摩减肥法

自人体面部起，从上至下、自前往后，进行重点穴位按摩推拿，具有升阳降阴、振奋十四经经络之气的作用。可防止气血淤滞，能够活血行气、化痰祛风，因而对于产后肥胖的实证者，即强壮的肥胖人有较好的疗效。

揉睛明穴20～30次；按摩眼眶10圈；按印堂穴30次；揉太阳穴20～30次；

分推前额10～20次；推迎香穴（沿鼻两侧上推）10～20次；揉耳捏耳30～40次；推听宫穴（中指在耳前，食指在耳后，反复上推）20～30次；指击头部（两手十指微屈，叩击头部）40～50次；揉百会穴30～50次；上推面颊20～30次；弹风池穴，揉擦大椎及肺俞穴各20次；按揉脾俞及肾俞穴各20～40次；捶擦腰骶至腰热（先握拳捶，再反复下擦），继揉膻中穴20～30次；按摩中脘穴（两手重叠先逆时针，再顺时针）各50～60次；下推气海穴50次；按揉尺泽、手三里穴，对拿外关、合谷穴各20～30次；捻抹手指每指3次；擦上肢内外侧各5～7次。下肢还须点风市穴，指尖叩击点10～30次；拿按血海、阴陵泉、阳陵泉穴，按揉足三里、三阴交穴各20～30次；拳击、搓下肢各7～10次。

细节30 循经按摩点穴减肥法

循脏腑经络的走向按摩一经或多经的穴位，对于由一经或多经引起的脏腑病变所导致的肥胖者有良效。一般重点在肺、脾、肾、胃、膀胱5条经络之中。

方法：

（1）产妇取仰卧位，术者循肺经、胃经、脾经走向进行按摩推拿，点中府、云门、提胃、升胃、腹结、府舍、气海、关元等穴。换俯卧位，推拿膀胱经，点脾俞、胃俞、肾俞等穴。有并发症者加相应经络和穴位。

（2）每天按摩1次，每30次为1个疗程，效果不佳者，间歇1周再行第二个疗程。治疗期间，产妇限制饮食量，并逐渐增加体力活动量，保证机体在一段时间内保持消耗量大于摄入量，从而消耗体内过剩的脂肪，以达到减肥的目的。

细节31 循经摩擦拍打去脂法

采用循经摩擦、拍打、握捻手足肩臂脂肪堆积处皮肤的方法，以达到消除脂肪的目的。适合于出现呼吸短促、多汗、腹胀、下肢水肿等症的产后肥胖者。

方法：

（1）用鬃毛刷、毛巾或手掌在脂肪丰厚的部位摩擦，时间不限。

（2）用毛刷或手掌在足少阴肾经（大小腿内侧至足心部位），来回做5次螺旋状摩擦。再由小腿向胸部沿肾经支脉循行部位摩擦。支脉循行线由会阴上经腹

（正中线旁1.5厘米），走胸（正中线旁开2厘米），止于俞府穴。

（3）将左手甩到背后用手背拍打右肩10次，再用右手背拍打左肩10次。用左手从右臂内侧拍打至颈部10次，再用右手拍打左臂内侧至颈部10次。可消除肩臂部位的脂肪。

（4）用左手握、捻右肩、臂脂肪丰满处10次，再用右手握、捻左侧10次，然后向前、向后旋转双肩各10次。可消除肩臂部脂肪。

细节32 按摩腹部减肥法

消除“大腹肚”的一个有效方法就是腹部按摩减肥法，可作为消除腹部脂肪、强身健体的一种方法，具有简单易学、感觉舒服、见效快等优点。通过有关穴位的刺激和按摩，能调整神经内分泌功能，促进脂肪代谢和分解，促进血液循环，使皮肤毛细血管扩张，增加局部体表温度，从而促进皮下脂肪消耗。

腹部按摩手法：

（1）指叠按法。即两拇指重叠，轻重以手下有脉搏跳动和产妇不感到痛为宜。

（2）波浪式推压法。即两手十指并拢，自然伸直，左手掌置于右手指背上，右手掌指平贴腹部，用力向前推按，继而左掌用力向后压，一推一回，由上而下慢慢移动，似水中的浪花起伏。

腹部按摩方法：

（1）按摩腹部时取仰卧位，裸露腹部，双手重叠按于腹部，以肚脐为中心顺时针方向旋转摩动50圈，使腹部有发热感及舒适感。

（2）以右手中指点按中脘、下脘、关元、天枢（两侧）穴，每穴压1分钟，以不痛为宜。点接天枢穴时，先点右侧后点左侧，重点在左侧，手指下有动脉搏动感为宜。

产后保健小百科：产后乳房如何保持丰满

端正姿势：走路要保持背部平直，坐、立时应挺胸抬头，随时“挺直腰杆”，胸部曲线自然获得改善。此外，睡眠时应取侧卧位、仰卧位，不取俯卧位，以免挤压乳房，影响其发育和乳腺畅通。

避免束胸：受封建思想的束缚，有些女性喜穿紧小束胸内衣，把胸部包得紧紧的，裹得严严的。这样做不仅妨碍胸廓发育，引起胸廓变形、胸部变小，而且还压迫乳房组织，影响乳腺正常发育，造成乳头内陷，影响乳房健美、乳汁分泌和婴儿吸奶。

避免伤害乳房：女性在运动时，要避免外力撞击乳房，否则容易使胸部肌肉、乳房组织受损，影响乳房的正常发育。

补充营养与脂肪：乳房的丰满度以20～25岁最为突出，其主要是乳腺和脂肪。因此，适度地增加胸部的脂肪量，是提高乳房丰挺度最自然健康的方法。产妇不能片面地追求苗条，不要节食、挑食，专吃素菜，不吃鱼、肉、蛋、禽及豆类食物，须知此类食物，能增加少量脂肪，对于保持乳房丰满特别重要，否则，机体营养不良，脂肪缺乏，便会使乳房逐渐萎缩。

体育锻炼：适当的体育锻炼，特别是加强胸肌锻炼，对乳房健美大有帮助，如常做俯卧撑，或每天早上、晚上进行扩胸、深呼吸运动，均有利于胸肌均匀发展，使乳房富有弹性而更趋健美。此外，游泳可利用水对乳房进行按摩，也十分有利于丰乳。

细节33 胸部健美操

- 向前弯腰，背要挺直，双手放在膝上，上身尽量向前，收缩腹部（如图40所示）。
- 双手握成拳头，贴紧身体，屈起双臂成90度，并尽量向上提（如图41所示）。
- 将双臂伸直，向后用力伸展，背部保持平直，然后复原，重复10次（如图42所示）。一旦适应后，每天可做20次。
- 先用右手按摩右侧胸部，直到局部发热为止，再用左手按摩左侧胸部（如图43所示）。
- 站在空气新鲜的地方，双手抱住后脑勺，身体向左右各转90度，连做30次（如图44所示）。

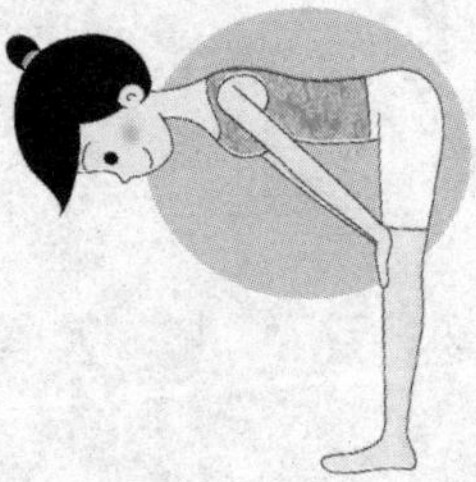

图40

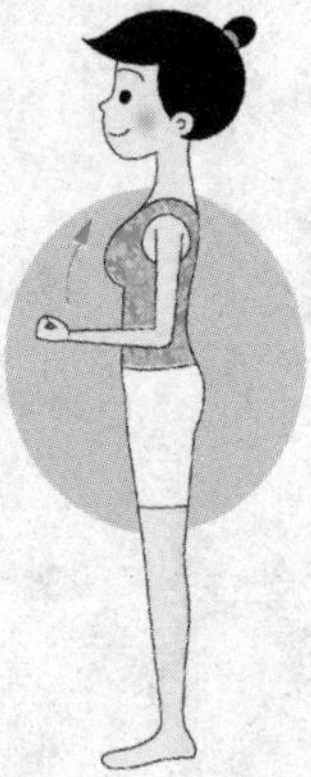

图41

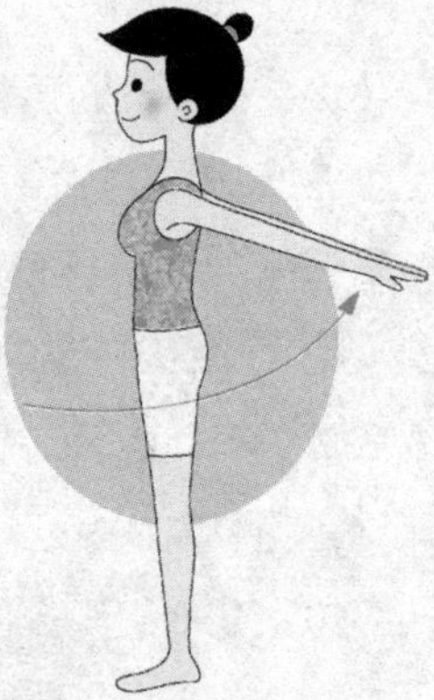

图42

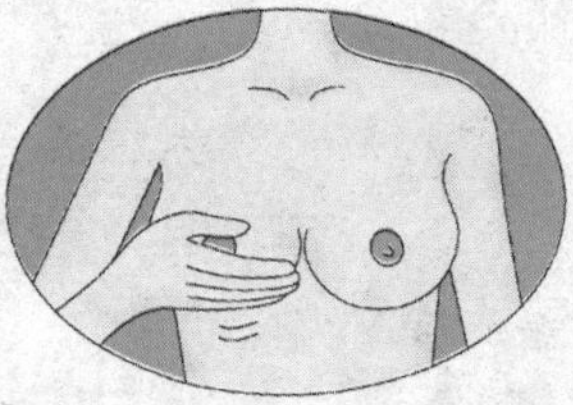

图43

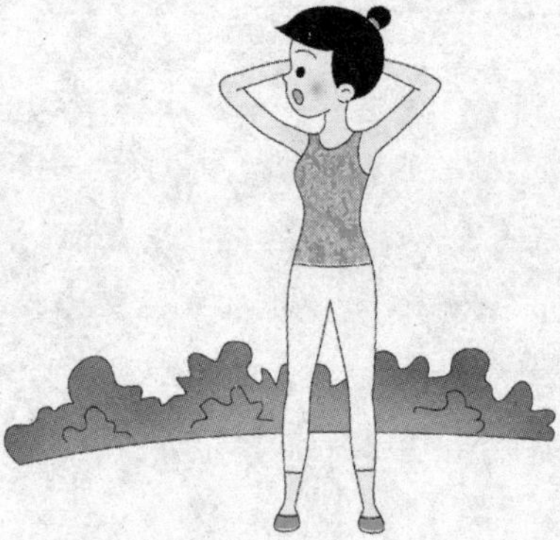

图44

细节34 乳房按摩

按摩可以改善乳房血液循环，减少乳房脂肪堆积，避免停止哺乳后乳房松弛、下垂，促进乳房健美。分娩后是母乳喂养的关键时期，如果产后2～3天即开始乳房按摩，对促进乳汁分泌和防止乳汁淤积具有重要意义。

按摩方法：

（1）每晚入睡前用手掌按顺时针方向按摩乳房双侧，并从乳房基底部向乳头方向搓揉，推动（如图45所示）。

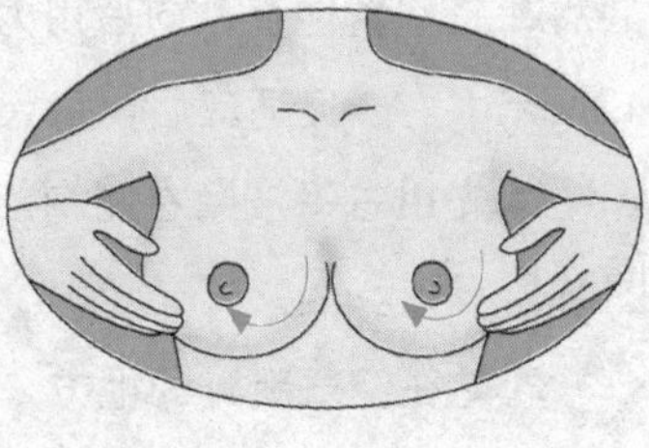

图45

（2）双手握住乳房的基底部，向乳头提拉，或左右上下摇动，然后用左右手掌交叉均匀地揉按双侧乳房（如图46所示）。

（3）双手轻轻握住乳房，用手指沿乳房四周顺时针方向转圈。然后用手指轻轻捏起乳房，向乳头方向拨动，使胸大肌筋膜与乳房基底膜剥离。

（4）用大拇指和食指在乳晕四周挤压，然后捏住乳头做牵拉运动，使乳头与乳颈、乳轮有一定的距离。然后用热毛巾擦敷乳房，除去输乳孔中的乳栓，促进血液循环。

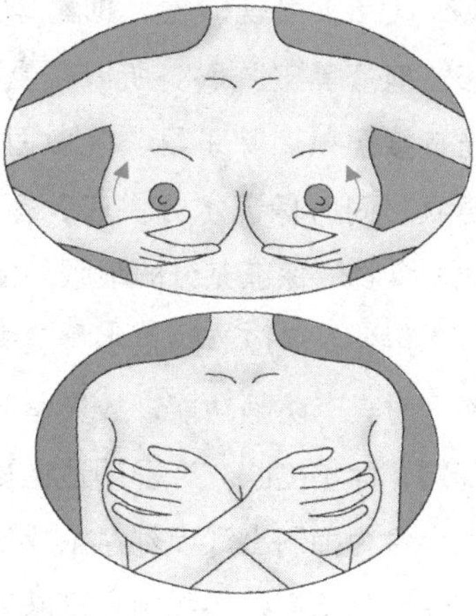

图46

注意：按摩乳房前，应先洗净双手，手法要柔和，不能粗暴，也可以由丈夫帮助按摩，按摩时间可以逐渐增加。

细节35 新妈妈春季皮肤保护

春季气温上升，血液循环顺畅，新陈代谢活跃，汗水、皮脂开始分泌旺盛。但由于季节缘故，皮肤分泌物忽多忽少，很容易患湿疹和皮肤病。产妇一般体质较弱，尤应引起重视。

春季阳光照射较多，故皮肤炎症患者会因接触阳光的时间多，身体抵抗力转强而自然痊愈。清洁皮肤仍然十分重要。脸部在获得清洁后，勿忘拍上爽肤水和适当的面霜做保护。同时定期做补水面膜和清洁面膜，使皮肤保持清爽和洁净。春季虽然紫外线不强，但仍应避免长时间阳光直射，外出应做好防晒工作。与此同时，应多摄取鸡肉、牛肉等动物性蛋白质，以及维生素E和B族维生素，对保养皮肤大有裨益。

细节36 新妈妈夏季皮肤保护

夏季烈日炎炎，汗水剧增，皮肤因紫外线直接照射可产生雀斑和黑斑，使白皙的肌肤变得黝黑。汗水增多，汗水的酸碱度（pH值）由酸性（正常pH值为

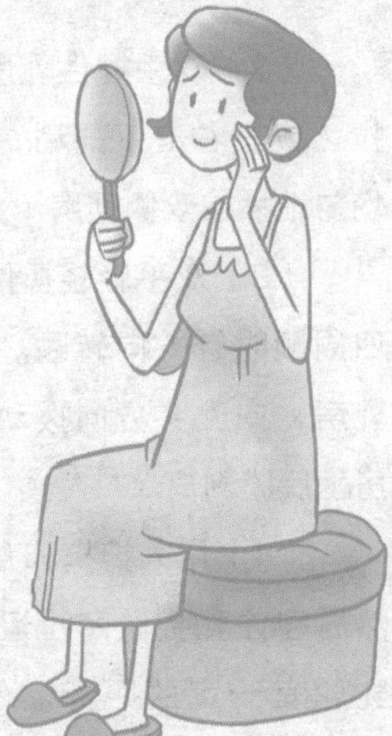

5.5～6.5）呈现碱性，抑菌作用减弱，引发皮炎、斑疹、疱疹等皮肤病。所以，夏季要防暑降温，避免日光直接照射。除了早、晚做面部清洁外，要常洗澡、更衣，同时保证水分供应，多吃些营养丰富及容易消化的食物，保证充分的睡眠和休息。面霜除了有滋润皮肤作用外，还应有防止水分流失的功能。现在许多面霜都同时具有防晒功能，故夏季应照常使用含水分较高的面霜，保护皮肤。产褥期适逢夏季，出汗是难免的。有的女性为抑制出汗而刻意浓妆艳抹，结果汗水因各孔道被化妆品堵塞，而积留在皮肤和化妆品之间，使皮肤受损，且容易感染到婴儿，故夏天要避免浓妆。又因夏天出汗较多，洗温水浴是必需的，沐浴时对腋窝、两腿间、阴部、足部均应仔细清洗。洗完澡后，可用些止汗剂和除臭剂，以消除或减轻汗臭味，保持干燥。

细节37 新妈妈秋季皮肤保护

经过一个夏天，皮肤颜色变深，角质变厚，皮肤会暗淡无光、缺乏弹性。秋季阳光照射皮肤机会减少，已变厚的角质逐渐恢复，多余的角质脱落，很多人误认为皮屑脱落是缺水所致，其实是皮肤自我恢复的表现。秋季到来，为使皮肤尽快恢复，可按摩面部、做面膜或磨砂，这有助于促进血液循环，增强新陈代谢。此外，摄取含维生素A和维生素E多的动物蛋白、豆类及其制品、蔬菜、水果等，有益于加速皮肤的复原。

细节38 新妈妈冬季皮肤保护

秋季是皮肤“休养生息”的最佳时期，刚刚恢复，又要经过寒风凛冽和冰雪冬季的考验。冬季室温下降，北方寒风刺骨，冰雪交加，从而使皮肤毛细血管收缩，以保持体内温度不要流失。但与此同时，输送到皮肤的血液减少，汗腺、皮脂腺功能减弱，分泌减少，皮肤因缺乏滋养而变得粗糙，容易产生皱纹，肌肤异常干燥而缺乏弹性，甚至皲裂。

要注意多穿衣服，保持身体温暖；增加室内温度，保证休息睡眠；脸上涂抹保湿性强的营养霜（略带油性也可），以确保皮肤湿润；手、足甚至全身皮肤，可涂搽适量润肤霜，以防干燥发痒；暴露部位特别是面颊、耳朵和手要保护好以防冻伤；加强体育锻炼，增强全身血液循环，促进皮肤新陈代谢。

细节39 中性皮肤的护理

早晨净面后可用收敛性化妆水，以收紧皮肤，涂上营养霜，再将粉底霜均匀地搽在脸上。晚上净面后，可使用营养化妆水，以保持皮肤处于一种松紧适宜的状态，然后用霜剂或乳液润泽皮肤，使之柔软而富有弹性。中性皮肤的产妇饮食上要注意补充皮肤所必需的维生素和蛋白质，如牛奶、豆制品、蔬菜、水果等。

细节40 干性皮肤的护理

干性皮肤的产妇早晨净面后，宜用收敛性化妆水调整皮肤，再涂以足量的营养霜。晚上净面后，要用足量的乳液、营养化妆水及营养霜。使用成分大致同人类皮肤表层的皮脂膜化妆品，即乳化过的化妆品，然后再逐渐增加其他系列化妆品的使用。干性皮肤的饮食营养调节应适当多吃些牛奶、猪肝、鸡蛋、鱼类、香菇、南瓜等。

细节41 油性皮肤的护理

早上净面后可用收敛化妆水收缩毛孔，然后用清爽的营养霜护肤。晚上净面后加做按摩，以去掉附在毛孔中的污垢，然后用化妆棉蘸收敛性化妆水在脸上扑打，最后涂营养霜以保护皮肤。油性皮肤的饮食护理应避免吃动物脂肪和辛辣食物；不吸烟、不饮酒；多吃水果和蔬菜。

细节42 过敏性皮肤的保养

过敏性皮肤是指对外界多种致敏原非常敏感的皮肤，尤其是对某些化妆品极易引起变态反应，产妇尤为突出。

产后初次使用化妆品，应事先进行适应性试验。先在手背处或耳垂处涂以少量化妆品，如无反应方可使用，否则不应使用。

不要频繁更换化妆品，不用含香料过多及过酸、过碱的护肤品。

用温和的洗面奶洗脸，洗脸水勿过热或过冷。

晨起净面后可选用防晒霜，避免日光伤害皮肤。晚上可用营养化妆水增加皮肤水分。适当外用氧化锌软膏、维生素B霜，以改善皮肤的过敏性。

多吃蔬菜、水果，避免吃鱼、虾、蟹等易引起变态反应的食物。

细节43 产后简单美容按摩

中医认为，经络影响脏腑功能，刺激经络有助于气血正常运行。产妇应经常做面部按摩，刺激神经系统和穴位，可促进血液循环，使面部保持红润光泽。

按摩方法：

（1）用清水净面后用毛巾擦干，涂润肤霜。

（2）双手拇指稍用力按压颌部约1分钟。

（3）食指、中指并拢，从下颌向耳侧方向进行滑动式按摩10次（如图47所示）。

（4）食指稍用力按压耳后凹陷处（相当于翳风穴）1分钟（如图48所示）。

（5）食指附于中指上，从两侧嘴角向两侧耳边滑动按摩10次（如图49所示）。

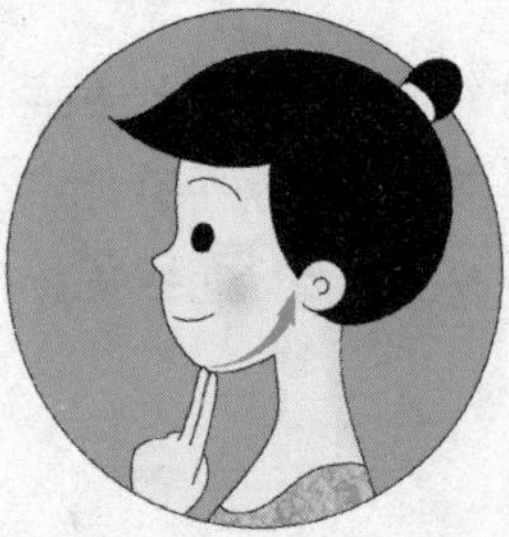

图47

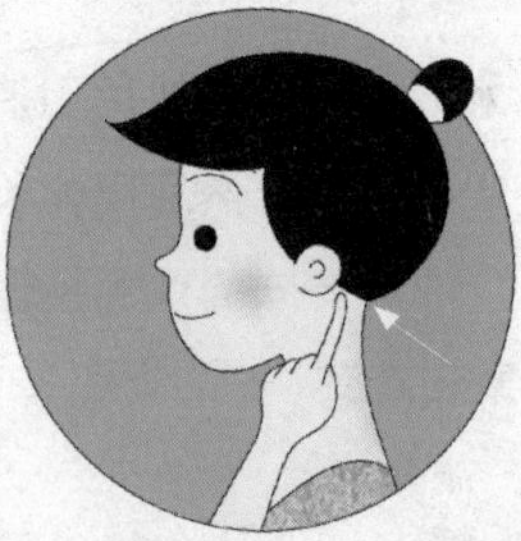

图48

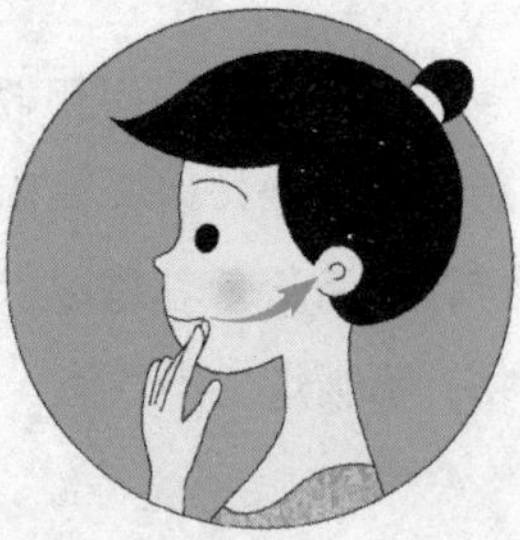

图49

（6）双手食指稍用力按压太阳穴1分钟。

（7）双手食指从鼻部向两耳侧方向进行滑动按摩10次（如图50所示）。

（8）中指、无名指并拢，稍用力按压两侧鼻翼（相当于迎香穴）1分钟（如图51所示）。

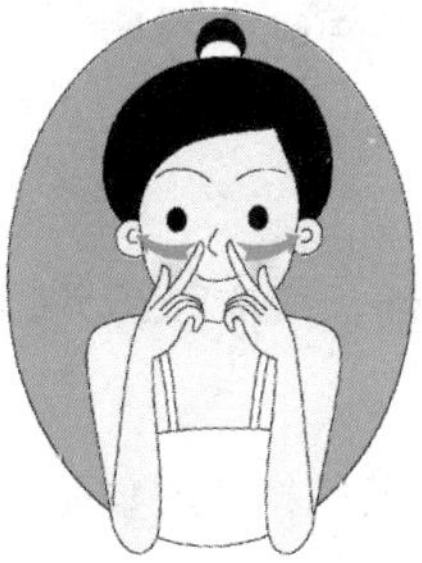

图50

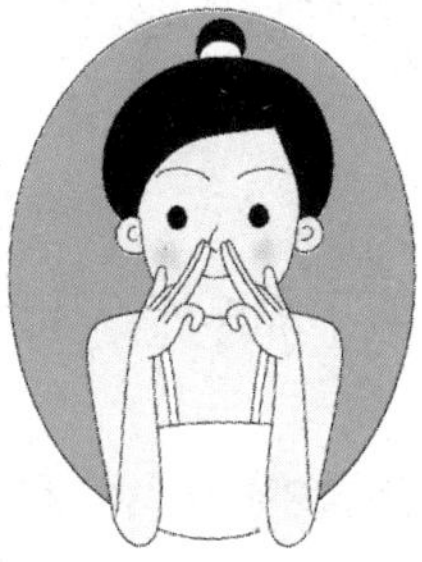

图51

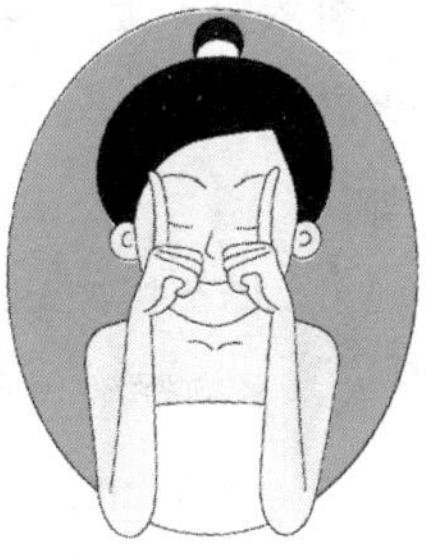

图52

（9）双手食指侧面刮揉两侧眉弓10次（如图52所示）。

按摩洗脸:

（1）用温水将面部清洁后，用掌心将洗面奶揉出泡沫，轻抹于面部。

（2）用中指和无名指指腹按揉，从下颌部向上经口唇周围至鼻部，向左右面颊，再上至前额部（如图53所示）。

（3）中指指腹沿眼尾部向外上方做螺旋式按摩数次。

（4）中指指腹在眼周围做环状轻轻揉按数次。

（5）按摩结束后用温水将面部的洗面奶洗净，再用冷、热水交替敷面，以锻炼面部血管的舒缩功能（如图54所示）。

（6）用柔软的干毛巾将面部水分吸去，将润肤霜均匀地涂抹于面部，以下颌向上至前额为顺序，按揉数次，直到皮肤将油脂充分吸收。

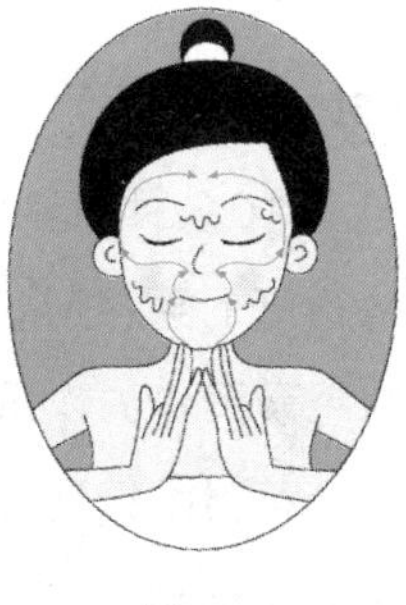

图53

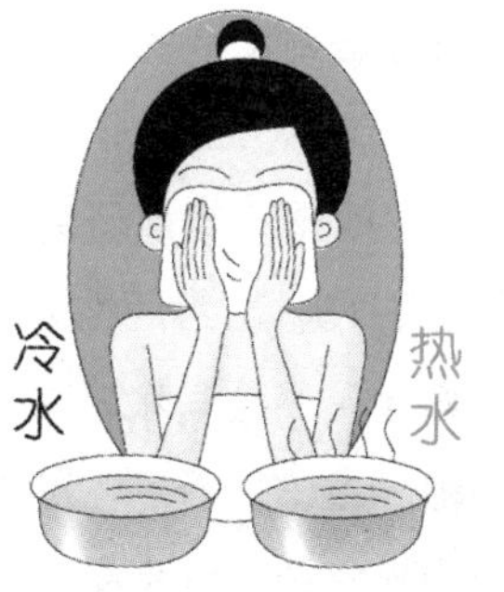

图54

细节44 产后美容食物

“药食同源”、“药疗不如食疗”，这是中医历来的观点。许多食物本身即是药物。同时，“食物养颜”、“食物美容”也具有很多优点，既简单、经济、方便、有效，又无不良反应。女性产后美容，与食物关系紧密。下列食疗方剂，有利于滋养肌肤、乌发、固齿。

外用：

（1）将苹果肉切碎放入牛奶中煮成糊，冷后敷在面部，每次敷20分钟，每周敷1次，具有防皱作用。

（2）蛋清1个，面粉3克，蜂蜜3毫升，共调成糊。洁面后将糊涂敷面部，稍加按摩，5分钟后再涂1次，15分钟后洗去。每周2次，连用5周以上，可使皮肤柔软、白皙。

（3）将西瓜切成小块，直接在脸部反复揉擦5分钟，然后用清水洗去，隔日1次，可使皮肤细腻、白皙。

（4）将1个西红柿挤汁，加入甘油3毫升，混匀搽脸，10分钟后洗去。干性皮肤者可涂点护肤霜。早、晚各1次，可治雀斑。

口服：黑豆50克，煮熟煮软，加入柠檬片后再稍煮，食用。每日或隔日1次，可给保养皮肤打下坚实基础。黑豆能补肾阴，具有滋养肌肤的作用。

其他美容食物：

（1）高钙食品。除了各种维生素和皮肤美容关系密切外，碘、铁、锌、钙，尤其是钙，是美容不可缺少的物质。如果一个人血液中含足够钙量，就能阻止皮肤黑色素的生成，起到美容作用。当今世界化学制品应用极广，人类接触多了，易刺激皮肤产生雀斑、褐斑，有碍美容。钙可以加快此类有毒化学物质的代谢和排泄，从而减轻对皮肤的刺激和变态反应。所以，产妇经常吃些含钙量丰富的食物，如蛋、豆制品、鱼、虾类及海产品，对皮肤大有裨益。

（2）花粉。据国外专家研究分析，花粉中含有10余种氨基酸、14种维生素、11种无机盐、18种天然活性酶，这些物质都是很好的美容剂。目前，人们已将花粉制成美容珍品，具有除皱纹、抗衰老和抑制色素沉着的作用，同时对治疗皮肤过敏、粗糙、雀斑、暗疮、黑斑等有显著功效。花粉不仅适用于产后妇女，而且是男女老少皆宜的一种食品。只要将少量花粉混入鲜奶、果汁、茶叶水等饮料中，就可以供给人们日常生活中必需的营养。

（3）蜂蜜。据专家介绍，将等份鲜葱汁、白花、百合、蜡和蜂蜜用文火加热成膏，擦脸，可减少皮肤皱纹。

细节45 护肤美容验方

外用方：

（1）醋与甘油按5：1比例混合后涂抹皮肤，长期使用会让粗糙的皮肤变得细嫩。

（2）用肥皂水洗净脸，再换清水外加5毫升醋洗1次，然后再用清水洗净，久之皮肤变细嫩。

（3）将10毫升蜂蜜和15克燕麦粉、5毫升玫瑰汁混合后，敷在脸上，可去除脸上的黑斑，并使皮肤光洁。

（4）用1块纱布蘸上茶叶水敷在眼上，或切一片生土豆放在眼上（均闭眼），可去黑眼圈。

（5）抓破的皮肤可用白糖擦，或用姜汁调轻粉擦，或用橄榄核磨水擦，可使愈后不留痕迹。

（6）起床后发现眼睛肿时，可将两个小棉球在冷牛奶中浸透，一只眼上放一个（眼闭上），10分钟后即见成效。

（7）猕猴桃保湿爽肤水：猕猴桃1个，柠檬1个，白醋50毫升，冷开水200毫升。猕猴桃、柠檬洗净去皮，放入榨汁机内榨汁，去渣取汁，放入玻璃器皿中。注入冷开水、白醋，用搅拌棒或搅拌筷将液体搅拌均匀即可。将脸部洗净，用手指或化妆棉蘸取爽肤水轻轻拍打脸部即可。

口服方：

（1）冬瓜子15克，橘皮6克，桃花12克，共研为细末，饭后米汤调服，每日3次，连服1个月，可使脸白而光润。

（2）猕猴桃1个，酸奶1杯，蜂蜜1小匙。猕猴桃洗净，去皮，切小块，放入果汁机中加入酸奶打匀成汁，倒入杯中备用。杯中加入蜂蜜调匀即可饮用。

细节46 促进头发秀美的食谱

头发秀美须饮食营养的多样化，同时要注意多吃些豆类、水果、干果、胡萝卜、葵花子、鱼肝油等食物。这些食物含有丰富的蛋白质、无机盐和维生素，是生发、乌发不可缺少的营养素。一些粗粮、蛋类、牛奶、西红柿、土豆及新鲜蔬菜、水果均可促进头发秀美。

预防脱发食谱

原料：黑豆500克，水1000毫升，盐少许。

做法：用文火煮，以水尽、豆粒泡涨为度，取出放于器皿内晒干，撒盐少许，贮于瓷瓶内。

用法：每次吃6克或稍多些，每日3次。

功效：对早秃、斑秃、脂溢性脱发、产后脱发、病后脱发均有治疗效果。

延缓头发衰老

原料：牛骨头（砸碎）100克，水500毫升。

做法：用文火煮1～2小时，使骨髓中的类黏蛋白和骨胶原溶解于浓汁中，过滤去碎骨，冷却后置入瓷瓶中沉淀。最底层的黏液性物质，即为延缓头发衰老的食物。

用法：每天当作料食用，或涂在馒头、面包上食用。

功效：健发强身。

乌发食谱

原料：黑豆适量。

制作：遵古法炮制，九蒸九晒后置于瓷瓶中。

用法：每次6克，每日2次，口嚼后淡盐水送服。同时，每天吃鸡蛋1个，核桃仁2个。

功效：对防止白发、早年白发、头发枯黄有效。

促进头发秀美的食物

碘能使头发光亮，可以增强甲状腺分泌功能，头发光亮秀美是甲状腺素在起作用。经常食用含碘类食物，如海带、紫菜等海藻类，有助于秀发美丽。此类食物中还含有大量的毛发营养所必需的钙和铁，能促使头发滋润健康。头发的主要成分是半胱氨酸、甲硫丁氨酸，黄豆、芝麻中含量丰富；牛奶、蛋类、大豆类食品中含有硫和优质蛋白；蔬菜、水果中富含维生素。这些食物都是促进头发秀美和生发、乌发、护发的天然保健食物。

产后保健细节同步指南

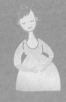

第九章　新生儿的照料

细节1 新生儿出生时的必要处理

新生宝宝刚出生的时候并不可爱，瘦瘦小小的，身上还有羊水和各种异物，脐带也没有剪断，非常邋遢。所以宝宝一出生就要立刻进行各项应急处理，包括异物的清理、剪断脐带以及消毒和洗澡等。处理完毕，宝宝就能干干净净地和妈妈见面了。

剪断脐带

胎儿娩出母体后，首先要将脐带留长剪断。方法是将母体一侧的脐带和新生宝宝的脐带结扎，并在中间处剪断，留长的脐带可在以后的处理中剪断。脐带剪断后要用塑料夹夹起，并进行消毒处理，然后用脱脂棉包好。刚剪下的脐带富有弹性，呈现白色，几天后会变干、变黑，一周后会自动进行脱落。

检查斜颈

仔细观察躺着时的样子，可能会发现宝宝的脖子向一侧歪斜，这种症状称为“斜颈”，是新生儿颈部有肿块所致。在医院里，斜颈儿经过简单的物理治疗就可以恢复正常。父母也可以自己检查新生儿是否斜颈，方法是用手轻轻抚摸宝宝颈部，看看是否存在硬块。

清理异物

胎儿在母腹中生活期间通过脐带吸收氧气和营养物质。在母体内，即使羊水、胎粪等异物进入胎儿肺部也没什么大碍，但胎儿娩出母体后，嘴、气管、食道等处的羊水或异物就会妨碍新生宝宝呼吸，因此，必须立刻清洗干净。具体做法是：用细长的管子将新生宝宝肺部的异物取出，这个过程不是一步就能完成的，在新生宝宝自己能呼吸后仍然要继续进行。把新生送往新生儿室，放低其头部，持续观察几小时，以确保异物全部清除干净。

给新生儿洗澡

应急处理措施完成以后，新生儿会发出第一声啼哭并开始呼吸，这时将他在母腹中沾上的胎脂或娩出产道时沾的血迹擦干净。洗澡后再次给脐带消毒，并用薄被包好。

眼部消毒

大部分新生宝宝都是闭着眼睛来到这个世界的。只要将他们眼皮上的异物清除干净，新生宝宝就能睁开眼睛看这个世界了。新生宝宝出生经产道时，细菌有可能污染眼睛，所以要及时点眼药水。进行眼部清洁时，应用消毒棉球、清洁水从眼内向眼外轻轻擦拭。

检查口腔

用手指掰开婴儿的口，查看其舌头、牙龈、上颌是否形成，口内是否有损伤，是否出现了水泡等异常现象。例如，有的婴儿舌根部位与下腭相贴，若出现这种情况，通过手术可以使之回复正常。

检查头部

由头顶向四周轻轻抚摸，检查新生宝宝头部是否有肿块或其他异常症状以及新生宝宝头部娩出产道过程中头部是否因会阴切开手术而受伤。头部是身体的重要组成部分，及早发现异常是非常重要的。

检查耳朵

用眼睛观察，用手抚摸新生宝宝两侧的耳朵查看是否有异常，如耳道是否通畅、耳郭形状有无异常等。

检查股关节

用手撑开新生宝宝的两腿，查看两腿长度是否一致及撑开后的腿形是否正常。若股关节发生脱臼，两腿长度就会出现差异，张开的腿形也会很不自然。

检查肛门

排泄是新生宝宝出生后不久就能进行的一种新陈代谢的形式。用手轻轻插入新生宝宝的肛门部位即可查看其肛门是否通畅。若肛门出现异常，

专家提示

新生宝宝一出生就要在医院进行一次详细的全面身体检查，包括身体异常检查、健康状况检查、口腔内检查、头部检查等。项目虽然多，但对宝宝今后的健康成长是很有必要的。在检查中若发现有异常情况可及时做出处理，避免以后因为治疗不及时而留下遗憾。

应立即通过手术进行处理。排泄与健康紧密相连，因此要仔细检查。

检查生殖器

检查生殖器发育是否正常是检查步骤中的重要一环。如果是男孩，就要检查阴囊，用眼睛查看左右两侧大小是否有差异，若差别较大就是异常；如果是女孩，则要检查大阴唇和小阴唇是否协调。

细节2 新生儿的生理特征

新生儿从出生剪断脐带后瞬间，就开始了独立生命活动。新生儿有哪些重要的生理特点呢?

体重和身长：新生儿出生体重平均3200克左右。只要在2500克以上的都属于正常，低于2500克的为低体重出生儿，高于4000克的为巨大儿。出生后3～4天内由于排泄大小便，以及身体表面水分的蒸发，体重可减轻200～300克，这是暂时性下降，大约1周左右可恢复。

我国足月新生儿的标准身长为50厘米左右。这是平均值，具体到每个新生儿都会有个体差异。

头围和胸围：一般头围约31～35厘米左右，胸围比头围少1厘米左右。出生后6个月前后，头围和胸围大致相同。一过周岁，胸围会超过头围。头围比胸围少的太多是小头畸形。相反，头围比胸围大的太多是胸积水。有这种异常情况时，应去儿科检查一下。

呼吸和脉搏：新生儿在出生10～12小时左右，从胸式呼吸变为腹式呼吸。开始时不大会呼吸，呼吸没有规律，以后逐渐地稳定下来，呼吸次数每分钟30～50次左右。脉搏也没有规律，一会儿快，一会儿慢，每分钟大约为120次左右；刚哭完和刚吃完奶，或发生呼吸障碍，脉搏数会增加。

测量呼吸数和测量体温一样，要在安静时，把手放在新生儿腹部上，以上下起伏一回为一次。如果1分钟的呼吸在60次以上或30次以下的，需要医生检查治疗。

体温：胎儿出生时体温在37℃～38℃，生后不久即开始下降，2～3天内回到36℃左右。新生儿还不能很好地调节体温，因此要用衣服、被子、室温等调节，应经常保持在37℃左右。特别要注意酷夏的室温和冬季的寒风。

皮肤：刚出生的婴儿，身体软乎乎的，呈浅玫瑰色。关节的屈曲部、臀部被胎脂（脂肪）覆盖着。出生3～4天婴儿的皮肤开始“落屑”，即全身的皮肤变得干燥，零零散散地剥落下来。这是由于此前一直生活在羊水中的婴儿皮肤开始干燥、表皮脱落的缘故。一周左右可以自然干净，不能硬往下揭。此后皮肤逐渐柔软光润，呈现粉红色了。

大便：出生后12～24小时内排出的大便为胎粪，暗绿色、黏稠、无臭味。出生后3～4天大便变为黄色，泥状，以后排出的大便具有母乳喂养所特有的甜酸臭味。大便的次数，一般一天三、四次左右。人工喂养的新生儿大便稍干些，次数也少些，母乳喂养的新生儿大便稍稀。

睡眠：新生儿期一般一天睡15～20小时，以后睡眠时间渐渐缩短。睡眠时间的长短有个体差异。睡眠对新生儿很重要，要充分注意室温和寝具，创造一个温馨舒适的睡眠环境。

脐带脱落：新生儿的脐带，在出生后一周左右即可脱落。但是，脱落后一周左右要用酒精消毒，包上干净的药布。脱落后不干燥，总是湿的或者有出血、化脓现象时，应请医生诊治。暂时性的有少量褐色液体流出时，不必担心，要用酒精消毒，注意保持洁净。

免疫：刚出生的婴儿，因为体内尚留有自母体得到的少量抗体，所以不易受疾病传染，然而这种先天性的抗体，尚无法抵抗结核病、百日咳、水痘等病原体，因此必须严密防护。

乳腺和性器官：出生后数日内可有乳腺肿大（不论男孩女孩），如蚕豆或鸽蛋大小，2～3周后消退，此属生理现象，切忌挤压。有些女婴出生数日，阴道有少量流血，1～2天自然停止，此系母体雄性激素影响突然中断所致，又称“假月经”，不需特殊处理。

细节3 新生儿特殊的生理状况

刚降生的宝宝，会表现出一些奇怪的生理现象。只要父母了解其中原因，并能适当注意，宝宝一定会变得正常起来。

肤色变化频繁

新生宝宝的血管伸缩功能和末梢循环尚不健全，因此肤色的变化非常频繁。天冷时手脚会稍稍有点发紫，而哭泣时则会满脸通红，有时甚至会因为睡眠姿势的关系，身体两侧或下半身会出现不同的肤色变化，这些都属于正常的生理现象。若新生宝宝出生后2~3天皮肤变黄，但过7~10天后黄色逐渐消退，则为生理性黄疸，父母不用太过担心。如果宝宝出生后24小时内出现皮肤发黄，且体重迅速增加，则可能是病理性黄疸，需要送医院就诊。

脱皮

几乎所有的新生宝宝都会出现脱皮的现象，无论是轻微的皮屑，还是像蛇一样脱皮，只要宝宝饮食、睡眠都没有问题均属正常现象。脱皮是因为新生儿皮肤最上层的角质层发育不完全，容易脱落所致。此外，新生儿连接表皮和真皮的基底膜并不发达，使表皮和真皮的连接不够紧密，造成表皮脱落的机会增多。

这种脱皮的现象全身各部位都有可能出现，但以四肢、耳后较为明显，只要于洗澡时使其自然脱落即可，无须特意采取保护措施或者强行将脱皮撕下。如果脱皮伴有红肿或水泡等其他症状，则可能为病征，需要就诊。

打喷嚏

新生宝宝偶尔打喷嚏并不是因为感冒，而是因为他鼻腔血液的运行较旺盛，鼻腔小且短，若有外界微小物质，如棉絮、绒毛或尘埃等附着在鼻腔，便会刺激到鼻腔粘膜而引起打喷嚏，这也可以说是宝宝代替用手自行清理鼻腔的一种方式。需要注意的是，宝宝突然遇到冷空气也会打喷嚏，除非宝宝流鼻涕，否则父母不用担心，也不要随意给宝宝吃感冒药。

惊跳

新生宝宝在入睡之后局部的肌肉常会有抽动的现象，尤其是手指或脚趾会轻轻的颤动，或是受到轻微的刺激，如强光、声音或震动等，会表现为双手向上张开，很快又收回，有时还会突然啼哭，这是由于新生宝宝神经系统发育不成熟所致。此时，父母只要用手轻轻按住宝宝身体的任何一个部位，就可以使他安静下来。

下巴抖动

由于新生宝宝的神经系统尚未发育完全，所以抑制功能较差，常有下巴不自觉抖动的情况，父母不必过于担心。但如果是在寒冷的季节，父母则需要注意宝宝的下巴抖动是否因为保暖不足所致。另外，若伴随有其他症状，则可能是病征之一。

马牙

新生儿的齿龈边缘或在上颚中线附近，常会有一点一点的乳白色颗粒，表面光滑，数量不一，少则可能1~2粒，多则可能数十粒，这是当胚胎发育到6周时，口腔黏膜上皮细胞开始增厚形成的牙板，牙板是牙齿发育最原始的组织。在牙板上细胞继续增生，每隔一段距离形成一个牙蕾并发育成牙胚，以便将来能够形成牙齿。当牙胚发育到一定阶段就会破碎、断裂并被推到牙床的表面，即我们俗称的“马牙”。一般在两周左右会自行吸收，父母不要用针去挑或用布擦，以免损伤黏膜，引起感染。

乳房增大

女性怀孕时体内雌激素与催乳素等含量逐渐增多，到分娩前达到最高峰。这些激素的功能在于促进母体的乳腺发育和乳汁分泌，而胎儿在母体内也受到这些激素的影响，因此，不论男宝宝或女宝宝出生时胸部都会稍微突起，有些甚至会分泌少许乳汁，俗称“新生儿乳”。这些都属于正常现象，不需要任何治疗。在胎儿离开母体后，来自母体激素的刺激消失，胸部也会自然平坦。父母千万不要刻意去挤压宝宝的乳头，以免引起感染。

斜视的眼睛

刚出生的婴儿，由于在产道中受过挤压，所以眼睑会有些浮肿，一般在2～3天就会消失。有的父母会发现，婴儿总是斜着眼睛看东西，这其实是“生理性远视”造成的，通常在2～4周以后就可恢复正常，新生儿父母不必紧张。此时的婴儿，超过20厘米外的东西是无法看清的，而到一个月后，视力就能基本正常了。如果3个月后，婴儿仍旧斜视，应及时带他去医院就诊。

短暂的窒息

刚出生的婴儿呼吸的唯一通道是鼻子，虽然较高位置的喉头保证了吸奶时不会意外地呛着，但也造成了他无法用嘴呼吸的生理特点。此外，由于婴儿的肺部还没有发育成熟，有时会有10秒钟左右的“窒息”。不过，6个月后就会恢复正常。婴儿睡觉时，不要捂住他的鼻子；鼻孔堵塞时，应及时疏通，不然会引发窒息危险。

分叉的舌头

有时婴儿的小舌头伸出来，舌尖看起来像是要从中间分叉了一样，大约在1

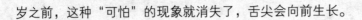

岁之前，这种“可怕”的现象就消失了，舌尖会向前生长。

弯曲的手脚

刚出生的婴儿手脚看起来有些弯曲，甚至有些足内翻或弓型腿，这是因为婴儿在妈妈的肚子里弯曲的时间太久，两个月后就会舒展开来的。看见婴儿的平足也不必慌张，4到6岁左右就会发育完全的。

软软的耳朵

刚出生时的婴儿耳朵很软，有时甚至可以折到不可思议的角度，这是因为婴儿耳朵中的软骨发育还未成熟的缘故，一般几周后就会逐渐变硬。婴儿的听觉大约在2～7天就能发挥作用了。

育儿小百科：“螳螂嘴”、“板牙”及“马牙”不必处理

新生儿两侧颊黏膜下的脂肪垫比较明显，而脂肪垫在婴儿吸吮时非常有用，可以造成口腔内的负压，使乳汁流出。脂肪垫的外形与螳螂的腹部相似，因此叫做“螳螂嘴”。新生儿口腔齿龈黏膜上常常可以看到一粒粒淡黄色、针尖大小的颗粒，这是堆积的黏膜上皮细胞，俗称为“马牙”。有时齿龈上还可见到白色的小斑块，通常称为“板牙”，实际上是齿龈黏膜下黏液腺内黏液积聚而成。民间有用针挑“螳螂嘴”、“马牙”、“板牙”的习惯，这种做法容易引起细菌感染。新生儿父母要注意这些均为正常现象，不必处理。

细节4 新生儿期经常出现的问题之一：出生体重低

婴儿出生体重低主要原因有早产和怀孕期间胎儿在子宫内发育不良两种情况。

疾病因素：如母亲在怀孕期间患感染性疾病、营养不良等慢性疾病及妊娠高血压综合征，外伤或者手术，情绪波动等。

子宫与胎儿的因素：子宫畸形、子宫肌瘤、胎盘异常、胎儿宫内缺氧、多胎妊娠、贫血和羊水过多等。

其他因素：胎儿宫内感染，如风疹病毒、疱疹病毒或巨细胞病毒等；染色体异常，如先天愚型、猫叫综合征等；先天畸形；母亲嗜烟酒等诸多因素。

出生体重过低，如体重在2000克以下或为早产儿很容易导致死亡，死亡原因多由于呼吸障碍、缺氧明显、颅内出血、肺炎及其他感染性败血症等。早产儿的智能发育可能会在生后1～2年间略落后于足月儿，到2～3岁基本与同龄儿相同。

出生体重低的婴儿和早产儿最大的危害就是容易残留后遗症，如脑瘫、癫痫、轻微脑功能障碍（多动症）、视力异常和听力异常等。因此，对于出生低体重儿和早产儿需要更加细心的呵护和培养，定期到儿童保健门诊接受医生检查，进行早期干预治疗，相信每一位低体重儿和早产儿一定会和其他同龄足月儿一样聪明可爱，健康成长。

细节5 新生儿期经常出现的问题之二：早产儿

早产儿顾名思义就是比预产期提前出生的婴儿，临床上通常将胎龄小于37周的婴儿称为早产儿。早产儿的体重一般多在1000～2500克之间。早产儿各组织器官发育不成熟，机体功能尚不完善，生活能力差，免疫力低下，在分娩过程中容易出现异常，娩出后极易合并呼吸系统疾病和感染性疾病等，死亡率很高。即使存活有时也可能留有脑瘫、智力低下、学习障碍等后遗症。因此，怀孕后的妇女应该定期做产前检查，预防早产。如果不可避免产下了早产儿，就应该努力了解早产儿的特点，加强早产儿护理，预防疾病的发生。同时，还要与儿科医生联系，定期做儿科门诊随访检查，加强智能和体能的训练。

早产儿与成熟儿的区别

（1）体重轻：早产儿与成熟儿体格发育和外貌差异很大。早产儿胎龄越低，体重越轻，最轻可低于1000克。

（2）抗病能力弱：抗病能力较成熟儿弱，容易合并感染性疾病。早产儿体内免疫抗体数量非常少，对各种外来感染的侵袭缺乏抵抗能力，即使轻微的感染也可酿成严重的败血症而导致死亡。

（3）易患呼吸系统疾病：早产儿易并发呼吸系统疾病，死亡率极高。由于呼吸中枢不成熟，常常会出现呼吸不规则或一过性呼吸停止，导致身体组织缺氧。肺部组织发育差，缺乏必要的生物活性物质，引起严重的呼吸困难和缺氧，最终死亡，死亡率达50%以上。

（4）脑组织容易受损伤：早产儿脑组织发育不成熟，对外来的刺激完全没有调节能力，极易形成脑组织的损害，严重者会导致死亡，存活者也多留有脑瘫、学习障碍、癫痫、智力低下等后遗症，造成终身残疾。

（5）生长发育快：早产儿生长发育较成熟儿明显增快。尤其是早产儿体重增长速度快于成熟儿，成熟儿1岁时体重可达出生时的3倍，而1500～2000克的早产儿1岁时的体重就可达到出生时的5.5倍。因而容易患早产儿贫血、佝偻病等营养性疾病。

细节6 新生儿期经常出现的问题之三：生后窒息

生后窒息是指婴儿娩出后不能立即发出哭声，皮肤青紫，没有呼吸，心跳减慢或者没有心跳，肢体发软等一系列病症。大多数的婴儿窒息是因为羊水或者婴儿肺部分泌物堵塞了咽喉部和支气管，引起呼吸障碍，导致大脑缺氧所致。还有一部分是因为脐带异常，如脐带打结、脐带扭转、脐带绕颈等影响了给胎儿的氧气输送而造成窒息。

新生儿窒息程度越重，危险性就越大，后遗症发生率就越高。新生儿窒息评定有固定的标准，临床上叫阿普加评分，通过心跳、呼吸、肌张力、反应情况和皮肤颜色5项来综合评估。总共10分，8～10分为正常，4～7分为轻度窒息，0～3分为重度窒息。分数越低，窒息越重，说明缺氧越厉害，后遗症发生的可能性就越高。

新生儿窒息的并发症比较多，如缺血缺氧性脑病、颅内出血、感染、低血糖及低钙血症等，后遗症主要有脑瘫、脑发育迟缓、学习障碍和癫痫等。另外，国外资料显示，有窒息史的婴儿长大以后出现性格异常的概率明显高于正常出生婴儿。

细节7 新生儿期经常出现的问题之四：头部肿物

头部肿物有两种：①产瘤。这是由于胎儿在分娩过程中由于产道的挤压导致头部皮下的淤血。从表面上看，单侧或者双侧头部肿胀，没有边界感。一般1～2

天就可以吸收，无需治疗。②头颅血肿。胎儿头部在经过产道挤压时，引起头皮下血管破裂，导致颅骨和骨膜下出血。出生后即可触及，1～2个月自行消失。有时合并严重黄疸。一般小血肿可以自行吸收，过大的血肿需要到医院处理，以防止严重的黄疸造成脑后遗症。

细节8 新生儿期经常出现的问题之五：生理性黄疸

生理性黄疸是新生儿普遍出现的一种生理现象，一般出现在出生后2～3天，最迟可到第5天出现，皮肤黄染从脸部开始，逐渐波及胸、腹及四肢上端，呈浅黄色，皮肤红润、有光泽，一般在出生7～14日后即可自然消失。若早产儿生理性黄疸更加深一些，消退时间亦可能更长，需要7～21日。

生理性黄疸特点是皮肤黄染比较浅淡，通常只出现在脸、躯干及四肢上端，不累积巩膜。如果皮肤黄染24小时之内出现，或皮肤颜色比较深，或呈黄绿色，四肢下端及手、足心皮肤均有黄染，而且巩膜也有黄染，说明黄疸已经超过了生理性黄疸的范围，应及时到医院诊治。

生理性黄疸不需治疗，提早开奶及频繁喂奶可使黄疸程度减轻及消退加快。

有一些合并有疾病或血型不合的新生儿发生黄疸时需要严密观察，如出现窒息、缺氧、严重感染、ABO血型或Rh血型不合者应及时到医院就医，以免延误治疗。

生理性黄疸无须治疗即可自愈。但当皮肤的黄疸已经超过了生理性黄疸的范围，就变成了病理性黄疸，医院测定血清胆红素多高于205.2毫摩尔/升。一些危重病儿可能高于342毫摩尔/升。

血液中的胆红素非常容易与富含脑磷脂的脑组织相结合，干扰神经细胞的正常代谢，对脑细胞产生不可逆的毒性作用。轻者产生轻微脑功能失调，体格发育迟缓，牙齿发育不良；重者可能出现严重的神经系统症状，如脑性瘫痪，智力障碍，语言、行为、识别能力紊乱及学习障碍等。

细节9 新生儿期经常出现的问题之六：母乳性黄疸

母乳性黄疸是由于母乳喂养而导致的新生儿皮肤出现黄染。母乳性黄疸儿有以下几个特点：

（1）皮肤黄染颜色呈淡黄色，皮肤色泽好，面色红润。

（2）出生3～7日，皮肤黄染不减轻。

（3）出生3～7日黄疸减退后又加重。

（4）大约在生后2周时皮肤黄染开始减轻，但黄疸减退缓慢，有的婴儿可持续30～90日。

（5）如果停喂母乳改换人工喂养2～3日，皮肤黄染明显减轻，如果再继续喂母乳，皮肤黄染又会略有加重。

（6）新生儿除黄疸之外一般情况好，无贫血及溶血表现。无感染等病史。

专家提示

正确对待母乳黄疸

许多家长一听说自己的孩子患母乳性黄疸，就担心会对孩子有什么影响，其实这些担心都是多余的。目前，国内外的诸多临床观察中尚未见到一例因母乳性黄疸而导致死亡或遗留有后遗症，有专家建议将母乳性黄疸不归入疾病类之中，而当作一种特殊的生理状态来对待。因此，如果怀疑为母乳性黄疸，皮肤黄染明显时可暂停母乳喂养2～3日，待黄疸减轻一些再恢复母乳喂养。如果皮肤黄染不明显可继续母乳喂养观察至2～3个月，如果3个月之后黄疸仍不消失，则应到医院做相应检查。

细节10 新生儿期经常出现的问题之七：过分哭闹与安静

婴儿出生后最重要的表达方式就是啼哭。啼哭对婴儿是有好处的，首先啼哭对孩子来说是一种全身的运动，啼哭时孩子往往要四肢舞动、躯干晃动，同时还能增加肺活量，加强呼吸功能。一些家长生怕宝宝大声哭闹，只要一哭就赶快将孩子抱起，其实没有必要，孩子啼哭是向父母表达意愿的一种方式。孩子感到饥饿、口渴、困倦、排尿、排便、寒冷、燥热、寂寞的时候都会用哭声表达，这些都属于生理性表现，只要护理得当，婴儿大多会很快安静下来。

如果孩子有病，如发热、腹泻、胆红素脑病等，身体感到不舒服的时候，往往哭闹很难阻止，只有当疾病痊愈以后，孩子才会恢复正常。

这里需要提到的一点是，这种过分长时间哭闹与小婴儿定时定点哭闹是不同的。经常碰到家长问这样的问题，“我的孩子很奇怪，每天总是定时定点哭闹，怎么哄也不行，哭闹一段时间后，不知怎的自己也就好了”。有的家长因宝宝哭闹不止急急忙忙抱孩子上医院，可孩子一坐上车就安静了，到医院时已经睡得非常香甜，叫都叫不醒。其实，孩子这种定时定点哭闹，完全可以看作是一种正常的生理现象。

细节11 新生儿先天性疾病的筛查

在医院出生的新生儿都要做足跟血检查。很多家长不明白这是为什么？其实足跟血的检查主要是为了筛查能够引起小儿智力障碍的某些先天性疾病。从20世纪80年代起，国际上就能同时筛查出多种疾病。目前，我国主要筛查两种疾病，即苯丙酮尿症和先天性甲状腺功能减低症（俗称“呆小症”）。

（1）苯丙酮尿症：苯丙酮尿症是一种先天性氨基酸代谢异常性疾病。刚出生时外貌正常，到3～6月时渐渐出现智力发育不全的表现。因症状不典型，家长往往到1岁以后才发现自己的孩子比别的孩子发育差，而这时孩子早已过了治疗的最佳时期，再经努力也无济于事，孩子越大智力障碍越明显，存活的儿童基本没有生活自理能力。导致大脑损害的主要原因是体内的苯丙氨酸浓度过高，进入到脑组织，引起神经系统损害。苯丙氨酸在牛奶及肉类、鸡蛋类食品中浓度很高，如果出生后尽早做筛查，早期诊断本病就可以严格限制苯丙氨酸食品的摄入，如哺喂低苯丙氨酸奶粉，添加辅食时以淀粉类、蔬菜和水果为主，就可以减少体内苯丙氨酸含量。治疗及时，方法得当，孩子完全可以发育成为正常人。

（2）甲状腺功能减低症（呆小症）：这是由于甲状腺激素缺乏引起的疾病。1岁以内症状不典型，往往到行走时才发现智力落后于正常婴幼儿。随年龄增长逐渐出现智力低下、学习成绩差和身材矮小。如果出生后能够早期发现、早期治疗，小儿发育完全可以达到正常水平。

细节12 出生后要接种卡介苗

卡介苗是由减毒活牛分枝杆菌制成的疫苗，接种后预防结核病，是国家计划免疫内的疫苗。

接种时间和方法：出生后48～72小时内要进行卡介苗的接种，接种部位在左上臂三角肌下端的皮内。

接种后的反应：接种后局部出现一个白色的小疤，大约10分钟后消退，留下一些痕迹，几天后消失。3～4周后，接种处的皮肤又出现黄豆大小、暗红色的突起，摸上去有硬块的感觉。随后，硬块的中央部位软化，形成一个小脓疤。脓疤可能自行吸收，也可能破裂，流出少量脓液，形成溃疡，2～3周后逐渐结痂，留下一个略凹的小疤痕。同时，左侧腋下的淋巴结肿大，直径一般不超过1厘米。以上都是接种卡介苗后的正常反应，除了有馈疡时涂1%甲紫外，不必处理。注意，洗澡时不要让水沾湿溃疡处。

如果溃疡3～4周后仍不结痂或左腋下淋巴结直径超过1厘米，皮肤表面发热、发红，则须到结核病防治所进行恰当的处理。

接种禁忌：早产儿、难产儿、明显的先天畸形儿、出生体重在2500克以下的新生儿，以及正在发热、腹泻及患有严重皮肤病的婴儿暂时不能接种卡介苗。

卡介苗初次接种3个月后，应去结核病防治所进行结核菌素试验。如果试验结果是阴性反应，说明卡介苗没有接种成功，体内没有产生抗结核杆菌的抗体，应该重新接种。因此，接种卡介苗后的2～3个月内，孩子不能与结核病患者接触。即使接种成功，体内产生的免疫力也是相对的，不一定能抵御反复的、大量的、毒力强的结核杆菌，因此也要远离结核病患者。

细节13 出生后要接种乙型肝炎疫苗

乙型肝炎疫苗（以下简称乙肝疫苗）是国家计划免疫规定接种的疫苗，预防乙型肝炎（以下简称乙肝）。

乙肝是由乙肝病毒引起的胃肠道传染病。儿童乙肝的传播方式有母婴传播（母亲感染乙肝病毒，通过胎盘、产道及出生后的密切生活接触而使孩子感染）、注射和输血。

接种时间和方法：新生儿出生后24小时内应接种第1针乙肝疫苗，间隔1个月接种第2针，第1针接种后6个月接种第3针。注射部位为上臂三角肌，肌内注射。

接种后的反应：接种乙肝疫苗后的不良反应轻微，极少数婴儿有发热及注射部位的轻微红肿、疼痛，这些反应多在接种后2～3天自然消失。

接种禁忌：在新生儿时期，有发热、严重湿疹、严重脏器畸形的婴儿及体重低于2500克的早产儿均不能接种乙肝疫苗。

新生儿期以后，患有发热、严重的皮肤病、严重的器质性疾病（如心脏病、急慢性肾炎、肝病等）及有过敏病史的婴儿不能接种乙肝疫苗。

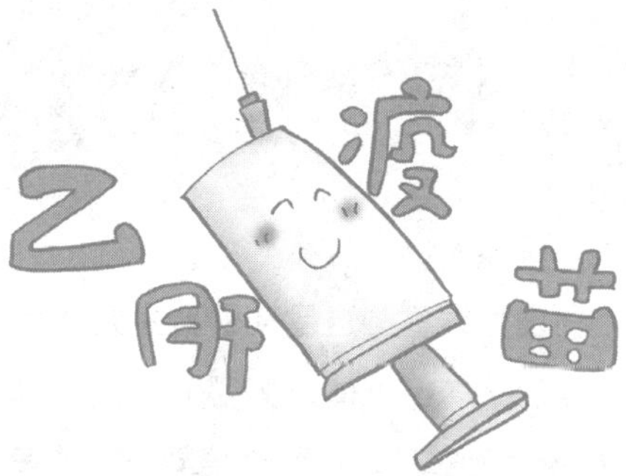

细节14 胎记

胎记又称儿斑，是局部皮肤特殊的色素细胞沉着引起的。胎记多见于新生儿的臀部、背部及骶尾部，多为蓝绿色，大小不一。随着年龄的增长，到2岁左右，这些特殊的色素细胞减少，胎记也逐渐消失，皮肤上不留任何痕迹。

细节15 新生儿的发育特点

刚出生的新生儿浑身沾满了黄白色的胎脂，呼吸不均匀，经擦拭后可见略显青紫的皮肤，经过1～2天机体自身的调节和与外界空气的接触之后皮肤转变为粉红色。婴儿皮肤表层很薄，但皮下脂肪丰富，因而皮肤显得娇嫩、柔软和富有弹性，容易受到损伤而感染。

新生儿头比较大，头长为身长的1/4左右。刚出生时头部因分娩时受到产道的挤压，会出现头顶部的肿胀（血肿或产瘤）。在头顶部可摸到一块没有骨头的区域，称之为囟门，这是由于该处的头颅骨尚未连接到一起所致。有的婴儿鼻尖部可见黄白色小点状物，是由于皮脂分泌过多而堆积所致。眼球很少转动，呈定视状，眉毛较稀疏。

胸廓比较窄小，呈圆柱形，不论男婴还是女婴，刚出生时两侧乳腺都显得有些肿胀，有些婴儿还会流出少许白色乳汁样液体，不必处理，几天后自行消失。腹部比较膨隆，脐带部有残端断痕，有时会有很少量的渗血，均属正常现象。

男婴的睾丸大小不等，表面有皱褶，阴囊内可摸到睾丸时表明睾丸已降至阴囊，有时候睾丸停留在腹股沟区或者根本摸不到，这时就需要定期到医院检查，以免延误治疗。女婴大阴唇发育良好，能覆盖小阴唇及阴蒂，可有少许分泌物流出。

细节16 新生儿体格发育的主要指标

体重

出生体重：这是反映新生儿体格和营养发育的主要指标。最近全国调查结果显示，平均出生体重男婴为3.3±0.4千克，女婴为3.2±0.4千克，与世界卫生组织的参考值基本一致。体重小于2.5千克者可能是由于胎龄不够、早产所致，或由于怀孕期间疾病引起宫内发育迟缓，导致胎儿营养不良；体重大于4.0千克属于巨大儿，多系母亲患有糖尿病，或者因怀孕期母亲饮食过度导致宝宝发育过快引起宝宝肥胖所致。

体重增长速度：出生第1个月体重增长很快，平均为800~1000克（0.8~1.0千克）；出生后前3个月平均每月增长700~800克，平均每天增长20~30克。如果体重增长接近此数值，说明孩子喂养充足，营养合适。如果体重增长过慢或不增长，排除患病因素外，多数是由于喂养不足或腹泻所致。新生儿体重测量多选用电子秤，比较准确方便，或者选用婴儿磅秤，测试时尽量脱掉外衣，只穿内衣及带尿布。

身高

身高是反映骨骼发育的重要指标。出生时平均身高为50厘米，6个月时达65厘米，平均每月增长2.5厘米。新生儿测量时应用标准量桌或携带式量板，测量卧位时头顶到足底的身体长度。

头围

头围是反映大脑和颅骨的发育程度。因胎儿时期脑发育较快，故出生时头围较大，可达33~34厘米，1岁时达46厘米，2岁时达48厘米。头围测量值2岁以内最有临床意义。头围过小提示脑发育不良，头围过大提示脑积水。

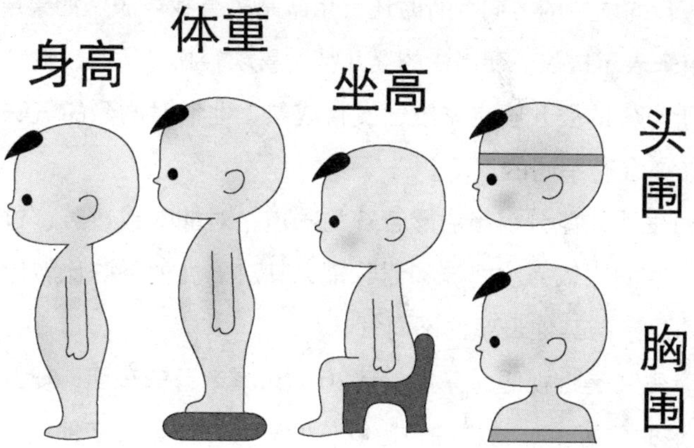

细节17 新生儿的神经反射

对刚出生不久的宝宝给予一定的刺激后，出现一些反射性动作，医学上称之为原始反射，这些原始反射一般持续3～4个月后自行消失。

（1）吸吮反射：嘴唇接触到乳头或奶嘴时，自动张开嘴进行吸吮。

（2）觅食反射：用手指或奶嘴等物轻轻接触宝宝面颊，宝宝会自动转向同侧面颊，并张口寻找。

（3）握持反射：当手掌部接触到某件东西时会自动握紧，不易松开。

（4）拥抱反射：突然巨大的声响后，双手张开，呈拥抱状。

（5）踏步反射：抱起宝宝让其站立时，反射性地向前迈出1～2步。

以上这些神经反射对判定新生儿神经系统是否正常非常有用。这些反射在出生后3～4个月逐渐消失，如果出生后4个月仍未消失可视为异常，应及时到医院诊治。

细节18 新生儿的感知能力

有些人以为新出生的婴儿似乎只知道吃和睡，其实不然，新生儿从一降生已经具备感知和认识外界的能力。

听觉：新生儿出生时，由于耳朵的鼓室没有空气和有羊水潴留的原因，听力稍差。但在出生后3～7天听力就已经发育得很好了。如果在他们的耳边轻声呼唤，小家伙会把头转向发声的方向，有时还会用眼睛去寻找声源。如果声音过大，小家伙就会用哭叫来表示抗议。新出生的婴儿特别喜欢轻松、柔和、愉快的声音。

嗅觉：新出生的婴儿嗅觉系统已发育成熟，他们对剧烈的气味反映强烈，甚至对不同的味道会有不同的反应。

味觉：初生婴儿能分辨出甜酸苦辣的味道，对酸味或过苦、过咸的味道会表现出很痛苦，他们比较喜欢奶味和甜味，尤其对母乳的香味比较敏感，甚至还能区分出自己的母亲与其他母亲的不同气味。

视觉：新生儿是近视眼，只能看清20～25厘米远的东西，婴儿的视野也只有成人的1/3。这时的宝宝非常喜欢色彩鲜艳的东西，比如，在他们的头顶上挂上一个红色的气球，他们就会用眼睛追随气球移动的方向，有时还会专注地注视着某一个物体。同时，新生儿对光也比较敏感，遇到强光刺激时就会闭眼。

皮肤感觉：新生儿的触觉很灵敏，尤其在眼、口周、手掌、足底等部位，触之即有反应，出现眨眼、张口、缩回手足等动作。如果大人们把手放在哭着的新生儿腹部，或者轻轻握住他们的双手，常常可以使他们慢慢平静下来。

运动：新生儿的运动多属无意识和不协调的。接近满月的新生儿被抱起时，头部可维持极短时间的直立位，如果把他们直立抱起，使他们的小脚与床面接触时，他们就会把一条小腿伸直，另一条小腿抬起。当大人把手指或者玩具放入他们的小掌心时，他们会抓得紧紧的，绝不肯轻易松手。

互动能力：新生儿出生后就具有与环境互动、与成人互动的能力。他们会追随大人说话或者微笑着的脸，会用哭叫的方式唤起大人们的注意，以使自己的要求得到满足。

交叉伸腿反射：大人们可用一只手按住小宝贝的一侧膝关节，另一只手划一下该侧的足底。这时，可见到他们的对侧下肢上缩、伸直，然后内收，触及受刺激的下肢或与之交叉。

细节19 新生儿的觉醒和睡眠状态

一般认为，出生1个月以内的新生儿大部分时间都处于睡眠状态（每天睡眠时间可达18～22小时）。获得足够的食物，又没有消化方面问题的宝宝，仅在喂奶前和喂奶后的短暂时间内保持清醒状态，其余大部分时间都在睡眠。但有一些宝宝白天睡眠时间较短，睁眼的时间相对多一些，家长因此很担心由于睡眠时间短会影响宝宝的身体发育。

其实这种担心是多余的。只要夜间睡眠好，宝宝本身也无不适感，可认为正常。这种睡眠时间短的宝宝可能与父母睡眠时间的长短（遗传因素）有关。不论是上述哪一种情况，只要宝宝食欲正常，体重增长良好，家长不必多虑，宝宝会自己调整睡眠时间的。

一般宝宝的睡眠形式有两种：

（1）安静睡眠状态（深睡眠）

宝宝睡眠非常安静，脸部、四肢均呈放松状态，偶尔在声音的刺激下有惊跳动作，一些宝宝出现嘴角的摆动，呼吸非常均匀，偶有鼻鼾声，处在完全休息状态。

（2）活动睡眠状态（浅睡眠）

整个睡眠过程不安静，眼虽然呈闭合状，但可见到眼球在眼睑下快速运动，偶尔短暂的睁开眼睛，四肢和躯体有一些活动，脸上常显出可笑的表情，如微笑和皱眉，有时出现吸吮动作或咀嚼动作，轻微的声响就可引发惊跳动作，有时突然啼哭。从安静睡眠到活动睡眠是一个睡眠周期，时间各占一半，一个周期持续0.5～1个小时。所以，新生儿每天有18～20个睡眠周期，在这期间中有9～10个小时是浅睡眠状态，难怪有些家长看着孩子睡觉不踏实。

育儿小百科：新生儿惊跳不可怕

浅睡眠时一些极其轻微的声音都可能引发宝宝的突然惊跳，使家长认为是受了某种惊吓，急忙用手按压四肢或抱起宝宝，扰乱了宝宝的正常睡眠。一些宝宝浅睡眠时突然啼哭可能与做梦有关，一些家长担心可能是饿了，急忙抱起喂奶，而这时宝宝不希望有人打扰，因而更大声啼哭。将奶头塞进宝宝嘴里遭到拒绝，许多年轻的父母见此情景愈发着急，进一步采取各种方式去安抚宝宝，其实正是这些不必要的关怀使宝宝感到极度的厌烦，只有反复大声啼哭表示抗议。有些家长因此误以为孩子得了什么病，急忙抱到医院，到医院时才发现孩子已经安然入睡。

由此可见，新生儿在浅睡眠时出现肢体的部分运动和轻声抽泣，以及突然啼哭均属正常，这只是在睡眠周期中发生的现象，不用急于抱起来或者喂奶，只要轻轻用手掌拍一拍宝宝的腹部，或者轻轻抓住宝宝的小手，很快宝宝就会安静下来，重新进入睡眠状态。

细节20 新生儿看的能力

尚未分娩时胎儿对光就有感觉，许多母亲会发现刚出生不久的孩子对光非常敏感。例如，用手电光照孩子的眼睛，孩子就会出现皱眉、突然闭眼。夜里突然打开灯，孩子会从睡眠中惊醒。

许多科学研究证明，新生儿是有视觉的，但是，这种视觉与成人视觉不同。首先，新生儿都是近视，他们看东西的最佳距离在20厘米左右。其次，他们调节视焦距能力不成熟，把太远或太近的东西均看成模糊影。因此，要想使新生儿能非常清楚地看清某件东西时，应把视物放置在距离眼睛约20厘米的位置，这种能力一直到出生后3～4个月时才会改变。

新生儿的视觉有以下特点：

（1）清醒状态下看东西：新生儿看东西一定要处于清醒状态，这种状态很短暂，通常在吃奶后1小时左右。

（2）喜欢红颜色：宝宝喜欢鲜艳的东西，最开始认识的颜色是红色，以后逐渐认识黄色、蓝色等。因此，视物最好以红色为宜。

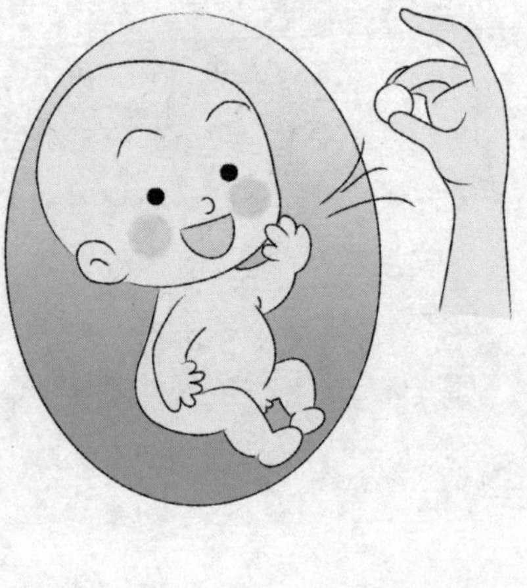

（3）视物放在眼前20厘米左右的位置：通常这种训练的做法是买一个鲜红色的、圆形或方形玩具，放置在距孩子眼睛20厘米的位置，当孩子注视你所提供的视物左右和上下轻轻移动时，孩子的眼睛就会跟随移动，这就证明孩子已经能看见东西了。可以每日训练多次。但要记住，新生儿不仅能看见而且还能记住。所以，最好经常更换视物玩具，使孩子永远保持新奇的反应。

特别能引起小宝宝兴趣的是人脸，他们最喜欢看的还是妈妈的脸，不仅如此，宝宝还能分辨出母亲脸上的变化。如果戴上口罩或眼镜，孩子就会非常频繁地注视母亲的脸，当婴儿发现妈妈与以前不一样时就会显得很烦躁，如不好好吃奶、睡觉不踏实或睡眠时间减少等。

新生儿早期教育训练中，视觉的练习是非常重要的。通过眼睛看到的东西可以刺激脑细胞活动，促进脑智力的发育。

细节21　新生儿听的能力

现已证明，刚出生的新生儿已经建立了非常完整的听觉系统。在孩子的耳边放一些比较柔和的音乐，他们就会非常安静，甚至还出现面部表情的变化，如微笑等。有的妈妈在宝宝清醒时，摇晃小铃铛或者玩具棒，宝宝就会以某些方式来表示他们听到声音了，如皱眉、眨眼、张嘴、扭动身体等。宝宝非常喜欢柔和、缓慢、单纯的声音，厌烦尖利噪声，这些不和谐之音会引发宝宝的突然躁动不安或哭闹。

新生儿的听力还有一个非常重要的功能，就是能够分辨声音来源的方向。有专家做实验，在距离孩子耳旁10～15厘米处轻轻摇动带有“咯咯”声音的小塑料盒，就会发现宝宝开始转动眼睛寻找声音的方向，同时还用眼睛寻找。这项试验通过视觉和听觉相结合，说明新生儿具有良好的眼耳协调能力。

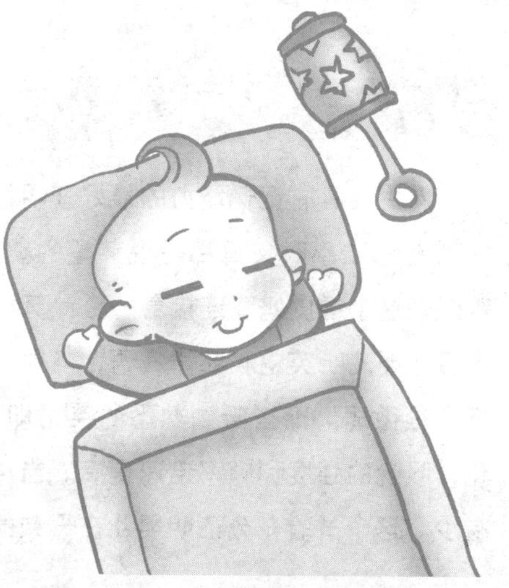

新生儿从出生的头几天起，在所有的声音中他们似乎更喜欢倾听人类的声音，尤其是母亲的声音，但在早期尚不能分辨父亲与其他人的声音，这可能是由于母亲声调较高，男人声调低不易区别所致。有些哭闹的新生儿听到母亲的声音后立刻就安静下来，同时还会寻找母亲的脸。国外有人曾做过试验，当新生儿听到自己母亲声音而看到其他母亲的脸，或者看到自己母亲的脸而听到其他母亲的声音时就会表现出非常不安的样子，当同时听到自己母亲的声音和看到自己母亲的脸时才变得非常安静。

总之，孩子从一出生就已经具备了很完善的视觉和听觉功能，父母应该细心捕捉新生儿的这种能力，及时发掘和引导，经过一段时间的努力，就会发现您的宝宝出现了令人惊喜的进步。

细节22 新生儿的模仿力

刚出生的婴儿就已经具有很强的模仿力，最有名的就是“伸舌试验”。当宝宝处于清醒状态时，让宝宝的脸与大人的脸相距20厘米，并让孩子直接注视大人的脸。大人尽可能地伸出舌头，慢慢重复做伸舌动作，每20秒1次，共6～8次，然后停止。如果宝宝一直看着你的脸，首先会在嘴里移动自己的舌头，大约半分钟，宝宝就会模仿大人将舌头伸出嘴外。有趣的是，婴儿不仅能够记住整个伸舌过程，还能记住是谁做的伸舌动作。有人做了这样的试验：首先由一个人对刚出生不久的新生儿反复做伸舌动作，待宝宝学会之后，让宝宝注视几个人的面孔，这里面包括对宝宝反复做伸舌动作的人，令人惊奇的是，宝宝见到别人时，没有嘴和舌的特殊动作，唯独见到这位反复伸舌的人时，不管这个人表情如何，宝宝都会伸出自己的舌头，令人忍俊不禁。这说明新生儿不仅具有模仿能力，还有准确的记忆能力。

细节23 新生儿的记忆力

新生儿具有记忆能力的最好证明就是“母语分辨试验”。具体是这样做的：把刚出生12小时父母都是说英语的婴儿放进摇篮，把一个橡皮奶嘴放进婴儿的嘴里，这个橡皮奶嘴连接着一台计算机，能够记录婴儿吸吮的频率和强度。研究人员让婴儿听英语和菲律宾语，当婴儿听到以前从来没有听到过的菲律宾语时，反应很微弱。而当听到熟悉的英语即父母的语言时，婴儿的反应明显出现了变化，吸吮的强度和频率迅速提高。当再换回菲律宾语时，婴儿的吸吮动作又明显减少。这个试验充分证明婴儿在母亲的腹中就已经具有记忆能力。有记忆就有交流，父母与刚出生的小宝宝交流的越多，宝宝的记忆内容就会越多，记忆功能也会越强。由此看出，与宝宝交流是多么的重要。

再大一点的新生儿还能记住所看到的东西，如床头的彩图或者玩具，开始他注视很长时间，以后注视的时间逐渐缩短，好像已经厌烦了，这时如果换一样东西，又会重新表现出好奇的样子，这说明新生儿对已经看过的图像和玩具具有记忆的能力。宝宝几天之内就能够记住妈妈的面孔，当妈妈突然戴上眼镜时，新生儿就会好奇地注视自己的妈妈，这些表现都告诉我们，新生儿不仅会看东西，还能记住看到的形象，具有更高一级脑功能。

细节24 新生儿的运动能力

新生儿具有以下几种运动能力：

（1）踏步运动：双手用力支撑宝宝上身肢体，呈直立位，当宝宝双足接触到平面时，就会迈开双腿，一步一步向前走，医学上称为“踏步反射”。

（2）爬行运动：让新生儿趴在床上，用手顶住新生儿·双脚，新生儿可出现爬行动作。

（3）牵拉运动：当新生儿双手紧紧握住大人的手指时，大人迅速举起被孩子握住的手指，这时孩子就会被牵拉离开地面，在空中停留数秒后随即返回床面。

细节25 新生儿综合能力的评估

新生儿的综合能力（新生儿20项行为能力）包括听觉、视觉、触觉、视听协调、视听的定向反应、条件反射形成、和成人的相互作用，以及肌张力和神经运动反射等多项能力的综合评定。

新生儿20项行为神经测定方法可以用来测定新生儿早期的大脑的功能状态，能够尽早发现在怀孕期、分娩前后的一些不利因素所造成的轻微脑功能障碍或脑损伤。通过20项行为的测定，帮助家长了解婴儿发育是否正常，在哪些方面应该加强辅导和训练，以此制定出适合婴儿早期智力开发计划，最大限度地挖掘婴幼儿的大脑潜能。

20项行为能力神经测定方法共分5个部分：即行为能力（7项）、被动肌张力（4项）、主动肌张力（3项）、一般情况估价（3项）。每一项评分有3个水平，分别为0分、1分、2分，满分为40分。

新生儿行为能力（1～6项）

（1）对光刺激习惯化：婴儿在闭眼状态下，用手电筒亮光照射婴儿眼睛，婴儿会出现紧闭双眼或不耐烦的动作，重复照射数次后婴儿这种反射开始减弱，连续2次反应减弱后停止测试，如不减弱，连续照射最多12次。

评分：观察和记录反应连续减弱前的次数，0分≥11次；1分为7～11次；2分≤6次。

（2）对“咯咯”声习惯化：婴儿在闭眼状态下，用特制的长方形小红塑料盒装有黄豆或玉米粒，摇动时发出“咯咯”的声音。在安静的环境中，将小塑料盒放在距离宝宝10～15厘米处，用力摇动小盒3次，婴儿出现惊跳动作，等反应停止后5秒钟再重复刺激，连续2次反应减弱后停止测试，如不减弱，连续刺激最多12次。

评分：观察和记录反应连续减弱前的次数，0分≥11次；1分为7～11次；2分≤6次。

（3）听觉定向反应：婴儿在觉醒状态下，将婴儿头放在中线位，在婴儿视线以外距耳10～15厘米处连续轻轻摇动小塑料盒，观察婴儿眼睛和头转向声音方向的能力。

评分：0分为头和眼睛不能转向声源；1分为头和眼睛能够转向声源，但转动方向＜60度；2分为头和眼睛能转向声源＞60度。

（4）视觉定向反应：婴儿在觉醒状态下，将婴儿头放在中线位，手拿着5厘米大小的小红球，距婴儿眼睛前方约20厘米处，轻轻转动小球吸引宝宝注意，当看见宝宝注视红球时，慢慢沿水平方向移动小球，从中线位向左侧和右侧分别移动，观察婴儿眼睛是否跟随小红球。如果宝宝眼睛跟随不好，可以重复数次，取最好的1次。

评分：0分为眼和头转动＜60度；2分为眼和头转动＞60度。

（5）对说话人的脸的反应：婴儿在觉醒状态下，测试者或父母与宝宝面对面相距20厘米，用高调和柔和的声音说话，同时测试者移动自己的面部向左侧或右侧，移动时声音不要停止。观察婴儿是否追随说话人的脸。

评分：0分为眼和头不转动；1分为眼和头转动＜60度；2分为眼和头转动＞60度。

（6）安慰：是指哭闹的婴儿对外界安慰的反应。

评分：0分为哭闹时用任何方法也不能使婴儿停止哭闹；1分为哭闹停止非常困难，常常需要抱起来摇动或者吃奶头才停止哭闹；2分为自动不哭，或者与婴儿面对面说话即不哭，用手扶住婴儿上肢或小手，或将婴儿抱起时婴儿立即停止哭闹。

新生儿被动肌张力（7～10项）

检查时婴儿必须在清醒的状态下进行。

（7）围巾动作：用左手托住婴儿的头部，用右手将新生儿手拉向对侧肩部，观察肘关节和身体中线的关系。

评分：0分为上肢轻松环绕颈部、肘部明显过中线；1分为婴儿肘部稍微超过中线；2分为肘部未达到中线或者刚刚达到中线。

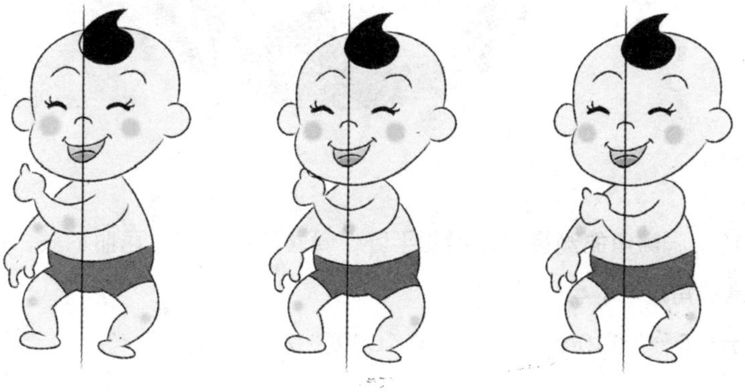

（8）前臂弹回动作：当婴儿双上肢呈屈曲位时，用手拉直婴儿的双上肢，然后松开，这时婴儿的手臂可以自动弹回到原来的位置。

评分：观察胳膊弹回的速度，0分为没有弹回动作；1分为弹回动作比较缓慢，弹回时间＞3秒；2分为弹回速度很快，弹回时间＜3秒。

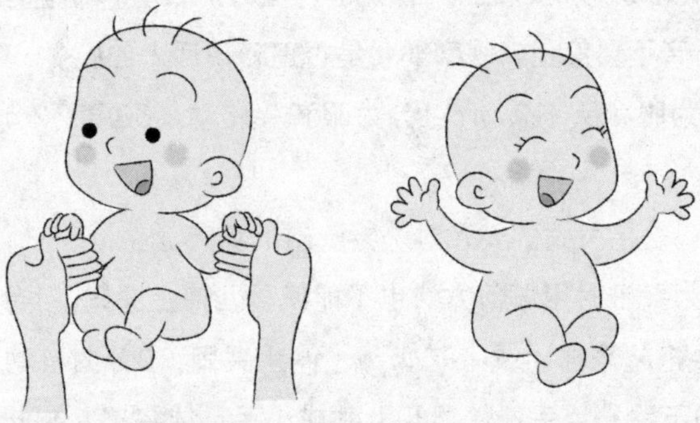

（9）下肢弹回动作：当婴儿双下肢呈屈曲位时，用手牵拉婴儿的双下肢，使之尽量伸直，然后松开，观察弹回情况。

评分：0分为没有弹回动作；1分为弹回动作比较缓慢，弹回时间＞3秒；2分为弹回速度很快，弹回时间＜3秒。

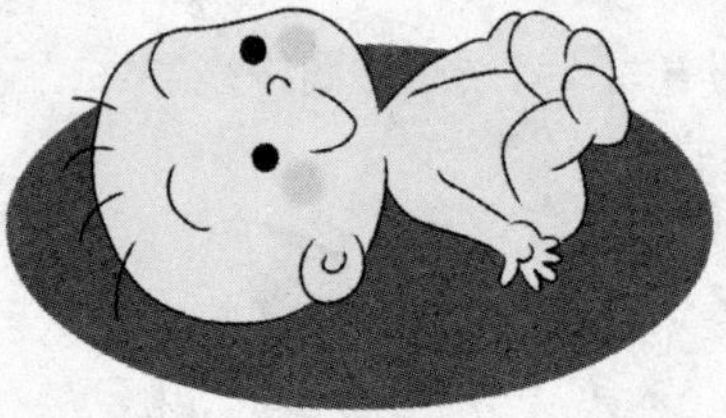

（10）腘窝角的测量：让婴儿平卧，骨盆不能抬起，屈曲下肢，抬起小腿，测量腘窝的角度。

评分：0分为110度；1分为110～90度；2分≤90度。

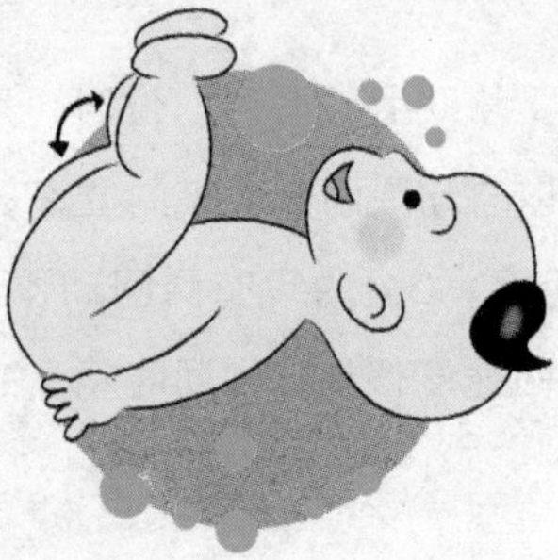

主动肌张力（11～14项）

婴儿最好在觉醒状态下进行。

（11）头竖立反应：将婴儿从仰卧位拉到坐位时，观察婴儿头竖立的情况和时间。

评分：0分为无竖头反应或异常；1分为有竖头的动作，但不能持久维持；2分为能竖立1～2秒或以上。

（12）手握持动作：大人将手的食指从婴儿手的一侧伸进其掌心，观察其抓握的情况。

评分：0分为无抓握；1分为抓握弱；2分为非常容易抓握并且能重复多次。

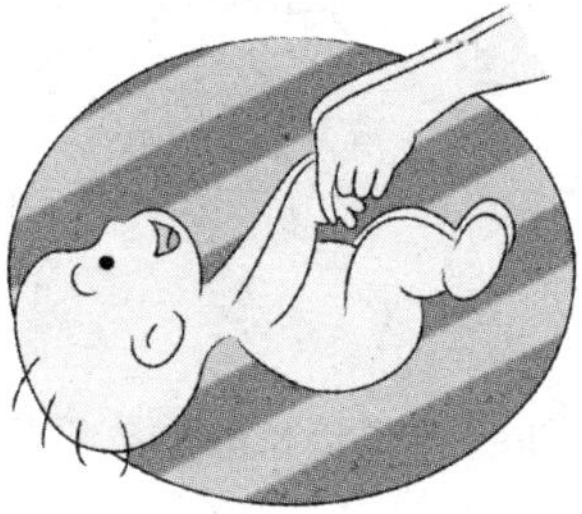

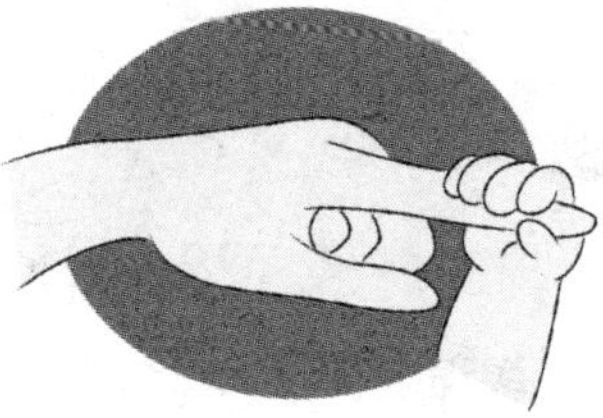

（13）牵拉反应：大人将手的食指伸到婴儿的手中，引起握持反应之后，拉住婴儿上臂，当婴儿肘部伸直时突然提起婴儿离开床面。一般婴儿会主动抓住大人的手指使其身体完全离开床面。

评分：0分为无反应，不能提起身体；1分为提起部分身体；2分为提起全部身体。

（14）支持反应：大人将手放到婴儿的两腋下，扶住婴儿呈直立位，观察婴儿头颈部、躯干和下肢的直立情况，正常时下肢可以有弯曲。

评分：0分为无反应，婴儿根本不能直立；1分为短暂直立，但头不能竖立；2分为可以用力量支撑身体，头可以竖立。

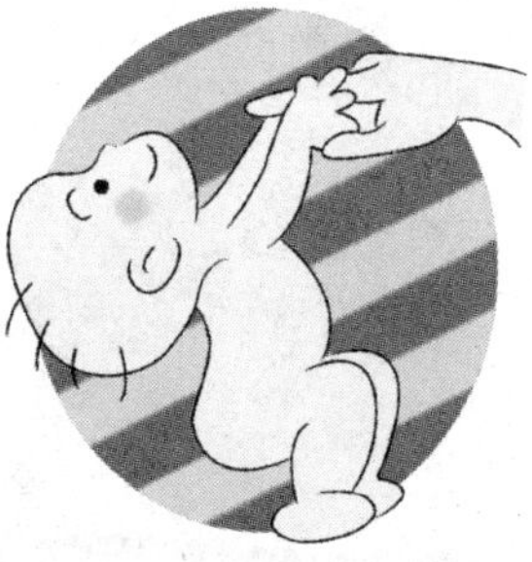

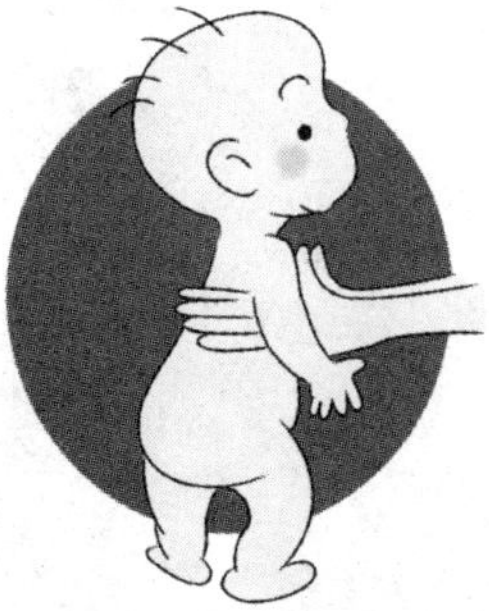

原始反射（15～17项）

觉醒状态时检查。

（15）自动踏步或放置位置（一般只做一项自动踏步反应即可）：将婴儿放置到直立位时，当婴儿的足底接触到床面时，即可引起婴儿的自动迈步动作。

评分：0分为无踏步反应；1分为迈出一步；2分为迈步两步以上。

（16）拥抱反射：大人拉住婴儿的双手上提，使婴儿的颈部离开床面2～3厘米，再突然放开双手，由于颈部位置的突然变化引起婴儿的双上肢出现拥抱动作。

评分：0分为无反应；1分为拥抱不完全；2分为出现完整的拥抱反射。

（17）吸吮反射：将乳头或手指放在婴儿的嘴唇旁或放入口内时，可出现吸吮动作。

评分：0分为无吸吮动作；1分为吸吮动作微弱；2分为吸吮有力。

一般情况的估价（18～20项）

（18）觉醒程度：观察检查过程中婴儿能否觉醒和觉醒的程度。

评分：0分为昏迷；1分为嗜睡；2分为觉醒状态良好。

（19）哭声：观察检查过程中婴儿的哭声情况。

评分：0分为不会哭；1分为哭声微弱、过多或高调；2分为哭声正常。

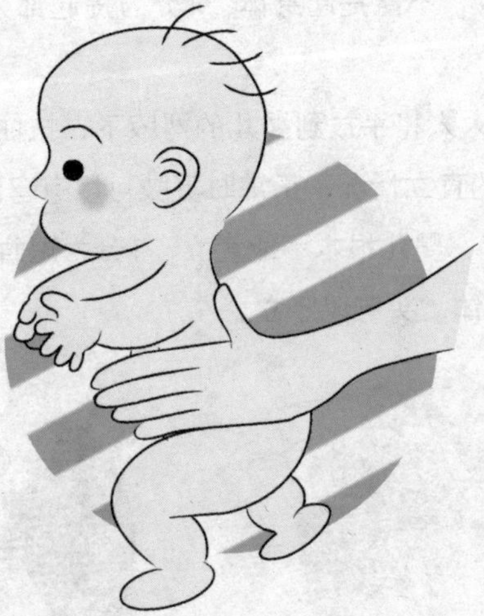

（20）活动度：观察婴儿活动的情况。

评分：0分为很少活动或活动过多；1分为活动减少或增多；2分为活动正常。

一般认为，总评分在35分以上多为正常婴儿，<35分者应密切注意婴儿的其他表现，必要时应进一步做其他检查以排除大脑及神经系统的异常。

细节26 父母如何评估1个月以内的宝宝

（1）外貌：外表畸形，如头过大或过小、耳郭低而畸形、小下颌、短指、六指；特殊的相貌，如眼距宽、扁平鼻、大舌伸出口外以及特殊的哭声等均是发育异常的特征。

（2）怀孕天数和出生体重：如果怀孕周数超过37周，说明宝宝胎龄是足月的，如果怀孕周数在37周以下，则提示宝宝为早产儿。出生体重大于2500克小于4000克属于正常婴儿体重，在此范围之外的体重一般认为是出生低体重儿或者巨大儿。

（3）对外界的反应：父母要尽快确认自己的宝宝是否有完整的听力和视力。

现在通过新生儿听力筛查装置可以测定新生儿听力，早期预知小宝宝是否有听力异常。家长也可以在家中自己给宝宝进行测试，如当宝宝清醒时，在宝宝耳边摇动带有高调响声（金属声等）的铃铛，一般生后不久的婴儿都会把头转向有声音的一侧。对稍大一点儿的婴儿，父母可以直接与他（她）说话，看宝宝反应如何，如果有反应说明宝宝听力正常。

新生儿期的视力检查可以采用新生儿20项行为能力测定中的第4项和第5项检查方法进行测试。将颜色鲜艳的红球放置在距离婴儿眼睛20厘米的地方，观察宝宝的眼睛是否注视着红球或紧跟着红球移动，或用类似手电筒的光线照射宝宝，看宝宝是否出现眨眼、皱眉等动作。如果反应良好，说明有视力。或者与宝宝面对面的说话，如果宝宝用眼睛注视着说话的人，说明宝宝看见了与他说话的人。

（4）上、下肢活动情况：检查双上肢或双下肢是否活动对称、上下肢弹回动作是否迅速、手握持动作是否有力等。有些脑瘫的婴儿很早就出现四肢活动不对称、单侧肢体的僵硬或者软瘫，严重者会出现全身瘫痪等。

细节27 新生儿居室的选择

经过漫长的40周子宫内生活，宝宝来到了这个陌生的世界上，周围的一切都需要重新适应。孩子对卧室的环境要求是非常高的，以下条件一样也少不了：

（1）新鲜的空气：孩子的卧室最好选在绿化环境较好、远离马路和工厂的地方。不良空气中的粉尘、灰烬不仅会削弱孩子呼吸道的抵抗力，而且还会影响他们的生长发育。

（2）适宜的温度与湿度：足月孩子居室的室温应为22℃～24℃，相对湿度为60%～65%；早产儿居室的室温为24℃～27℃，相对湿度为65%以上。无论是足月儿还是早产儿，室内的温度和湿度都要保持相对的恒定，忽冷忽热、忽干忽湿的空气往往会导致疾病的发生。

（3）充足的阳光：最好选择朝南或阳光充足的房间作婴儿的卧室。在无风的时候打开窗户，让温暖的阳光直射进来。阳光中的紫外线不仅有消毒作用，还可以促进孩子体内维生素D的合成，能预防维生素D缺乏性佝偻病。

（4）通风良好：无论冬夏，每天都应该开几次窗户，以保持卧室内空气清新。

（5）环境安静：孩子每天需要的睡眠时间很长，良好的睡眠有利于他们健康地成长。而安静的环境是良好睡眠的保障，如果周围声音过于嘈杂，必定会影响孩子的休息，从而使孩子因睡眠不佳而哭闹不止。

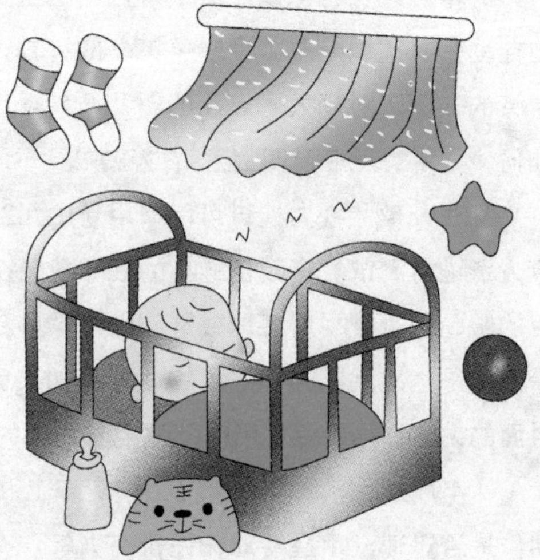

（6）适当的光线：卧室的光线不宜过强，强烈的光线会对孩子的眼睛造成强刺激，从而影响其视觉发育。如日间阳光直接照射在小床上时，可拉上窗帘；同样，电灯也不宜装在小床上方。但室内光线也不能一直太暗，若整天拉上厚厚的窗帘，将不利于孩子观察周围的事物。

细节28 新生儿的睡眠时间

睡眠与婴幼儿的健康：充足的睡眠是婴幼儿健康成长的保证。首先，睡眠能使大脑得到充分的休息。尤其对初来人世的新生儿来说，他们对外界的强烈刺激尚不适应，为了保护自己，大脑皮质抑制状态占优势，每天的睡眠时间很长。其次，睡眠时新陈代谢率降低，氧和热量的消耗最少，有利于大脑的休息。再次，睡眠时内分泌系统释放的生长激素比觉醒时增加，有利于孩子身高的增长。睡眠不足的孩子常常会烦躁、易怒、食欲减退、体重减轻、身高增长缓慢。

睡眠节律：在出生4周内，睡眠及觉醒时间短暂间隔；自第4周开始，每次睡、醒的时间延长；第15周后，睡眠有了相对的节律性，平均每天睡15～18小时，个别的婴儿每次可以睡4～5小时，觉醒的时间为2～3小时。日夜颠倒的现象在第8周时还很明显，至第20周时才基本上与成人相似，即日醒夜睡。

每天的睡眠时间：不同年龄的孩子所需要的睡眠时间不同，年龄愈小，睡眠时间愈长。另外，相同年龄的不同个体需要的睡眠时间也有差异。孩子的睡眠时间没有硬性规定，一般地说，婴幼儿白天每次睡眠时间为1～2.5小时。下表是0～1岁孩子一般的睡眠时间和次数。

婴幼儿每天的平均睡眠时间和次数

年龄	新生儿	2～5个月	6～9个月	9个月～1岁
睡眠时间（小时）	20～22	5～8	4～6	3～5
睡眠次数	绝大部分时间在睡眠	大部分时间在睡眠	2～3	2～3

睡眠是否足够的判断：如何判断孩子的睡眠充足与否呢？由于每个孩子的睡眠需求不同，我们不能只从睡眠时间来评定睡眠是否已足够，而要对孩子进行全面的观察。如果达到以下三点，即使孩子睡眠时间比一般孩子少一些，也可以认为其睡眠是充足的。

（1）白天活动时精力充沛，不觉疲劳。

（2）食欲好，吃饭时津津有味。

（3）在饮食正常的情况下，体重平稳、正常增加。

细节29 新生儿的睡眠环境

婴幼儿每天要睡十几个小时，他们的睡眠环境非常重要。

房间朝南：朝南的房间冬暖夏凉，比其他朝向的房间更舒适。

清洁：清洁卫生是婴幼儿卧室的基本要求，不能有老鼠、蚊子、苍蝇、蟑螂等害虫，最好装上纱门、纱窗。家具及地板要用湿布拖、擦，以免灰尘扬起被吸入呼吸道。保持空气流通，但不要让孩子吹穿堂风。如果是新装修的房间，一定要隔一段时间后再居住。

温度和湿度：婴幼儿居室的温度应保持为18℃～25℃，湿度为50%～70%，这点对新生儿尤为重要。他们在子宫内习惯了37℃的恒温生活，且体温调节能力很低，如果环境温度过低或过高，则容易发生硬肿症或脱水热。另外，婴幼儿睡眠时不要穿得太多、盖得太厚，因为这样会使他们烦躁不安。

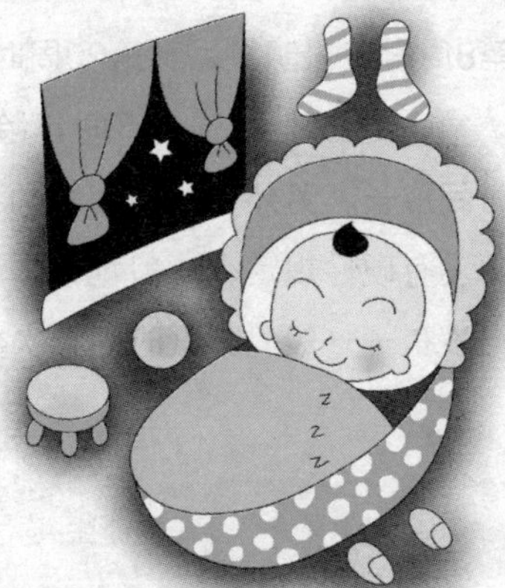

声光环境：婴幼儿睡眠时，要保持环境相对安静，避免大声喧哗，否则会影响孩子的睡眠质量。但这并不是说一定要保持悄无声息，因为大多数婴幼儿能习惯普通的谈话声、笑声和一般音量的电视声。室内光线应柔和，避免强光刺激。

细节30 新生儿睡眠护理

婴儿睡眠时间长，自己又没有能力调整睡眠姿势。因此，父母在孩子睡觉时要经常查看，帮助孩子变换睡眠姿势。天气炎热时，可以开空调，但电扇、空调不能直接对着孩子吹。

另外，睡前不要把孩子喂得太饱，否则孩子会难以入睡或睡眠不安。睡前可做一些安静的游戏，不应让孩子过于兴奋。夜间如孩子不醒，不必频繁检查尿布；如果孩子醒了，换尿布或喝水后，不要与孩子多说话，让他尽快重新入睡。每天定时让孩子睡觉，帮助孩子建立生物钟规律。

细节31 睡眠姿势

睡眠姿势多种多样，包括仰卧、俯卧、侧卧（左或右）等。有的孩子睡眠时固定一种姿势，有的则经常变换姿势。那么，哪种姿势是最适合孩子的呢？

俯卧：目前，大多数专家认为，如果没有特殊的原因，婴儿睡觉时应避免俯卧。俯卧时，孩子的面部埋在枕头里不能透气，势必要把头歪向一边，这样扭着头颈既累又难受。如果婴儿由于疾病或其他原因不能及时转头，就可能引起呼吸困难，导致死亡。自从提倡避免让婴儿俯卧开始，婴儿猝死综合征的发生率就下降了大约50%。

仰卧：仰卧的优点是父母可随时观察孩子的脸，若口鼻有分泌物可马上处理，孩子的四肢可灵活活动，不易发生口鼻被遮盖而影响正常呼吸的情况。仰卧的缺点是孩子常常不自觉地将手放在胸前，导致心、肺受压迫，引起呼吸不畅、血液循环受阻，因而易做噩梦，严重者甚至夜惊、大汗淋漓。此外，婴儿溢奶时容易回流，可能造成窒息。因此，专家并不提倡婴儿睡眠时一直采取仰卧位。

侧卧：最理想的睡眠姿势是侧卧位，因为侧卧时脊柱略向前弯，肩膀前倾，两腿弯曲，两臂可以自由放置，全身肌肉都能得到最大限度的放松，而且血液循环和呼吸较顺畅，可减少打鼾的机会。侧卧时，孩子睡得安稳，醒后精力充沛，心情愉快。在侧卧位中，右侧卧位较左侧卧位更佳，因为左侧卧位时心脏会受到一定程度的压迫，而右侧卧位时不会压迫心脏，还有利于胃中的食物向十二指肠运送。可见，“睡如弓”是有一定科学道理的。

专家提示

婴儿的睡眠姿势会影响其将来的头型和脸型：经常仰卧的婴儿头扁，但五官端正、俊秀；经常向一侧卧的婴儿，脸颊部容易变形，牙列可能不齐，鼻子可能比较塌。因此，婴儿可采取仰卧配合两侧侧卧的睡眠方式。

细节32：睡眠习惯的培养

睡眠习惯问题是母亲们常常抱怨的话题。有的孩子入睡困难，要母亲抱着入睡，而且得睡熟了才能放下来；有的孩子常常夜间哭闹，甚至要玩一会儿才肯再入睡。睡眠问题常常弄得年轻的父母筋疲力尽，事实上，很多孩子的睡眠问题是睡眠习惯不好引起的。

良好的睡眠包括按时睡觉、自己入睡、入睡快等，这些习惯需要从婴儿阶段开始培养，使孩子每天到了睡觉时间，大脑皮层就很快产生抑制，进入睡眠。以下这些方法，有助于孩子形成良好的睡眠习惯。

安静的睡眠环境：保持卧室安静、光线柔和、空气新鲜，使孩子一到这种环境就产生睡意。

睡前活动：睡觉前须让孩子保持平静，不要让孩子玩兴奋的游戏、听惊险可怕的故事、喝刺激性的饮料。

睡眠音乐：当孩子躺下后，可以让其听一些柔和的音乐。对某些孩子来说，轻柔的音乐有催眠作用。

避免不良睡眠行为：将孩子抱在手中边走边拍、边哼歌曲哄孩子入睡，让孩子含着奶头入睡，或让孩子咬着被子或手帕等入睡，这些行为都会使孩子养成不好的睡眠习惯，应当避免。

开盏小灯：一盏小灯可以消除孩子对黑暗的恐惧，使其安心入睡。

固定睡眠时间：每晚的入睡时间应固定，不要随便变更。

爱抚：如果孩子不能自己入睡，不要大声训斥，可以轻轻抚摸他，慢慢地缩短睡前爱抚的时间，使孩子逐步过渡到自己入睡。

育儿小百科：婴儿日夜颠倒怎么办

这种情况多发生在出生后6个月内的孩子。由于大脑皮质功能发育不完善，正常的生活规律尚未建立，婴儿对黑夜和白天没有时间概念，所以白天大部分时间在睡眠，而晚上清醒的时间较多，甚至在夜间啼哭不止。这种现象可能持续到8~9个月。

如果孩子出现日夜颠倒的现象，父母可以采取以下措施：

（1）在孩子临睡前换上干爽的尿布，让孩子吃饱后入睡。

（2）晚上应避免逗孩子，不要让其过度兴奋。

（3）孩子半夜醒来时，不要马上把他抱起来哄，这样会彻底弄醒孩子，而应轻轻拍拍他，让其能够继续入睡。

（4）减少白天的睡眠时间：孩子白天睡得多，夜里便精神十足。因此，白天应多逗孩子，减少孩子的睡眠时间。

如果这些方法不管用，可以在医生的指导下适量用一些镇静剂，小剂量的镇静剂不会影响大脑的发育，父母不必担心。

细节33 不要含着奶嘴入睡

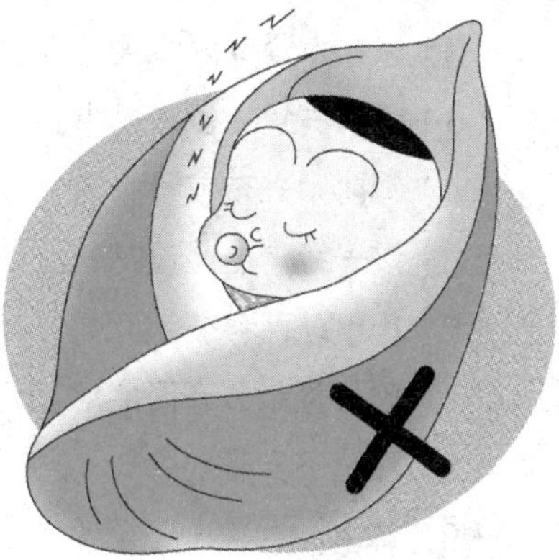

含着奶嘴入睡看似没有什么特别的不良后果，但如果孩子长牙了而这坏习惯还没有改掉的话，那么就会导致龋齿。

含着奶嘴入睡的坏习惯常常是父母“培养”出来的。当婴儿吃着吃着就睡着时，父母往往不忍心拔出奶嘴而惊醒婴儿，久而久之，孩子就养成了这个习惯，往往含着奶嘴似睡非睡、似醒非醒地吃几口。因此，从婴儿时期开始，当孩子入睡后，就应及时将奶嘴拔出。

细节34 不要边拍边睡、边摇边睡

家里添了小宝贝，父母及家人往往爱不释手，往往喜欢抱着孩子、拍着孩子或摇着孩子睡觉。当孩子习惯了边拍边睡或边摇边睡后，如果夜间醒来（这是正常睡眠中常见的现象）时没人拍或摇，就会经常在夜间啼哭。因此，如果父母没有足够的耐心这样拍或摇着孩子入睡两三年，并且能坚持在夜间起来四五次，最好还是不要去“培养”这个习惯。

细节35 处理婴儿夜醒、夜哭

父母总希望婴儿晚上能睡得长一些，但婴儿夜间经常醒来，这主要是他们的睡眠周期与成人不同造成的。对婴儿来说，每隔一两个小时哭吵几分钟是正常的。婴儿一晚有几个睡眠周期，哭吵几次也不奇怪。一般到3个月以后，婴儿深睡眠时间拉长，浅睡眠时间缩短，晚上容易醒来的敏感时期减少，即使醒来，也能很快进入深睡眠。

婴儿夜间哭吵时，一般轻轻拍拍他的身体，他就可再次进入梦乡，很快转入下一个睡眠周期。如果母乳喂养的婴儿正好到了哺乳时间，则可以轻轻抱起来哺乳，婴儿吃饱后会很快入睡。不要等孩子彻底哭醒之后再哺乳，因为这会孩子必须重新入睡。

除了睡眠周期因素外，引起婴儿夜醒、夜哭的常见原因如下：

（1）太冷或太热。

（2）尿布太紧或尿湿了。

（3）睡前进食太多或太少。

（4）睡前太兴奋或紧张。

（5）孩子经常由父母抱着、拍着或摇着入睡。

（6）因出牙而疼痛。

（7）因与母亲分开而焦虑。

（8）环境不安静。

（9）鼻塞。

（10）白天睡得太多。

如果是这些原因引起的，那么只要针对原因改善睡眠环境、培养良好的睡眠习惯，夜哭或夜惊就可以避免。解除这些因素后孩子仍可能每隔2～3小时出现轻度哭闹或烦躁不安，此时可轻拍或抚摸孩子，使孩子重新入睡。

当然，也有少数孩子夜哭、夜惊是由于患病，比如佝偻病、B族维生素缺乏等。当出现以下情况时，要怀疑是否有健康问题，及时去医院诊治。

（1）突然出现类似肠绞痛的哭吵并醒来。

（2）一直睡得很好，突然出现焦虑不安。

（3）从一出生就睡不好。

（4）有某些疾病的症状或先兆。

（5）啼哭不止，怎么也哄不好。

育儿小百科：与父母同睡还是分开睡

我国的育儿习惯是让婴幼儿与父母同睡，但随着住居条件的改善和育儿观念的改变，有的父母开始让孩子和自己分开睡。不过，许多父母拿不定主意：到底应和孩子一起睡还是分开睡？其实关于同睡还是分开睡，父母可以根据自己家庭的情况和习惯而选择。不过，一些折中的方法也可以借鉴：孩子出生后就睡在自己独立的小床上，但将小床放在父母的房间里，即分床而不分房。这样既有利于父母照料孩子，又有利于孩子独立性的培养。一般在五六岁时，孩子可以搬到自己的房间去睡。

细节36 新生儿必备用品清单

总的来说，父母必须为孩子配备的婴儿用品为：

衣服类：长、短内衣各两三件，连身衣两三件，外套2件，软鞋、棉袜、手套各一两套，小号尿布2包，纱布手帕10块，围兜两三个。

睡眠用具：婴儿床1个，床垫1个，床单和被子两三套，睡袋1个。

洗澡用品：浴盆、浴垫各1个，大、小浴巾各2条，婴儿专用洗发精、沐浴露各1瓶，婴儿爽身粉、护肤油各1瓶，棉签1盒，棉球若干。

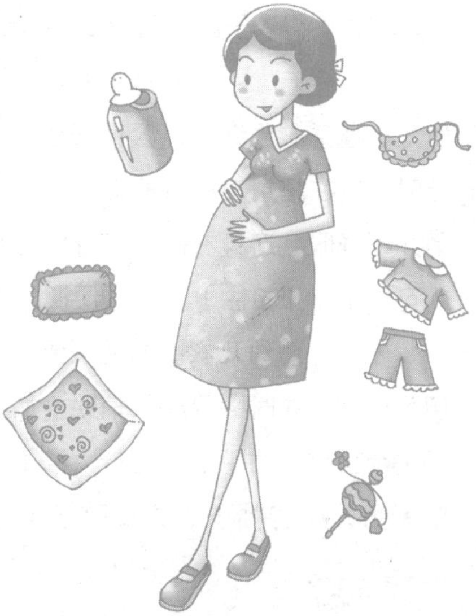

喂奶用品：大、小奶瓶各2个，奶嘴两三个，奶瓶刷1个，消毒锅1个，消毒纱布若干。

其他：婴儿手推车1辆，体温计1个，指甲剪1把。

细节37 衣服的材质

婴儿的皮肤娇嫩，衣料的选择应以质地柔软、容易吸水、透气性强的纯棉布料为好，贴身的衣服更不能选用化纤面料。化纤织物不仅不吸汗、不透气，而且由于在生产过程中树脂经过甲醛等化学品的处理，织物中可能还残留少量的甲醛或其他化学品，因此可能引起皮肤过敏。丝绸织物做成的内衣，虽然穿上去有舒适感，但不易吸水，偶尔也会导致过敏性皮炎，因此最好不要贴身穿。冬服可采用非棉织物，填料可为化纤，但贴身层还是应用棉织物。

细节38 衣服的款式

套头与开襟：婴儿衣服的式样要考虑穿脱方便。新生儿头大、颈无力，套头式服装穿脱会非常困难，而开襟式是比较合适的。3个月以上的婴儿可穿套头式的衣服，但要在肩部开口。

领口：婴儿的脖子短而粗，无领的款式较适合。领口要大小适中，太大不利于保暖，太小则会卡脖子，使婴儿产生不适。要避免领口边粗糙或领口有花边的设计，这样会磨伤婴儿下颌皮肤。

纽扣与系带：纽扣质地硬，容易擦破皮肤，掉落后还可被误吞而发生意外，因此最好不要用在婴儿的服装上，而应用系带来代替纽扣。系衣服的带子最好系在腰前，免得孩子睡眠时感到不舒适。

连身衣与上下装：连身衣比较适合婴儿，而衣裤分开的上下装比较适合较大幼儿。连身衣的缝合位置最好在衣服侧面，后背应平整无分割线，因为婴儿大部分时间是在睡觉，后背的花哨设计会造成婴儿不舒服。连身衣的下半身应为开敞式（可以用纽扣扣住），以方便换尿布。

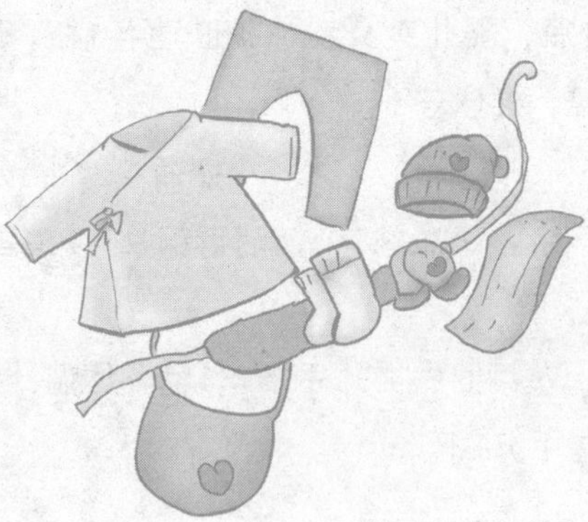

衣袖：婴幼儿衣服的袖子要足够宽，因为他们穿衣时需要成人辅助（从袖口伸手去牵出孩子的手），袖口太窄不利于穿脱。另外，宽袖子也方便孩子上肢的活动。

衣服的颜色：新生儿服装的色彩应柔和、清爽，可选择粉嫩色调的颜色，如乳白、粉红、粉蓝等，小花型图案比较合适。颜色浅淡的衣物脏污时容易辨认，有助于保持服装的清洁。另外，购买衣物时要注意面料应不褪色、掉色，要观察面料是否有脏污。服装在第一次穿之前，要洗干净。

衣服的大小：婴幼儿的衣服应宽松一些，既便于穿脱，又有利于手脚的活动，促进身体的发育。

其他用品：袜子和手套一定要注意内部没有线头，避免纠缠在婴儿的手指或脚趾上。袜口要稍松，否则会影响血液循环。婴儿帽子要有一定的弹性，且要比较宽松。

育儿小百科：新生儿衣服不要放置樟脑丸

樟脑丸是家庭常用的防止衣服被虫蛀的物品，其主要成分是萘酚，具有强烈的挥发性。当人穿上放置过樟脑丸的衣服后，萘酚可以通过皮肤进入血液。出生后不久的新生儿体内可结合萘酚的酶的活性还不成熟，数量很少，因此萘酚非常容易进入红细胞，使大量的红细胞被破坏，导致急性溶血，甚至危及生命，或留下不同程度的后遗症，如智能落后、运动障碍等。

因此，存放新生儿的衣物时不要用樟脑丸。如果已经放了，则要在穿之前几天把衣服放在阳光下直晒，让樟脑丸的味道挥发掉。父母的衣服放置了樟脑丸后，拿出来穿之前也要直晒，待樟脑丸的气味消失后再穿，以免新生儿接触后发生溶血。

细节39 婴儿的小床

购买婴儿床，除了要求舒适，更重要的是结实和安全。国外统计表明，每年大概会有40%的婴儿猝死案例是直接与婴儿床有关的。婴儿床设计得是否科学、合理，直接关系到孩子的生命安全。

给孩子买婴儿床时要注意以下方面：

材质：目前市场上婴儿床的主要用料有金属（以铁为主）、塑料和木料3种。金属材料的虽然最为结实，但其质感差，冰冷且过于坚硬，不适合婴儿。塑料的易变形，因此还是以木质的最理想，既结实又不至于太硬。

大小、高低：床的大小可根据房间的大小而定，高低最好能调节。床面离地面65～75厘米较为适宜，高一点虽然方便照顾，但不安全。

安全性：小床的四周应有栏杆，可以拉上、放下，旁边有插销固定。床的栏杆间距以11厘米左右为好，太宽可能使孩子从栏杆空隙中滑下，太窄则给护理操作带来不便。栏杆的高度要高出床垫50厘米，如果太低，孩子一旦学会抓住栏杆站立，就随时会有翻出栏杆的危险；如果太高，母亲抱起或放下孩子时就会感到很累。

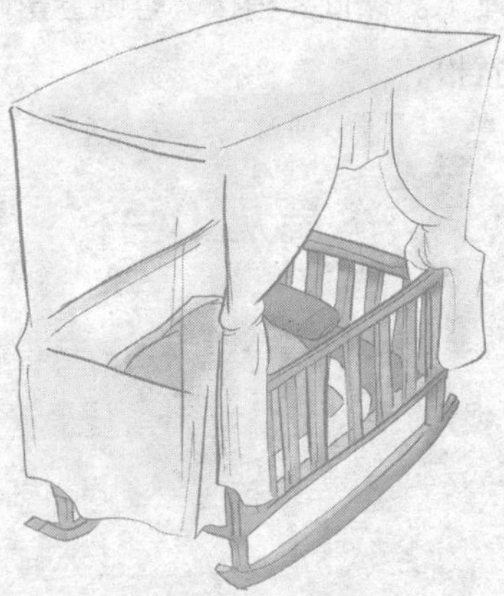

床的四角应圆而光滑，以免尖利的棱角挂住孩子的衣物，造成伤害。如果床是组装的，还要特别留意螺丝是否拧紧、插销的位置是否安全。

涂料：有的小床会涂有鲜艳的色彩，如果涂料中铅超标的话，就可能会发生铅中毒，因为有的孩子喜欢用嘴咬栏杆。

细节40 床垫

床垫要能在小床上固定：购买小床的床垫时要注意，床垫应能在床上固定，床栏和床垫之间的缝隙不可过大，最好不要超过2厘米。

床垫不宜过于柔软：新生儿不应睡在过于柔软的床垫上，也不宜用毛毯之类柔软蓬松的织物做婴儿床垫。婴幼儿应该用中软度的床垫，其标准是：体重3千克的婴儿压在上面时，床垫凹陷1厘米。这样的床垫不会引起脊椎的畸形。另外，过于柔软的床垫还会遮住孩子的面部，导致窒息。

细节41 床单、被子、枕头

床单：要选择质地柔软、手感舒适的床单，尺寸要稍大于床垫，最好每边多出5厘米，并且压在床垫下。纯棉的面料最合适，化纤的织物容易产生静电。颜色应素淡一点，便于发现异常的分泌物或排泄物。

被子的大小、薄厚与材质：一般情况下，新生儿出生后都睡在睡袋中，如果是冬天，还要加盖一条被子。被子可以略长一些，最好可用到2岁。2岁孩子的身长为85～90厘米，因此被子的长度大约为110厘米、宽度大约为100厘米。被芯不宜用化纤品，而应用新棉花弹成的棉絮。被子不宜太厚，太厚势必增加重量，盖上后孩子会有不适感。棉絮外面要用棉质的被套，被套的颜色以浅色为宜。

枕头：3个月内的孩子可以不用枕头。3个月后孩子开始会抬头，趴着时能用双手支撑起上半身，脊柱颈段出现向前的生理弯曲，此时就需要用枕头来维持生理弯曲，保持体位舒适。

（1）枕头的高度与长度：孩子枕头的高度以3～4厘米为宜，并要根据发育状况调整枕头的高度。如果枕头太高，时间一久就会造成颈椎后凸畸形。枕头的长度应与孩子的肩部同宽，或略大于孩子的肩宽。

（2）枕芯不宜过硬：枕芯应柔软、轻便、透气、吸湿性好，可用柔软的海绵、蒲绒等作为填充材料，也可用晒干后的菊花充填。有的父母认为孩子睡硬一些的枕头可以使头骨长得更结实，脑袋的外形长得更好看，其实这是不对的。质地过硬的枕头易使颈部肌肉疲劳，颈部软组织受损。另外，孩子的颅骨较软，囟门和颅骨缝还未完全闭合，长期使用硬枕头易造成头颅变形，甚至两侧脸部不对称而影响美观。

（3）枕头应保持清洁卫生：孩子新陈代谢旺盛，头部出汗较多，睡觉时容易浸湿枕头，汗液和头皮屑混合容易使致病的微生物附在枕面上。因此，孩子的枕芯要经常在阳光下曝晒，枕套应选择半新的棉制品，且要常洗常换，保持清洁。

细节42 奶瓶与奶嘴

奶瓶的选择：目前市场上销售的奶瓶制作材料可分为合成树脂和玻璃两种。合成树脂制作的奶瓶轻、不易碎，适合外出及较大孩子自己拿着用，但不耐磨、耐洗。玻璃奶瓶则正相反，更适合母亲拿着喂孩子。

奶瓶的形状各异，不同年龄的孩子可以选择不同形状的奶瓶。

圆形：适合0～3个月的孩子用。这一阶段，孩子吃奶、喝水主要是靠母亲喂，圆奶瓶内颈平滑，液体流动顺畅。

弧形、环形：4个月以上的孩子有了强烈的抓握东西的欲望，弧形瓶像一只小哑铃，环形瓶是一个长圆的“O”形，它们都便于孩子抓握。

带柄小奶瓶：1岁左右的孩子可以自己抱着奶瓶喝东西，但又往往抱不稳，这种类似练习杯的奶瓶就是专为他们准备的。两个可移动的把柄便于孩子用小手握住，同时还可以根据姿势调整把柄，使孩子坐着、躺着吃都行。

奶瓶依容量分为大、中、小三号，母乳喂养的孩子喝水时最好用小号，储存母乳可用大号奶瓶。用其他方式喂养的孩子则应用大号的，让孩子一次吃饱。

奶嘴的选择：有了合适的奶瓶，还得配上合适的奶嘴。奶嘴有橡胶、乳胶和硅胶三种类型。目前橡胶已经被淘汰，最常见的材料是乳胶和硅胶。乳胶奶嘴富有弹性，质感近似母亲的乳头；硅胶奶嘴没有乳胶的异味，容易被孩子接纳，而且不易老化，抗热、抗腐蚀性也好。

孩子吸奶时间应为20～30分钟，时间太长或太短都不利于孩子口腔的发育，因此选择合适的奶嘴型号非常重要。常见的奶嘴型号如下：

圆孔小号（S号）：适合于尚不能控制奶量的新生儿。

圆孔中号（M号）：适合于2～3个月、用小号奶嘴费时太长的孩子。用此奶嘴吸奶与吸吮母亲乳房时所吸出的奶量、所做的吸吮运动的次数非常接近。

圆孔大号（L号）：适合于用以上两种奶嘴喂奶时间太长，吸奶量不足而致体重过轻的孩子。

“Y”形孔：适合于可以自我控制吸奶量、边喝边玩的孩子使用。

“十”形孔：适合于吸果汁、米糊或其他粗颗粒饮品，也可以用来吃奶。

在选购奶嘴时，应特别注意奶嘴的说明书，看看奶嘴里的亚硝胺和双酚A的含量，因为前者是致癌物质，后者可导致性早熟。

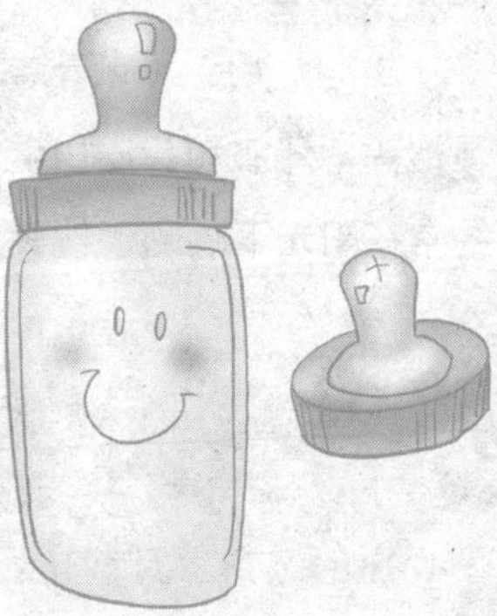

细节43 奶瓶与奶嘴的清洁

母乳和配方奶都含有孩子生长发育所必需的多种营养成分，也是细菌生长的良好培养基，如果不注意奶瓶和奶嘴的清洁和消毒，就可能使孩子患多种消化道疾病，如鹅口疮、腹泻等。因此，奶瓶和奶嘴必须进行消毒，保持清洁。

为了保持奶瓶和奶嘴的清洁，应多准备几套奶具和消毒用具，避免喂一次奶消毒一次的麻烦。还需准备一只消毒用的锅、一把瓶刷、一把奶嘴刷、干净纱布若干块。消毒前，要先用热水将奶瓶和奶嘴浸泡数分钟，再用奶瓶刷和奶嘴刷将它们洗刷干净，并用水冲洗干净。

消毒奶瓶和奶嘴通常采用煮沸消毒法。将洗净的奶瓶放入锅中，加冷水使奶瓶被水浸没，加盖煮沸后再煮5～10分钟。奶头应在水煮沸后再放入，煮2～3分钟后取出。奶瓶和奶嘴煮好后应放在消毒柜中，冷却后倒去瓶中残余的水，盖上清洁的消毒纱布备用。

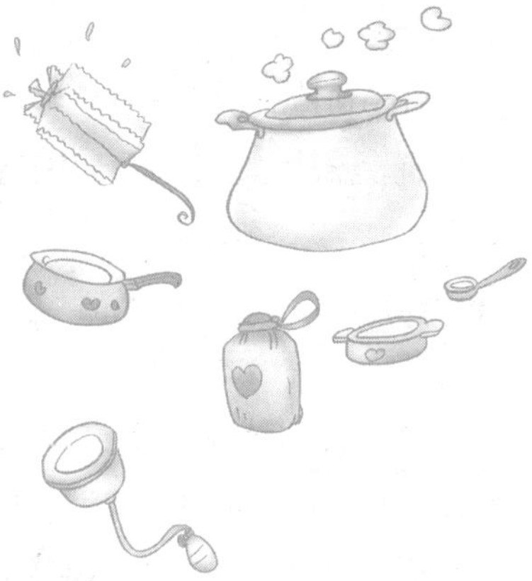

奶瓶和奶嘴消毒后，不能再用手去触摸奶瓶口和奶嘴部，否则前功尽弃。

细节44 棉球、棉签、婴儿护肤油

棉球和棉签在护理孩子时是一个好帮手，比如在给孩子洗脸、洗头时可用消毒棉球塞入外耳道口，防止水灌入耳内；万一有水进入耳内可使用棉签轻轻地吸出外耳道内的水。不过，棉球和棉签一定要到正规的超市或药店购买。

皮肤特别干燥的孩子经常会出现皮肤瘙痒和皮屑，甚至形成幼纹。要想使皮肤滋润，必须在沐浴或清洁后使用婴儿护肤油。优质的婴儿护肤油应以天然矿物油及植物油调配而成，再加上各种维生素，尤其是维生素E。敏感性皮肤或容易受刺激的皮肤可先在局部试用一两天，如果没有出现异常，则可在其他部位使用。

细节45 婴儿爽身粉

爽身粉既可令孩子皮肤保持干爽柔滑，又能防止孩子皮肤摩擦受损，还有助于预防痱子及皮肤湿疹。所以，爽身粉几乎是每个孩子的必备品。

孩子的用品首先要考虑安全性。爽身粉很易被铅污染，因此在选购婴儿爽身粉时，一定要注意其成分和国家质量监督部门的权威报告。原料天然纯正、温和、细腻，经过高温消毒的优质爽身粉才是首选。

细节46 新生儿脐带的护理

脐带是胎儿与母亲胎盘相连接的一条纽带，胎儿由此摄取营养与排出废物。胎儿出生后，脐带被结扎、切断，留下呈蓝白色的残端；几个小时后，残端就变成棕白色；然后逐渐干枯、变细，并且成为黑色。一般出生后3～7天内脐残端脱落。脐带初掉时创面发红、稍湿润，几天后就完全愈合了。以后由于身体内部脐血管的收缩，皮肤牵拉、凹陷而成脐窝，也就是俗称的肚脐眼。

细节47 新生儿需要保暖

新生儿的体温调节机制还不健全，因而给孩子保暖十分重要。如何观察孩子是冷还是热呢？一般可以摸孩子外露的部位，如面额、手等，以不凉无汗为合适。若孩子四肢发凉，说明温度不够，要想办法加热水袋保暖（热水袋的温度应在50℃左右）。要将热水袋放在孩子棉被下，不要直接接触皮肤，以免烫伤。

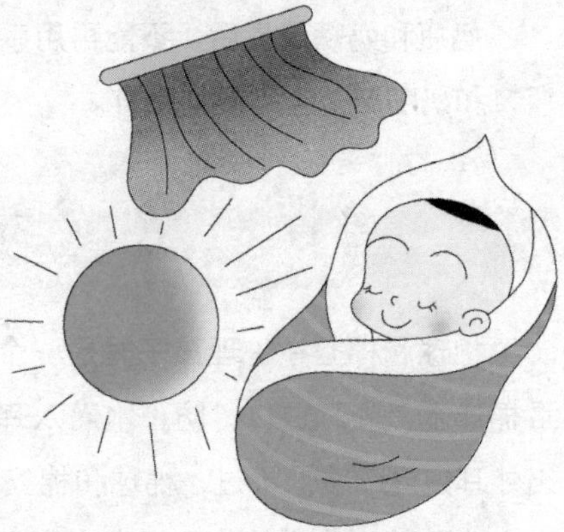

细节48 给新生儿洗澡

对于“新上任”的父母来说，给新生儿洗澡确实是一件比较令人头疼的事情。婴儿全身软软的，滑滑的，每次洗澡就像打仗一样，弄得父母满头大汗。确实，给新生儿洗澡要有技巧。

洗澡时间：一般地说，洗澡可在喂奶前30分钟进行。不要在刚刚吃完奶时洗，这样容易导致呕吐。

温度：洗澡时的室温需维持在26℃左右，水温维持在38℃～40℃。

用品：小浴盆1个，温度表1只，干浴巾及毛巾各1条，婴儿浴皂1块，爽身粉1盒，替换的清洁衣服各1套，尿布1块。

检查：洗澡之前应检查有无排便，如果有，必须清理好后再洗。浴盆中放半盆温水，用温度表量一下水温，将水温调节在适当的范围内，或用手肘感觉水温，手肘感觉不凉也不热即可。

脱去婴儿的衣服，腹部用浴巾遮住，用左手固定婴儿头部，右手放在臀部，将婴儿抱稳。

左手仍固定头部并略抬高，用左右拇指和中指向前压住婴儿的耳屏，将耳孔盖住，避免水进入耳朵。移出右手，给婴儿头部抹些婴儿浴皂洗头、过清，然后擦干头发。按同法清洗颈部。

拿掉浴巾托住婴儿的头背部和臀部，将婴儿轻轻放入浴盆中。移动左手，使婴儿头部枕在左前臂上，用右手清洗腋下。

左手恢复托头姿势，右手洗腹部及腹股沟处、腿部及脚部。轻轻将婴儿翻转，左手托住婴儿前胸，使婴儿侧卧，头部仍略抬高，右手自上而下洗净背部、臀缝。

洗澡完毕，左手托住孩子的头颈部，右手抓住双足，离盆，用浴巾包好，擦干，迅速穿上衣服，注意保暖。

浴后护理：给婴儿穿好上衣后，先清洁脐孔，然后扑爽身粉。2周内的新生儿洗澡时，洗澡水不要浸湿脐部，浴后可用75%的酒精棉签清洁脐孔，预防脐部感染。注意，粉不要扑得太多，以防止结成硬块，引起皮肤损伤。可将粉撒在成人的手心中，然后涂到孩子的身上。

专家提示

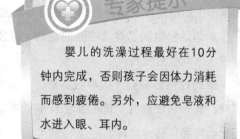

婴儿的洗澡过程最好在10分钟内完成，否则孩子会因体力消耗而感到疲倦。另外，应避免皂液和水进入眼、耳内。

细节49 怎么给婴儿穿衣服

给婴儿穿衣服可不是件容易的事情，特别是新生儿。新生儿身体比较柔嫩，小脖子也是软软的，四肢又呈强硬的弯曲状，更不会配合父母穿衣。给婴儿穿衣的大致方法如下：

（1）将胸前开口的衣服打开，平放在床上。

（2）让婴儿平躺在衣服上，成人的一只手将婴儿的手送入衣袖，另一只手从袖口伸进衣袖，慢慢将婴儿的手拉出衣袖。同时，成人的另一只手将衣袖向上拉。之后，用同样的方法穿对侧衣袖。

（3）把穿上的衣服拉平，系上系带或扣上纽扣。用同样方法穿外衣。

（4）穿裤子比较容易，成人的手从裤管中伸入，拉住婴儿的小脚，将裤子向上提，即可将裤子穿上。气温不是很低时，可不穿裤子，直接穿上尿裤。

（5）穿连身衣时，先将连身衣纽扣解开，平放在床上，让婴儿躺在上面。先穿裤腿，再用穿上衣的方法将手穿入袖子中，然后扣上所有的纽扣即可。连身衣穿脱方便，穿着也舒服，保暖性能也很好。

细节50 不要给新生儿打蜡烛包

我国民间的一个育儿习惯是给新生儿打蜡烛包，就是用被子把婴儿裹得紧紧的，认为这样可以让新生儿蜷曲的上下肢伸直，避免将来四肢畸形，还可避免婴儿长大后多动。另外，打蜡烛包时换衣方便，保暖，抱起来也方便。但是，婴儿出生前生活在充满羊水的子宫内，可以自由自在地伸手、踢腿，不受任何约束。如果出生后把他裹在蜡烛包内，会给婴儿的生长发育带来一系列不良影响。

- 蜡烛包限制了婴儿四肢的活动，且使婴儿的肌肉神经感受器得不到应有的刺激，影响脑的发育。
- 蜡烛包影响婴儿的呼吸运动，尤其是哭泣时，蜡烛包使婴儿胸廓的扩张受到限制，从而影响胸廓和肺的发育。
- 包了蜡烛包的婴儿与其他婴儿相比，更多地处在睡眠状态。胃口小，会影响吃奶，并进一步影响到生长发育。

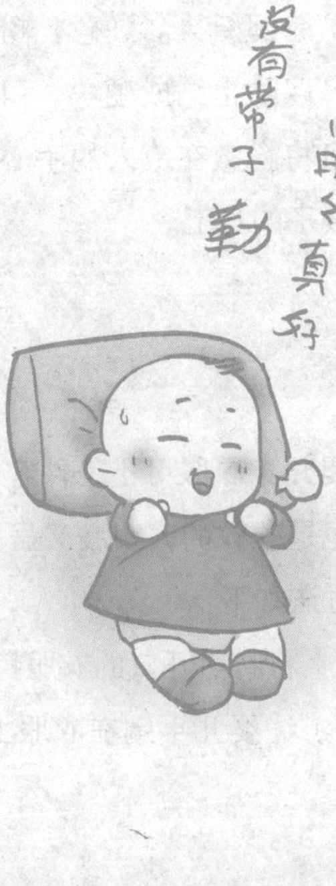

其实，新生儿四肢蜷曲是神经系统发育不成熟的表现，不必人为地去矫正。随着神经系统成熟，四肢会自然伸直。至于打蜡烛包可以防止孩子将来多动，更是没有根据的。因此，为了婴儿的“自由”和健康，还是不要打蜡烛包为好。

细节51 尿布的准备

尿布是婴儿的必备用品，一般可分为纸尿裤和布尿布两种。这两种尿布各有特点，父母们可以根据自身的经济条件和使用习惯选择。

纸尿裤：一次性纸尿裤的优点是不用洗涤、穿脱方便、大小便不易弄脏衣物、使用时间较长（3～4小时），它得到很多年轻父母的青睐。不过相对布尿布来说，纸尿裤价格比较贵。

但是，一次性纸尿裤若使用不当，会诱发一些疾病。

布尿布：布尿布的优点是透气性好，不易引起过敏，而且价格便宜，经济实惠。

布尿布的缺点是准备和洗涤都比较麻烦。新生儿和婴儿一天排尿10余次，排便也有好几次，而使用布尿布时，每次排尿后都要及时更换，并且清洗干净，因此给忙碌的父母增加了许多工作量。

纸尿裤诱发疾病

疾病名称	引发原因及症状
尿布皮炎	如果婴儿解大便后或者多次排尿后未及时更换纸尿裤，粪便与尿液中的盐会刺激皮肤，引起尿布皮炎，也就是通常所说的红臀，甚至会发生皮肤溃疡
泌尿系统感染	女婴尿道较短，若排便后未及时更换纸尿裤并清洗阴部，很容易发生上行性泌尿系统感染
生殖能力受损	国外有个别研究认为，男婴长期使用纸尿裤会使阴囊局部温度偏高，影响睾丸发育，导致成年后精子数量和质量受损
皮肤过敏	各种纸尿裤的制作材料因品牌不同而各有差异，除了极少数使用纯天然的棉质材料外（价格极贵），大部分用的是非天然材质，较容易引起过敏

细节52 尿布的购买与制作

纸尿裤：在购买纸尿裤时，先查看生产日期，过期产品或出厂时间太长的产品容易被霉菌或细菌污染。然后，确定所购纸尿裤的规格，过大或过小均会增加尿液渗漏的机会。父母可根据婴儿的月龄或体重选择小、中、大、特大号的纸尿裤。有些品牌的纸尿裤还分为男孩用和女孩用两种，一般在外包装袋上均有详细的说明。有些纸尿裤还有尿湿显示的功能，这样更利于父母及时了解婴儿的排便情况。购买纸尿裤时，最重要的一点是要选择吸水率高、透气性好、不会导致过敏的类型。

布尿布：在新生儿出生前，父母应准备25～30条布尿布，便于换洗。市场有专门的布尿布出售，但比较少见，价格也比较贵，父母可以自己动手制作。选择柔软、吸水、耐洗的棉织品面料，以浅色的为宜（以便能及时发现大小便的异常）。将面料裁剪成长方形或三角形即可，根据婴儿的月龄决定布尿布的大小，也可制成大、中、小三种规格。

细节53 尿布的洗涤

纸尿裤用完即扔，不用洗涤，而布尿布需要及时洗涤。

洗涤布尿布时，如果布尿布上沾有粪便，要先用毛刷把粪便刷掉，然后用肥皂搓洗、漂清，再用开水烫（最好能煮沸10分钟），最后拧干后在阳光下晒干。

不要用洗衣粉洗尿布，因为婴儿皮肤非常娇嫩，如果尿布上残留了未洗净的洗衣粉，就会刺激婴儿皮肤，引起尿布皮炎。

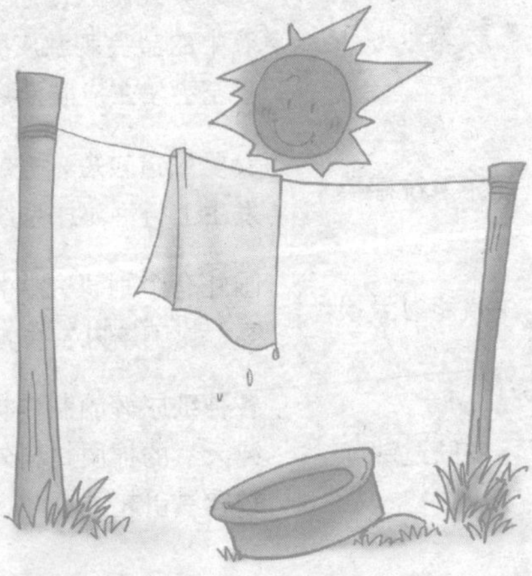

雨季或冬季尿布不易干时，可用取暖器慢慢烘干，或者用电熨斗熨干。但是，刚烘烤干的尿布不能马上用，要等凉透了再用，否则也容易发生尿布皮炎。洗净晾干后的尿布应整齐地摆放好，不能随意乱扔，这样既方便取用，又可以防止布尿布被污染。

育儿小百科：如何预防尿布皮炎

尿布皮炎大多数是臀部护理不当导致的。以下是防止尿布皮炎的要点：

- 清洗尿布时一定要把肥皂或洗涤剂冲洗干净，以防残留物刺激婴儿的皮肤。

■ 保持臀部干燥，清洗臀部后应涂上鞣酸软膏或鱼肝油。

■ 掉在地上的尿布不能捡起来再用，因为尿布上面沾染了细菌。

■ 对于不用尿布的较大婴儿，一定要勤换内衣裤。内衣裤最好是全棉制品。

细节54 尿布的穿戴

布尿布：使用布尿布时，要注意尿布不能太大、太厚，否则会影响婴儿腿部的运动。将布尿布叠好，垫在大腿根，前端不要超过肚脐，不要将整个腰部都裹起来。男孩的尿布前面要厚点，而女孩的尿布则后面厚一点。可以在腰部用橡皮筋或安全别针将尿布固定，但橡皮筋不能过紧，否则会损伤婴儿的皮肤。布尿布的外面不要用塑料布包裹，否则婴儿的小屁股会因不透气而发红、糜烂，引起尿布皮炎。

纸尿裤：纸尿裤的穿法很简单，一般纸尿裤的包装上都有说明。将纸尿裤穿上后，粘好腰部的胶带就可以了。当然，别忘了将纸尿裤的边缘拉平整，这样让孩子感到舒服，也可避免“泄漏”事件。

用纸尿裤时，父母应该密切注意尿布的干湿情况，并及时更换。另外，夏季气温高的时候，不要一直让婴儿裹着纸尿裤，尤其是男婴，最好能经常解开尿裤让皮肤透透气，让生殖器官降降温。

细节55 臀部的清洁

婴儿的小屁股需要悉心的呵护，正确的臀部护理是防止尿布皮炎和泌尿道疾病的关键。

对于出生后3个月以内的婴儿，最好每次换尿布时都用温水洗一洗小屁股，或者用婴儿专用的湿纸巾将小屁股擦拭干净。记住，每次换上新尿布前，都要把小屁股擦干，还可涂些护臀膏。婴儿应该使用新的、柔软的毛巾，毛巾要独用，以免感染各种疾病。在擦拭肛门和外阴时，动作一定要轻柔，若用力过大很容易将薄膜擦破。应注意的是，擦拭女婴的肛门和外阴时要从前往后擦，以免将肛门周围的细菌带到尿道口，引起上行性泌尿系统感染。

专家提示

女婴由于尿道短而宽，且尿道口与肛门、阴道距离近，所以肛门部位的细菌容易侵入泌尿道和阴道。因此，女婴的外阴护理要格外注意。当女婴大便后擦拭肛门时，如果从后面肛门处往前面阴道口擦，就会使大便中的细菌沾在外阴部，从而使细菌由尿道进入膀胱。因此，清洁女婴外阴部和肛门部时，应由前向后擦拭。除了大小便后要及时清洁小屁股外，每天睡前也要清洗外阴及肛门口。

细节56 抱婴儿的姿势

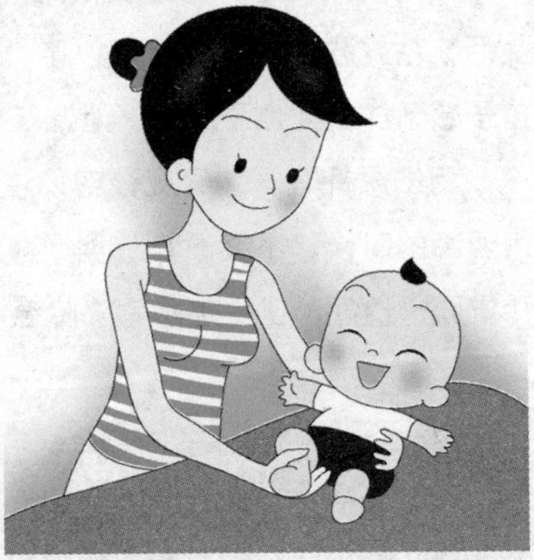

面对柔弱的新生儿，很多父母都有过想抱又不敢抱的经历。确实，怎样抱孩子是很有讲究的，如果抱的姿势不对，不仅会引起孩子的不适，更会导致危险发生。

婴儿颈肌的发育进程：出生不久的新生儿颈肌尚未完全发育，头部软弱无力，如果试着竖起他的头，会发现头很快就垂了下来。一般来说，90%的婴儿出生后21天才会抬头15度，2个半月时可抬头45度，到3个月时才能抬头90度，4个月以后婴儿就能完全自如抬头了。由于颈后肌的发育先于颈前肌，故婴儿总是先会俯卧位抬头，然后才会仰卧位抬头。

婴儿的基本抱法：抱婴儿的姿势应随婴儿月龄的改变而变换。

小月龄婴儿的抱法：1～2个月的婴儿只能横着抱，可先将一只手滑到婴儿的颈下，托起婴儿的头颈部，另一只手伸到婴儿的腰臀部，然后慢慢托起身子，横抱于怀中。整个过程中要特别当心婴儿的头部，应该用手托住或用前臂支撑住婴儿的头。

虽然2个月以内的婴儿只能横着抱，但对于容易溢奶的婴儿来说，喂奶后还需要竖抱。母亲可用一只手托住婴儿的头及颈部，让他把头靠在自己肩上，另一只手托住婴儿的腰臀部，这样就能让婴儿稳稳地竖直起来了。母亲可轻轻地由下往上拍孩子的背部，让婴儿把吸入胃里的空气嗳出。

小月龄的婴儿就像易碎物品，必须“小心轻放”，在抱起和放下婴儿时，一定要动作轻柔。可用一手托住婴儿的头和颈部，另一手抱住腰臀部，确保每一个过程都平稳、安全。

稍大婴儿的抱法：随着婴儿逐渐长大，其颈部力量越来越强，这时就可采取多种姿势来抱婴儿了。最常见的是成人右臂环绕婴儿的腰背部，左手托住婴儿的臀部，使婴儿安稳地骑跨于成人的腰部，这样有利于增进亲子间的感情交流。另一种抱法是让婴儿背对着成人的前胸，成人用一只手臂环绕于婴儿胸前，另一只手托住婴儿的臀部，这种抱法可开阔婴儿的视野。

细节57 认清婴儿哭闹的原因

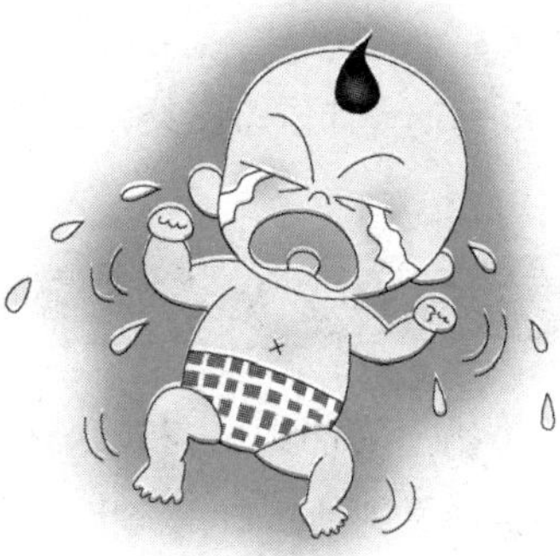

哭是孩子的本能之一，也是他们表达情感和需求的最重要的一种方式。在孩子出生后的第一年，当他还未学会用语言或肢体动作来传导他的情绪或需要时，他们只能用哭泣来表示。孩子哭泣所代表的信息是多层面的，大约可分为生理需求、心理反应、病理状况三种，表达这三种状况或需求的哭法是不同的，应该注意区分。

生理需求：对于尿布脏了或湿了，饿了、渴了、痒了、太热或太冷、太吵、光线太亮或太暗等不适，婴儿都用哭声来表达。与婴儿朝夕相处的母亲只要仔细倾听，就能分辨出不同的原因。满足婴儿的要求后，婴儿就会停止哭闹。因此，这类哭泣是比较好解决的。

心理需求：每个孩子的气质都不同，有的孩子动不动就大哭大闹，有的孩子却是常常笑容满面……父母应多观察孩子的行为表现，了解他们先天的气质。

病痛：假如孩子哭声比平常尖锐凄厉，或哭时握拳、蹬腿、烦躁不安，不论如何抱也无法让其安静下来，那么孩子可能是生病了。当身体不适引起疼痛时，不会说话的婴儿就用肢体语言和哭声来表达，且这种哭声往往不同于一般的哭声。常见的导致婴儿哭闹的疾病如下：

- 腔溃疡或咽部溃疡：哭闹发生在喂奶或进食时。
- 腹痛：肠套叠、急性阑尾炎、嵌顿性腹股沟病等都可以引起哭闹，但各有特点。肠套叠时的哭闹是阵发的，孩子面色苍白，不哭闹时两下肢蜷曲，靠近腹部，同时有呕吐，排果酱样的大便。急性阑尾炎时的哭闹是持续性的，孩子不让别人摸腹部，如果阑尾穿孔，哭闹更加剧烈。嵌顿病是指肠子嵌住了，腹痛剧烈，伴有呕吐，孩子常常用双手抚着嵌顿的腹股沟处，可在患处摸到嵌顿的肠段。
- 鼻塞：鼻塞的孩子吃奶时不能呼吸，故常吃几口奶后哭几声，哭几声后又吃几口奶，不吃奶时则不哭闹。
- 头痛：各种原因引起的头痛都会使孩子哭闹，脑膜炎或者新生儿颅内出血时，孩子的哭声短促而尖利。
- 中耳炎：患中耳炎时，孩子耳朵贴近母亲身体时就哭，牵拉其耳朵时哭闹更厉害。
- 其他：如尿布皮炎、皮肤溃破、虫咬等。

细节58 处理溢奶和吐奶

溢奶（又称回奶）和吐奶不同，具体如下：

溢奶是乳汁从口角流出，量不多，一天内可以发生1次或几次，有时发生在哺乳后不久，有时发生在哺乳后一二个小时之后。溢奶不是病态，属于生理现象，与新生儿胃呈水平位、胃容量小、胃入口周围肌肉较松、胃出口周围肌肉较紧、吸入少量空气及体位变动等因素有关。随着婴儿的发育，溢奶次数会逐渐减少，常于七八个月时停止，少数可以持续到1岁左右。

吐奶是指哺乳后出现的一种比较强烈的呕吐。胃内压力大，乳汁有时可以喷得很远，呕吐出的奶量较多。如果反复呕吐，吐出物可能带咖啡色的血液或绿色的胆汁。一次哺乳量过多、吸吮速度过快（如人工喂养时奶嘴开口太大，使奶液流速太快）、吸入空气量多（奶嘴开口太小，吸吮时吸入过多的空气）、配方奶太冷或太热及哺乳后过多翻动婴儿等因素，均可引起吐奶。除了上述喂养因素外，有些疾病也可引起呕吐。如果纠正或排除了喂养因素后仍呕吐，则需看医生。

以下方法可以减少溢奶及吐奶：

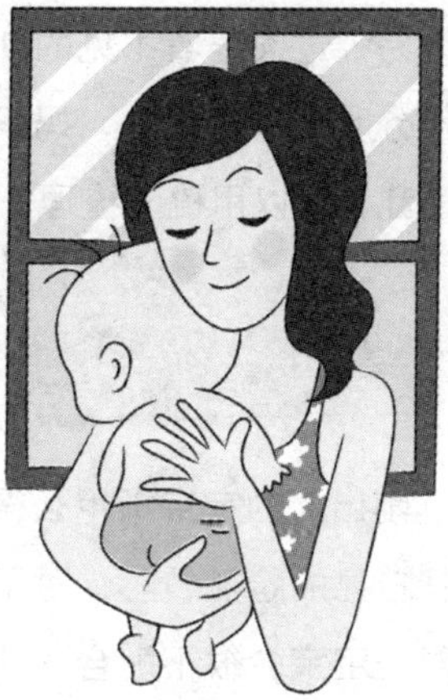

哺乳后将婴儿竖抱，头靠在母亲的肩上，一手轻轻地由下往上拍婴儿的背部，使吸入的空气嗳出。

哺乳后使婴儿身体向右侧卧、头略垫高一些，有的婴儿可以嗳出空气，但空气量少时则不会嗳出。此时婴儿向右侧卧、枕头略高，这种姿势使乳汁容易进入十二指肠。同时，即使发生溢奶或吐奶，乳汁也不会被吸入气管而造成窒息。

哺乳后尽量不要逗引或搬动婴儿。

细节59 婴儿要多晒太阳

不论春夏秋冬，家长每天都要抱孩子晒太阳，因为在人体皮肤中含有一种维生素D源，这种物质经日光中紫外线的照射后，才能转变为维生素D，这是人体维生素D的主要来源。维生素D的作用在于促使身体吸收钙，预防佝偻病。

晒太阳时，要尽量暴露孩子的皮肤，才能多接受紫外线。不要在室内晒太阳，因为玻璃挡住了大部分紫外线，隔着玻璃晒太阳，起不到应有的作用。在炎热的夏季，不要让孩子接受日光的直射，强烈的日光照射皮肤对人体是有害的，可以选择上午9：00～10：00和下午4：00～5：00，避开阳光最强烈的时刻。在寒冷的冬季，要选择天气较好的中午抱孩子晒一晒太阳，但一定要注意保暖。

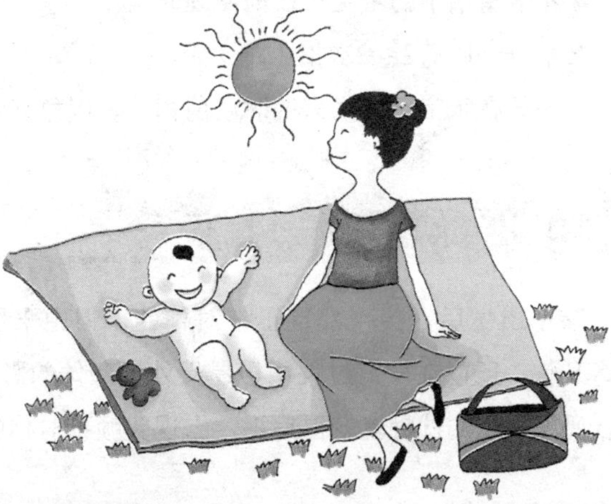

细节60 不要剃胎发

民间习惯给快满月的宝宝剃满月头。剃胎发对新生儿并无好处，相反，可能使宝宝头皮上肉眼看不到的毛孔受到损伤。如果剃刀不干净或头部不清洁，细菌很容易经过肉眼看不见的创伤进入体内，引起皮肤炎症，甚至患败血症。如果想要部分胎毛留作纪念，妈妈可以用剪刀剪些长的胎发，而不必用剃刀剃。如果胎发蓬乱，可以用梳子梳理一下。

细节61 剪指甲

刚出生的宝宝指甲长得非常快，同时两只小手还不停地动，到处乱抓，很容易把自己的脸抓破。这对于没有经验的新妈妈来说确实是一个难题。给宝宝剪指甲时，宝宝会很不配合，使妈妈无从下手，不是将宝宝的指甲剪得太深，就是伤到手指皮肤。

要想顺利进行，妈妈应该掌握一些小窍门：

- 宝宝躺卧床上，妈妈跪坐在宝宝一旁，再将胳膊支撑大腿上，这样可以让手部动作稳固。
- 握住宝宝的小手，将宝宝的手指尽量分开，用宝宝专用指甲刀靠着指甲剪。
- 要把指甲剪成圆弧状，不要尖。剪完后，妈妈用自己的拇指肚，摸一摸有没有不光滑的部分。
- 不要给宝宝剪得太深，以免引起疼痛。
- 不爱剪指甲的宝宝可在他熟睡时剪。
- 最好一周剪2～3次指（趾）甲。
- 不要在宝宝玩得高兴的时候剪指甲，以免剪伤手指皮肤。

细节62 预防孩子睡偏了头

孩子出生后，头颅都是正常对称的，但由于婴幼儿时期骨质密度低，骨骼发育又快，所以在发育过程中极易受外界条件的影响。如果总把孩子的头侧向一边，受压一侧的枕骨就变得扁平，出现头颅不对称的现象。

1岁之内的婴儿，每天的睡眠占了一大半，甚至2/3的时间，因此，要防孩子睡偏了头，首先是注意孩子睡眠时的头部位置，保持枕部两侧受力均匀。另外，孩子睡觉时容易习惯于面向母亲，在喂奶时也把头转向母亲一侧。为不影响孩子颅骨发育，母亲应该经常和孩子调换位置，这样，孩子就不会总是把头转向固定的一侧。

如果孩子已经睡偏了头，家长应用上述方法进行纠正。若孩子超过1岁半，骨骼发育的自我调整便很困难，偏头不易纠正，影响孩子的外观美。

细节63 防止意外事故

窒息。宝宝不要睡太软的床，不要用大而软的枕头。最好不要与妈妈同床同被睡眠，以防堵住口鼻。宝宝的小床上也不要堆放衣物、玩具，挂玩具的绳索和窗帘绳也不能靠近小床，以免套住宝宝的颈部。

烫伤。喂牛奶时要先将冲调好的牛奶滴于妈妈手腕内侧试温度。用热水袋保暖时，水温宜在50℃左右，要拧紧塞子并用毛巾包好放在垫被下面，距宝宝皮肤10厘米左右。

丝线缠绕指（趾）端。每天都要检查宝宝的手指、脚趾是否被袜子、手套或被子上的丝线缠绕，以免血流不通、组织坏死。

动物咬伤。养猫、狗等小动物的家庭，应将小动物移到别处。平时要关紧门窗，以防小动物钻进室内伤害宝宝。

溺水。给宝宝洗澡时，不能暂时丢下宝宝去接电话、开门等。如果必须去，一定要把宝宝用浴巾包好抱在怀里，以防意外。

煤气中毒。冬天室内生火炉一定要安装通气管道。

细节64 早教从抚触开始

早期抚触是在婴儿脑发育的关键期，给脑细胞和神经系统以适宜的刺激。抚触最好从新生儿开始，有助于促进婴儿的神经系统发育及智力发育。对宝宝进行轻柔的爱抚，不仅仅是皮肤间的接触，更是母婴之间爱的传递。

婴儿抚触好处多

■抚触可以刺激宝宝的淋巴系统，增强宝宝抵抗疾病的能力。

■抚触可以改善宝宝的消化系统功能，增进食欲。

■抚触可以抚平宝宝的不安情绪，减少哭闹。

■抚触可以增加宝宝的睡眠深度，延长睡眠时间。

■抚触能促进母婴间的交流，能让宝宝充分感受到妈妈的爱护和关怀。

抚触前的准备工作

■在抚触前，妈妈首先要学习抚触的基本要求和手法，并且要做些准备工作。

■室温应保持在22℃~26℃，必要时可用取暖器或空调加温。

■抚触前，妈妈应摘掉手表、戒指和手链等装饰物，以免划伤宝宝皮肤。

■准备好干毛巾、换洗衣服和尿布，以便抚触后及时擦干宝宝身体，换好衣服和尿布。

■抚触前，妈妈用热水洗手擦干，在手心倒入优质润肤油，摩擦双手，温暖手心，增加润滑度。

细节65 抚触的具体方法

婴儿抚触应该在温暖宁静的环境中进行，妈妈可以一边抚触一边和宝宝说话，用温柔的目光和宝宝交流。

婴儿抚触一般从头面部开始，妈妈用拇指从宝宝额前中央向两侧推，然后从下颌部中央向两侧滑动，让宝宝上下唇形成微笑状。在出牙期间，抚触口腔周围能使宝宝感到舒服。妈妈两手从宝宝前额发际抚向脑后，中指分别停在脑后，就像给宝宝洗头一样。开始做时宝宝不一定配合，尝试几次后，宝宝就会发现做抚触时很舒服，以后会期待妈妈为他做抚触。

脸部抚触

目的：舒缓脸部因吸吮、啼哭所造成的紧绷。

方法：取适量的婴儿油或婴儿润肤乳液，从前额中心处用双手拇指往外轻轻推压，画出一个微笑状。眉头、眼窝、人中、下巴，同样用双手拇指往外推压，画出一个微笑状。

腹部抚触

目的：加强婴儿排泄功能，有助于排气，缓解便秘。

方法：按顺时针方向按摩腹部，在脐痂未脱落前不要按摩该区域。

胸部抚触

目的：顺畅呼吸循环

方法：双手放在宝宝两肋上，右手向上滑向宝宝右肩，复原，左手用同样的方法进行。

注意事项：做胸部抚触时要让宝宝裸露全身。妈妈用双手从宝宝胸部下方向对侧上方交叉推进，在胸部画个大的交叉。做胸部抚触时，宝宝会因突然裸露而感到不安，甚至哭闹。这时要注意房间的温度不宜太低。对宝宝来说，裸露是一种锻炼，经过裸露训练的宝宝其耐寒力比别的孩子强。

手部抚触

目的：增强运动协调能力

方法：从宝宝上臂到手腕部轻轻挤捏，然后用手指按摩手腕。双手夹住宝宝的小手臂，上下搓滚，再用拇指从宝宝手心按摩至手指。

背部抚触

目的：舒缓背部肌肉。

方法：双手平放在宝宝背部，从颈部向下按摩，然后用指尖轻轻按摩脊柱两边的肌肉，再次从颈部向底部按摩。

腿部抚触

目的：增强灵活反应，增加运动协调功能。

方法：按摩婴儿的大腿、膝部、小腿，从大腿至脚踝部轻轻挤捏，然后按摩脚踝和足部。

专家提示

进行抚触的过程中，如果宝宝变得困倦或烦躁，就要停下让宝宝休息。抚触开始时应轻轻按摩，逐渐增加力度，好让宝宝慢慢适应。

细节66 宝宝体重的增长速度

新生儿的出生体重平均为3000克左右，出生后由于摄入不足、胎粪排出和水分丢失可出现暂时性体重下降，称为生理性体重下降，7~10日应恢复到出生时体重。

宝宝体重增长公式为:

0~6个月龄婴儿体重=出生时体重（kg）+月龄×0.7（kg）

7～12月龄婴儿体重=6kg+月龄×0.25（kg）

2～12岁体重=年龄×2+8（kg）

细节67 宝宝体重的测量

测量小婴儿的体重应在宝宝空腹、排空大便后进行，并除去衣被的重量。

用婴儿磅秤测量宝宝体重较为准确，可精确到10克。测量前将测量器放平，指针校对到零，然后开始测量。

定期测量宝宝体重，记录在生长发育曲线表中，可以绘成宝宝体重增长曲线，与正常小儿体重增长曲线相比较，便可了解体重增长是否正常。

细节68 测量宝宝的头围和胸围

头围的测量

头围是指沿着眉弓上缘经枕凸（即后脑勺最突处）围绕头部一圈的长度。婴儿出生时平均头围是34厘米，前半年增长最快，约长8厘米，后半年约3厘米，第二年增长两厘米，以后增长更慢，第三至四年共增长1.5厘米。头围是反映脑发育的指标，如果头围过小或过大，就应去医院做必要的检查，排除外脑发育不全和脑积水等。

胸围的测量

胸围是指双侧乳头经双侧肩胛骨下缘绕胸部一周的长度。婴儿出生时胸围约32厘米，出生后的第一年平均增长12厘米，第二年增长3厘米，第三年只增长1~2厘米。

头围与胸围的关系

头围与胸围之间的比例对判断孩子发育也很重要，正常情况下出生时胸围比头围小1~2厘米，12~21个月时两者基本相等，以后胸围大于头围。可根据头围、胸围增长线的交叉时间来判断宝宝的营养情况，交叉提前表明营养状况好，推迟表明营养不良。家长既要了解宝宝头围、胸围各自增长情况，又要了解它们之间的变化关系。

细节69 宝宝身长的测量与增长速度

宝宝的平均身长

宝宝出生时身长平均为50厘米左右。1~6个月增长15~17厘米，平均每月增长2.5厘米；半岁时身长为65~67厘米；7~12月，每个月增长1.2厘米；1周岁时平均为75厘米；两周岁时平均为85厘米；2~12周岁儿童平均每年长5厘米。

2~12周岁时身高（长）的计算公式为：身高（厘米）=年龄×5+70。对于青春期提前的儿童，如11周岁就进入青春期，身高增长速度很快，用此公式就不适合了。

宝宝身长的测量

测量身长时，应将宝宝平放在床上，头顶紧贴一侧墙或一本垂直于床面的书，将此作为起始端；家长轻按宝宝双膝，使双下肢紧贴床面，另一只手拿一本书紧贴宝宝的脚掌，将书与床面垂直，此为终末端，测得两端距离即为宝宝的身长。记录每个阶段宝宝的身长，绘成增长曲线，与正常相比较，判断宝宝发育是否正常。

宝宝长大后身高的预测

如果想预测宝宝长大后的最终身高，可用下列公式估算：

男孩到成年时身高=【（父+母）身高（厘米）×1.08（厘米）】÷2

女孩到成年时身高=【父身高×0.923+母身高（厘米）】÷2

或

男孩到成年时身高=男孩3岁时身高×1.87（厘米）

女孩到成年时身高=女孩3岁时身高×1.73（厘米）

如果父母个子矮，而其子女超过父母身高，这就说明后天因素起了作用。

细节70 婴儿动作智商的发展规律

从大到小原则

婴儿最初会挥动上肢、下肢踢蹬，然后才开始手的肌肉动作能力的发展，宝宝的精细动作能力一般沿着下列顺序发展：

1个月：双手紧握拳头　　2个月：伸开手

5个月：伸手满把抓物　　6个月：双手握积木

7个月：传手　　8个月：拇指、食指、中指捏

9个月：拇指、食指捏　　10个月：食指扣、按、抠

10个月后：盖瓶盖

从无意识到有意识原则

从无意识活动向有意识支配的方向发展。在获得某些相当成熟的技能前，必须去掉原本的原始反射活动，如抓握反射、觅食反射、惊吓反射、踏步反射、游泳、匍行等。

连续性和阶段性原则

宝宝的动作发展水平是一个连续的系统成熟的内在制约，而环境是其发展的催化剂。

从整体到局部原则

新生宝宝动作是全身性的、笼统的、泛化的。比如，宝宝刚出生时的体态呈蛙状，四肢屈曲于身体两侧，有需要时总是全身运动。不论是哭还是笑，也不论是吃奶，还是想睡觉，总是在舞动四肢。随着年龄的增长，宝宝的动作能力进一步发展分化为局部的、准确的、专门化的。

从头到脚原则

新生宝宝早期发展的是与头部有关的动作，如喜怒哀乐的面部表情、追声追人的转头、觅食活动等；其次是躯干部的扭动，如挥动上肢、下肢踢蹬；最后才是脚的动作。任何一个宝宝大动作能力总是沿着抬头-翻身-坐-爬-站-走-跑-跳-攀登的顺序发展的。